Information System in Medical Tourism

의료관광 정보론

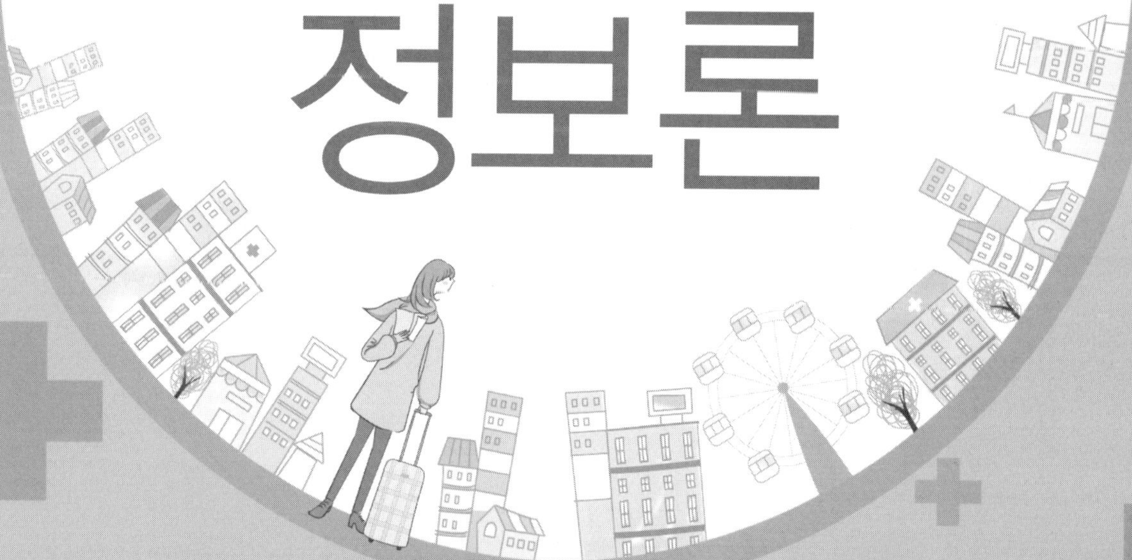

최고의 의료관광시장을 위해 체계적인 정보의 필요성에 눈을 떠야한다!!

한올출판사

머리말

세계 각국들은 의료관광을 미래성장동력산업으로 인식하고 많은 관심 속에 육성하고 있으며, 특히 최근에는 한국을 비롯한 많은 국가에서 부가가치가 높은 의료관광산업을 발전시키기 위해 노력하고 있다. 의료관광산업은 기존 관광자원과 의료자원의 공통된 부분을 추출하여 새로이 복합된 관광상품으로, 기존 관광산업과 의료산업의 형태에서 의료관광이라는 새로운 산업영역을 창출해낸 것이다.

의료관광은 관광과 연계된 의료서비스라는 의미로 환자가 치료를 위해 자국의 의료시스템 대신에 국경을 넘어 해외에 가서 의료서비스를 받는 모든 행위를 의미한다. 의료관광객들은 관광 및 휴식과 연계된 의료서비스를 원하건, 중증난치병 치료를 원하건, 아니면 저렴한 치료를 원하건 다양한 이유로 국경을 넘어 여행을 한다. 즉 가격, 품질 등의 다양한 이유 때문에 해외에서 치료서비스를 받는 것이다.

의료관광이 발전하게 된 배경은 국가간 이동의 용이, 적극적인 소비자 의식 및 주권 행사, 정보유통의 발전, 인증 및 품질확보, 국제적 네트워크 형성, 의료기관들의 상업적 노력, 의료관광 알선회사 설립 등이다. 한국은 선진국 수준의 높은 의료기술과 비용면에서 경쟁력을 갖추고 있다는 평가 속에 최근에 한국의 병원을 찾는 해외관광객이 빠른 속도로 늘고 있어, '의료관광대국'으로의 성장 가능성은 크다고 할 수 있다. 그러나 동유럽, 남미, 동남아의 국가들에 비해 이제 시작에 불과하다. 전문인력의 부족, JCI 인증병원의 부족 등 아직 해결할 문제들이 많다.

한편 의료관광은 의료시설 및 휴양시설, 숙박시설, 항공 등의 교통시설 등이 복합적으로 작용하는 의료·관광서비스로, 의료시술 및 관광일정, 스케줄, 요금, 목적지, 의료관광상품에 대한 정보와 의료관광객의 정보를 교환해야만 한다. 이에 따라 의료관광산업에서는 의료관광객, 의료기업 및 호텔, 휴양지, 중개업자 등에게 세계적인 통신 네트워크를 통해 또는 미디어 매체를 통해 이러한 많은 양의 정보를 처리하고 제공한다. 따라서 한국은 온라인 및 오프라인을 통한 의료관광정보를 활용하여 미래에 의료관광대국을 실현하고 의료관광을 주도하는 국가로 성장해야 할 것이다.

이 책은 저자가 강의실에서 학생들과 같이 학습하고 연구하기 위해 내놓게 되었는데, 의료관광정보론과 관련되어 적당한 교재가 없었던 것이 집필의 주된 이유이다. 학생들이 이해하기 쉽고 학습하기 쉽게 내용을 구성하려고 노력하였는데, 내용에 큰 오류가 없는지 걱정이 앞선다. 다만, 이 책을 계속적으로 수정·보완하겠다는 다짐을 한다.

이 책은 총 6장으로 구성되어 있는데, 제1장은 의료관광의 이해를 대주제로 하여 Ⅰ은 관광의 개념, 발생 및 동기, 범위 및 구조, 효과에 대한 내용으로 구성하였고, Ⅱ는 의료서비스의 개념 및 특성, 의료서비스산업의 특징 및 현황, 의료서비스의 마케팅 배경 및 접근에 대한 내용으로 구성하였으며, Ⅲ은 의료관광의 개념 및 유형, 범위 및 구조, 발전배경 및 현황 그리고 의료관광상품의 구성요소에 대한 내용이다.

제2장은 의료관광과 정보기술을 대주제로 하여 Ⅰ은 의료관광산업과 인터넷 활용, 한국의료관광산업의 인터넷 활용현황에 대한 내용으로 구성하였고, Ⅱ는 의료관광상품의 특징, 의료관광상품과 정보기술에 대한 내용으로 구성하였다.

제3장은 의료관광정보의 이해를 대주제로 하여 Ⅰ은 의료관광정보의 개념과 중요성에 대한 내용이고, Ⅱ는 의료관광정보의 기능과 특

성에 대해 구성하였으며, Ⅲ은 의료관광정보의 제공형태인 온라인 정보와 오프라인 정보에 대해 구성하였다. 또한 Ⅳ는 의료관광정보 수집과 의료관광행동에 관한 내용이고, Ⅴ는 의료관광서비스의 접근경로인 물리적·시간·정보 접근성에 대한 내용으로 구성하였다.

제4장은 의료관광정보시스템과 정보통신기술을 대주제로 하여 Ⅰ은 의료관광정보시스템의 정의 및 기능, 개발효과에 대한 내용으로 구성하였고, Ⅱ는 의료관광기업의 정보시스템에 대한 내용으로 전통적인 정보기술의 이용 및 병원정보시스템에 대한 내용이며, Ⅲ은 의료관광정보와 정보통신기술에 대한 내용으로 정보통신기술의 범위와 의료관광정보체계, e-Health, 원격의료시스템에 대한 내용으로 구성하였다.

제5장은 의료관광정보와 상담을 대주제로 하여 Ⅰ은 의료관광상담의 필요성, Ⅱ는 의료관광목적지 선택과정에 대한 내용, Ⅲ은 의료관광 상담시스템으로 의료관광전문가와 의료관광 알선회사에 대한 내용으로 구성되었고, Ⅳ는 의료관광컨벤션에 대해 구성하였다.

마지막 제6장은 사이버 의료관광마케팅을 대주제로 하여 마케팅커뮤니케이션 전략, 데이터베이스마케팅, CRM, 인터넷마케팅, 전자상거래에 대해 기술하였다.

끝으로 바쁘심에도 불구하고 이 책이 나올 수 있게 용기와 격려를 해 주신 신재기 교수님께 감사드리고, 교정·보완을 도와준 Jinny에게도 고맙다는 말을 전한다. 그리고 출판을 기꺼이 맡아주시고 신경써 주신 한올출판사 사장님과 편집부께 감사드린다.

2009년 9월

저자 씀

CONTENTS

Chapter 01 의료관광의 이해 / 11

Chapter 02 의료관광과 정보기술 / 107

CONTENTS

Chapter 03 의료관광정보의 이해 / 123

Chapter 04 의료관광정보시스템과 정보통신기술 / 157

CONTENTS

Chapter 05

의료관광정보와 상담 / 215

Chapter 06

사이버 의료관광마케팅 / 257

CONTENTS

CHAPTER

01

의료관광의 이해

Ⅰ. 관광의 개념 및 구조
1. 관광의 개념
2. 관광의 발생 및 동기
3. 관광의 범위 및 구조
4. 관광의 효과

Ⅱ. 의료서비스의 개념 및 특성
1. 의료서비스의 개념
2. 의료서비스의 특성
3. 의료서비스산업의 특징
4. 의료서비스산업의 현황 및 흐름
5. 의료서비스마케팅의 배경 및 접근

Ⅲ. 의료관광의 개념 및 구성요소
1. 의료관광의 개념
2. 의료관광의 유형
3. 의료관광의 범위
4. 의료관광의 구조
5. 의료관광상품의 구성요소
6. 의료관광의 발전배경
7. 의료관광의 현황

CHAPTER

01

의료관광의 이해

Ⅰ. 관광의 개념 및 구조

1. 관광의 개념

1) 관광의 정의

관광의 정의에 대해서는 현재에 이르기까지 학자에 따라 의견을 달리하고 있다. 그러나 일반적인 의미로서 "관광이란 인간이 일상생활권을 떠나, 다시 돌아올 예정으로 타국이나 타 지역의 문물 및 제도 등을 시찰하거나 풍물 등을 감상 또는 유람할 목적으로 여행하는 것이다"고 정의할 수 있다. 관광은 여러 가지 인간의 욕구 중 변화를 추구하려는 일탈(벗어나고픔)의 욕구가 이동이라는 행위를 토대로 자기의 생활범주를 벗어나 새로운 환경 속에 놓임으로써 심신의 변화를 추구하고 그런 변화를 즐기는 인간 활동의 일체라고 할 수 있다.

관광은 인간이 다시 돌아올 예정으로 자기의 일상생활권을 떠나는 행위이다. 일시적으로 일상생활권을 떠난다는 것은 타국 또는 타 지역에 '일정기간 체재할 목적'으로 떠나는 경우와 체재하는 일 없이 '당일로 돌아올 목적'으로 떠나는 경우로 구분할 수 있는데, 이 두 가지를 포함해서 관광이라 할 수 있다. 그리고 관광은 반드시 자신의 일상생활권으로 다시 돌아와야 한다는 조건이 있다. 따라서 이민과 이사와 같이 자신의 일상생활권을 영구히 떠나는 이주(migration)는 '생활권의 이동'을 뜻하기 때문에 관광이라 할 수

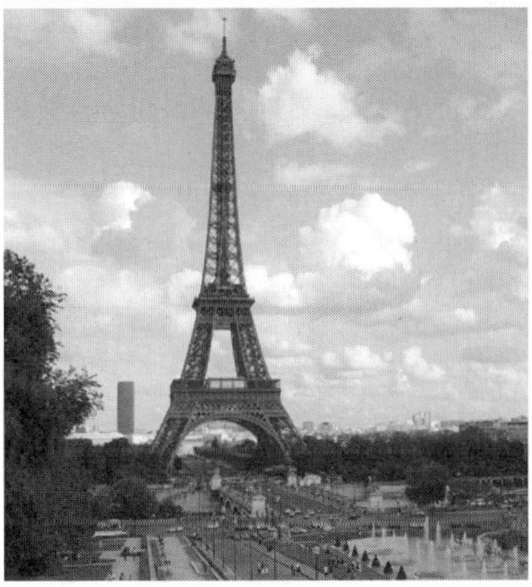

프랑스 파리 - 에펠탑

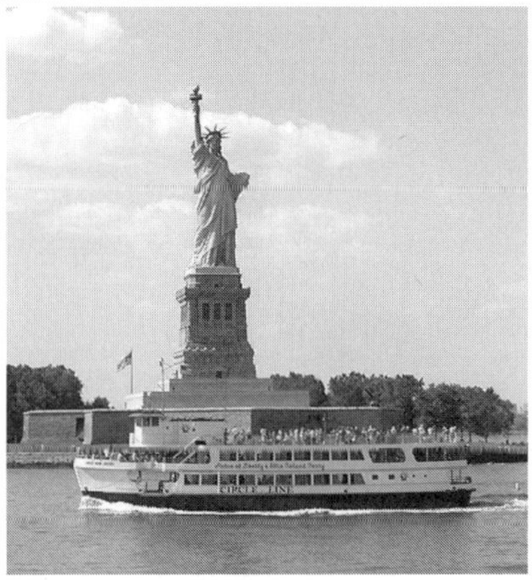

미국 뉴욕 - 자유의 여신상

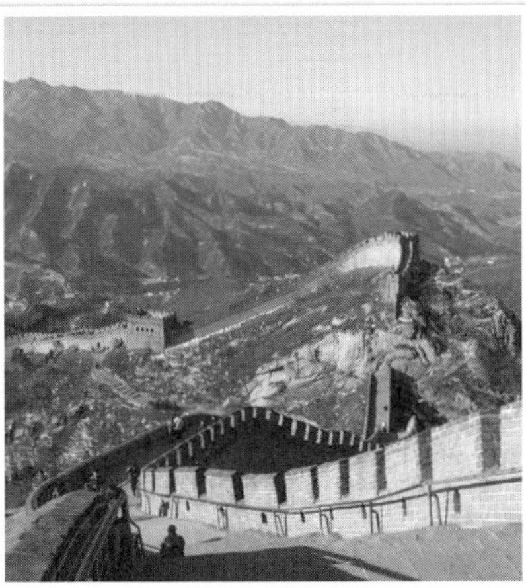

중국 북경 - 만리장성

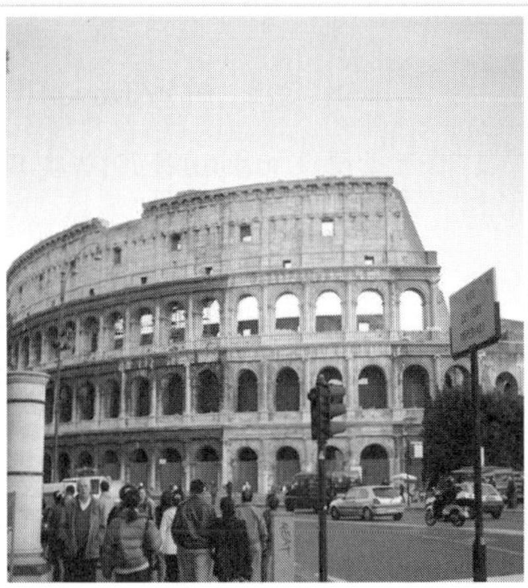

이탈리아 로마 - 콜로세움

없다. 그러나 여기서 주의할 것은 직업상 교통기관 종사자가 승무원으로서 일시적으로 일상생활권을 떠나는 행위나 직장에 정기적으로 통근하는 행위는 관광행위라 보지 않는 것이 일반적이다.

관광은 타국이나 타 지역의 문물 및 제도 등을 관찰하거나 풍물 등을 감상·유람할 목적으로 여행하는 것을 말한다. 따라서 취업이나 이주를 목적으로 한다든가, 군인이나 외교관과 같이 군복무나 국가임무의 수행을 목적으로 하는 여행은 관광이라 할 수 없다.

따라서 관광이란 인간이 일시적으로 일상생활을 탈피해서 다시 일상 생활권으로 복귀할 것을 전제로 견문확대, 문화교류, 즐거움, 위락, 휴양, 건강, 스포츠, 사업 및 업무, 친구·친척 방문, 회의 및 회합, 연구, 종교 등을 목적으로 이뤄지는 여행의 형태라고 정의할 수 있다.

2) 관광 인접개념

관광과 인접개념들의 상관성과 핵심에 대한 범위를 보면, 놀이(Play)가 가장 본능적 개념이고, 이 개념에서부터 출발하여 규범적·제도적·공간적·활동적 범위에 따라 여가(Leisure)와 위락(Recreation)이 있다. 여행(Travel)은 이동과 포괄적 활동을 포함하고 있고, 관광(Tourism)은 이동성과 즐거움·교육적 의미·상징적 상호주의 관점을 포함하고 있다고 할 수 있다.

(1) Leisure(餘暇)

Leisure(여가)는 라틴어 licere가 어원이며, 자유롭게 되다(to be free:의무가 없는 상태), 허락되다(to be permitted : 자발적 선택), 평화, 조용함, 강제성 배제 등의 심리상태를 의미하며 '무료한 시간'은 이에 해당되지 않는다.

여가는 노동의 영역 밖에 있으면서 사회적 의무도 아닌 현상이지만 노동환경은 물론 사회체계에 변혁을 가져다 줄 기회를 내포하고 있다.

여가는 1일 24시간 중에서 노동, 수면, 기타 필수적인 활동에 바쳐진 시간을 제외한 잉여시간의 개념으로 자유롭게 쓸 수 있는 시간을 의미하며, 개인이 노동, 가족, 그리고 사회의 의무로부터 벗어나 휴식, 기분전환, 혹은 지식의 확대, 자발적 사회참여, 그리고 자유로운 창조력의 발휘를 위하여 이용되는 임의적 활동의 총체라고 할 수 있다.

여가는 경제적으로 자유시간의 영역에 속하고 참여자에 의하여 회상되며, 잠재적으로는 모든 영역의 의무나 노력을 포함하여 자기계발을 하게 된다. 또한 타인에 대한 기여를 하게 되는 자율적 활동경험으로, 기본요건은 자발성과 임의성이며, 기능과 목적은 휴식, 기분전환, 자기실현이다.

(2) Recreation(慰樂)

위락(Recreation)은 라틴어의 'Recreatio'가 어원으로, 새롭게 하다(Refresh), 재생(Restore), 기분전환, 재건의 의미를 가진다.

위락은 시간적으로 여가시간에 행해지며, 자발적인 활동의 총체로서 여가의 하위개념이다. 위락은 인간의 재생산 능력과 생활의 활력을 회복시켜 노동과 연결시키는 사회 기능적·교육적인 측면이 강하고, 정서적 조건이나 사회적 역할에 있어 일을 위한 재창조 및 회복의 수단이며, 자발적으로 선택하는 활동지향적인 특성을 갖는다고 할 수 있다.

즉 위락은 "노동으로부터 휴식을 취하고 기분전환하며 노동 재생산을 위한 활동"이고, "자발적 참여를 통한 만족과 즐거움을 경험하는 여가의 한 부분"이다.

표 1-1 Recreation과 Leisure의 차이점

Leisure	Recreation
포괄적 활동범주	한정적 활동범주
비조직적	조직적
개인적 목적 우세	사회적 목적 우세
자유시간	자유시간 내의 활동
자유·내적 만족 강조	재생·사회편익 강조

2. 관광의 발생 및 동기

1) 관광의 발생

인간의 관광행동을 유발시키는 데는 여러 가지 요인이 작용한다. 관광행동을 발생하게 하는 가장 근본적인 요인은 인간이 갖고 있는 욕구이다. 이 욕구는 여러 가지 요인에 의해 작용되고, 관광을 통해서 충족되기도 한다. 여기에서 관광욕구가 성립되는데, 관광욕구를 관광행동으로 나타나게 하는 요인은 크게 내적 요인과 외적 요인으로 구분할 수 있다.

(1) 내적 요인

① 욕구

인간이 갖고 있는 욕구는 여러 가지 형태가 있으나, 그 중에서 관광욕구는 인간이 태어날 때부터 갖고 있는 본능적인 것이다. 따라서 관광욕구는 인간이 갖고 있는 가장 기본적인 욕구 중 하나이다.

② 가치관

인간은 욕구를 충족시키려 할 때 가치관의 판단에 따라 그 수단을 결정하는데, 가치관은 개개인의 성격, 연령, 성별, 지역 등에 따라 다를 수 있다. 또한 개개인의 가치관은 문명의 발달, 자연의 변

화, 주거환경의 악화, 그리고 시대변천에 따라 변화하기도 한다. 이와 같이 가치관의 차이 내지는 변화에도 불구하고 관광행동은 인간의 욕구를 만족시켜 주는 기본적 수단이 되고 있다.

(2) 외적 요인

① 시간

인간이 일상적으로 생활하는 시간(1일 24시간)을 대분하면 생활필수시간(수면, 식사 등으로 생활에 없어서는 안 되는 시간), 구속시간(노동, 통근·통학 등 구속된 시간), 자유재량시간(생활필수시간과 구속시간 외의 개인이 자유롭게 활동할 수 있는 시간)의 세 가지로 분류할 수 있다. 그 중 개인이 자유롭게 활동할 수 있는 자유재량시간은 인간 개개인의 관광 욕구의 실현을 좌우하는 기본적인 요인이 된다. 또한 자유재량시간의 장·단기에 따라 관광형태가 결정된다. 즉, 자유재량시간이 짧은 주말은 자연적으로 당일관광에 치중할 수밖에 없는 반면, 자유재량시간이 비교적 긴 하계휴가나 장기유급휴가기간의 관광형태는 장거리 숙박관광을 택하게 된다.

이상과 같이 관광의욕의 현실은 시간개념과 밀접한 관계가 있음을 알 수 있다. 그런데 경제발전에 따라 개개인의 소득이 증가하게 되면 필연적으로 고통스러운 노동시간을 단축하게 마련이고, 또한 각종 휴가제도가 발전하게 되어 결과적으로 관광을 발생하게 하는 자유재량시간이 확대되게 된다. 따라서 관광은 노동시간의 단축과 각종 장기휴가의 제도적 마련에 따라 더욱 발전하게 될 것으로 전망된다.

② 소득

시간적 요인 다음으로 금전적인 문제가 관광욕구를 실현하는 요인이 된다. 여기서 말하는 금전적인 문제는 단순히 수입의 많고 적음을 말하는 것이 아니라 일상생활에 필요한 금전 외의 금전을 말한다. 즉 소득 중에서 일상 생활비를 뺀 잔여소득이 관광욕구의 실현을 좌우하는 것이다. 생활비는 인간이 생계를 유지하는데 필요한 필수경비로서 관광비용에 지출할 수 없기 때문이다.

③ 생활환경

생활환경은 관광욕구를 유발하는 또 하나의 요인이 된다. 특히 도시인의 경우 각종 공해, 소음, 불결 등 생활환경의 악화로 인해 발생하는 일시적인 현장 도피욕구가 관광행위를 현실화시키는 경우가 많다.

이상과 같이 내적 요인에 외적 요인이 합해져서 관광이란 형태의 욕구가 발생한다. 그리고 관광현상이 발생하려면 관광욕구와 관광욕구를 받아들이는 대상(관광대상), 그리고 관광대상으로 유도하는 매체가 필요하게 된다.

이와 같은 요인들이 구비되어야 비로소 관광(관광행위)이 발생하게 된다. 여기서 관광대상이란 관광자원, 시설 등을 말하며 관광대상으로 유도하는 매체란 교통, 서비스, 정보 등의 관련사업을 말한다.

2) 관광동기

내적 요인인 관광욕구와 가치관은 외적 요인인 비용, 시간, 정보와 같은 기본 조건에 부합하여 비로소 동기화 되고 그 동기가 관광행동을 자극하여 관광활동으로 나타나게 되는 것이다.

동기(motive)는 내면의 욕구에 자극을 가해 관광행동으로 나타나게 하는 자극, 즉 행동하게 하는 힘을 의미한다. 행동에 대한 원인이나 이유가 바로 동기이며, 행동을 유발하고 방향성을 부여하며, 행동의 강도와 지속성을 설명한다.

관광동기는 관광욕구를 자극하여 움직임을 유도하고 결핍된 무엇인가를 충족시키는 기능을 수행한다. 관광동기를 분류하면 〈표 1-2〉와 같다.

표 1-2 관광동기의 분류

동 기	내 용
교육 · 문화적 동기	타 지역 문화유산과 일상생활 모습 탐구, 진기하고 아름다운 특수경관풍경 감상, 사회변화상 경험, 특별한 관광용품 전시회나 박람회, 교육 및 문화행사 참가 등과 관련된다.
휴양 · 오락적 동기	일상생활 탈피의 해방욕구 충족, 즐거운 시간으로 정신적 위안 도모, 신기한 오락 체험, 관광시설 이용에 의한 즐거움 경험, 여행에 대한 쾌락 목적 등이다.
망향적 동기	과거 자신과 가족의 추억이나 고향, 친척과 친구가 살고 있는 곳의 방문 등이다.
기타 동기	기호, 건강유지, 운동, 경제, 모험, 종교, 자기실현, 역사, 사회 등이 관광활동을 하게 하는 동기로 분류된다.

관광동기는 본질적으로 생리적인 것(생리적 욕구)과 심리적인 것(안전 욕구, 사회적 욕구, 존경 욕구, 자아실현 욕구)으로 구분되며, 생리적 차원에서 심리적 차원으로 진행된다. 지속적인 일상성이 권태로워지면 또 다른 심리적 긴장감이 발생하여 탈출하도록 유도하거나 일상의 긴장감에서 해방감을 선택하도록 한다.

3. 관광의 범위 및 구조

1) 관광의 범위

현대인의 인간다운 삶을 추구하기 위해 등장한 관광은 그 범위를 다음과 같이 세 가지로 구분할 수 있다.

첫째는 일상 생활권을 일시적으로 떠나 타 지역의 경관, 풍속, 관습 등을 보고, 듣고, 배우는, 다시 말하면 sightseeing을 주목적으로 하는 일련의 행동을 말한다. 이것을 우리는 관광에 대한 협의의 의미로서 관광여행이라 한다.

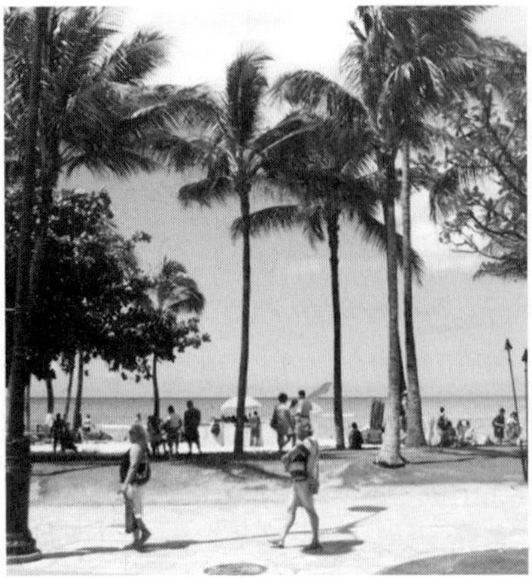

미국 하와이의 와이키키비치

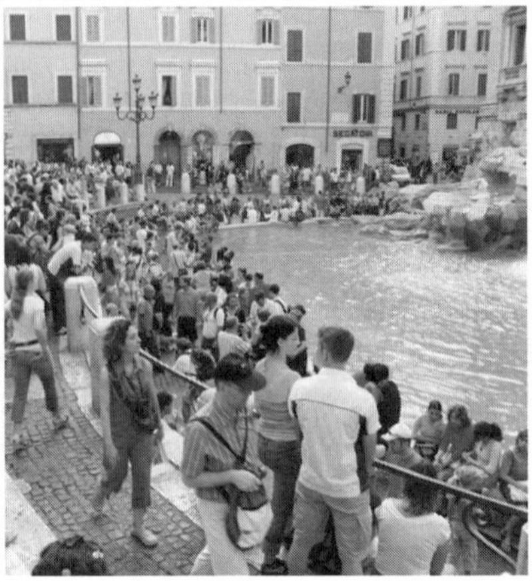

이탈리아 로마의 관광지

둘째는 일상 생활권을 일시적으로 떠나 행하는 recreation활동이다. 이 활동은 신체활동이 중심이 되는, 다시 말하면 스포츠를 주목적으로 한 활동을 말한다.

셋째는 상기의 행동을 행할 때 발생하는 일련의 사회적 현상이다. 다시 말하면 상기의 sightseeing과 recreation활동을 행함에 있어 부수적으로 발생하는 경제적 현상을 위시한 각종 사회적 현상을 모두 포함한 것이라 하겠다.

신관광인 SIT는 전 국민이 관광에 참여하는 관광의 생활화라는 점에서 대중관광의 의미와 비슷하지만, 관광 참여자의 개성추구와 특별 주제를 지향한다는 점에서 더 발전된 개념이다.

관람 중심의 획일적 대중관광에서 생태관광, 역사 · 문화관광, 모험관광, 휴양관광 등과 같이 참여와 체험 중심의 다양한 대안관광으로 관광형태가 전환되고 있다.

이러한 현상은 두 가지 관점에서 논의되고 있는데, 관광객 자체의 트렌드 변화이고, 또 하나는 관광유형의 변화이다.

먼저 관광객 트랜드 변화를 분석해 보면 급격한 경제성장, 삶의 질에 관한 관심, 교육수준의 증대 등으로 보다 나은 삶을 위한 다양한 트렌드가 나타나고 있다. 그것은 웰빙, LOHAS(Lifestyle Of Health And Sustainability), 다운시프트(Downshift: 치열한 경쟁에서 벗어나 느긋하고 여유 있는 삶을 추구하자는 일종의 '저속기어 삶')와 같은 신조어를 만들어내면서 물질적으로는 덜 풍족하나 자신과 가족의 정신적 · 육체적 건강과 환경을 중시하는 경향이 점차 일반화되어 있고, 그러한 삶의 형태를 추구하는 계층들이 나타나고 있다.

둘째는, 21세기 관광유형 변화인데, 세계관광기구인 WTO에서는 21세기 관광유형을 Free-Plan, SIT(Special Interest Tourism), 재방문 관광객(Repeater)의 증가로 구분하고 정보수집 방법과 경로의 다양화와 접목되어 새로운 관광행태 변화가 지속될 것으로 전망하였다. 더불어 세계적으로 중산층의 비중이 확대됨에 따라 그들이 지향하는 여가활용패턴도 창조적인 여행계획을 세우는 테마(Entertainment, Excitement, Education) · 체험형 관광, 체류 · 교류형 관광(고유한 문화와 테마가 있는 장소에 장기간 머물거나 반복 방문), 보양관광(에코테라피형 관광: 치료와 요양, 관광산업의 복합형태)의 확대 등으로 변화될 것으로 전망하고 있다.

따라서 21세기 관광의 역할은 관광을 통한 건강, 안정, 행복 등의 풍요로운 삶의 질을 추구하게 하는 것이다.

2) 관광의 구조

현대사회에서 관광은 주목받는 사회현상으로 자리매김하였고 이 현상을 유지하고 존재시키는 구성요인은 크게 관광주체(관광객 :Tourist), 관광객체(관광대상, 관광자원과 시설, 관광지 : Tourism Attractions or Resource, Region), 관광매체(관광사업자 : Tourism

Media) 등 세 부문으로 구분된다. 특히 현대의 관광현상이 다양화됨에 따라 공공부문의 역할과 기능에 대한 중요성이 더해가고 있으며 새로운 관광구조로 성장하고 있다.

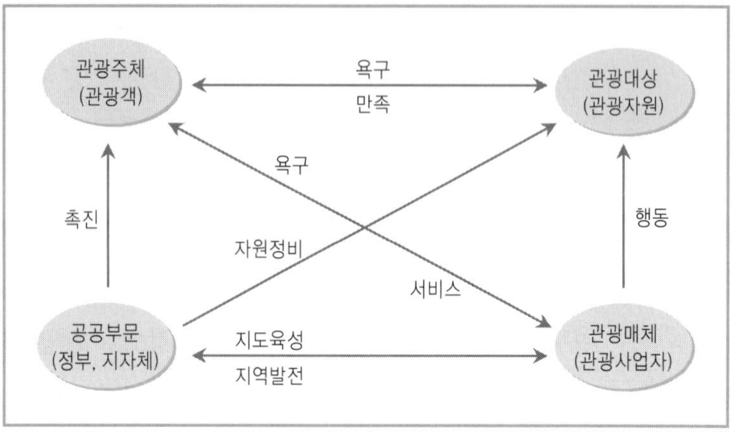

그림 1-1 관광의 기본구조

출처 : 윤병국 · 이승곤 (2007)

(1) 관광주체(관광객)

관광을 행하는 주체, 즉 관광객으로 관광욕구에 따라 관광행동을 유발하는 관광의 수요자나 소비자인 동시에 관광수요시장을 형성하는 주체적 요소이다. 관광객의 변화를 추구하는 욕구, 즉 관광욕구는 심리적인 발생이며 본능적인 것이다. 관광행동을 일으키는 심리적 원동력인 관광욕구와 관광행동의 심리적 에너지인 관광동기는 관광선택의 필수인 것이다. 이러한 관광욕구와 관광동기는 대다수 사람들의 심리에 자리 잡고 있으며 이를 근거로 관광수요시장을 형성하게 된다.

관광행위의 범주를 보면, 위안, 가정 사정, 건강상 이유의 여행행위, 회의출석, 과학 · 행정 · 외교 · 종교 · 스포츠 등에 참가하는 행위, 상용목적의 여행행위, 선박 순회 중 입국 행위, 교육기관 견학, 시찰 목적의 입국 행위 등이다.

(2) 관광객체(관광대상, 관광자원과 시설, 관광지)

관광주체인 관광객이 관광행위를 하기 위해 관광목적지를 결정하는 일은 관광에 있어서 가장 기본적인 선행조건이다. 관광대상은 관광지나 관광자원과 관광시설 그리고 인적 서비스로 구성되는 복합체를 의미하며, 관광욕구를 충족시키는 관광행동의 대상물 전체를 의미한다.

그런데 관광목적지가 충분한 흡인력과 매력을 갖지 못하고 있다면 훌륭한 관광대상이라고 할 수 없다. 관광대상이 흡인력과 매력을 충분히 갖고 있더라도 관광객의 정보에 포착되지 못했을 경우, 이 또한 관광객의 의사결정 영역에 속하지 못하여 관광을 못하게 되는 결과를 초래한다.

또한 관광대상 목적지는 관광자원을 경험하게 하는 것 뿐 아니라 숙박 음식, 위락, 오락, 문화활동 등 다양한 관광시설과 인적 서비스를 통해 관광객의 욕구를 만족시키게 된다. 관광목적지는 일상생활권과 다른 심리적 차이와 특별한 해방감을 느끼게 하면서도 일상생활권과 같은 공간기능을 수행할 수 있는 충분한 지원시설과 인적 서비스가 존재해야 한다.

관광자원은 기본적으로 자연관광자원, 인문관광자원으로 구분할 수 있으며, 여기에 관광욕구를 충족시키기 위한 관광시설이 포함되어야 관광지로서의 역할을 할 수 있다. 그 위에 인간이 하는 서비스가 있어야 비로소 시설로서의 기능도 발휘할 수 있다는 점에서 관광대상에는 직간접으로 인적요소가 포함되어 있다고 볼 수 있다.

한국관광공사는 1983년에 관광자원의 유형을 크게 유형관광자원과 무형관광자원으로 구분하였다. 유형관광자원은 다시 자연적

관광자원, 문화적 관광자원, 사회적 관광자원, 산업적 관광자원, 관광레크레이션 자원으로 세분하고, 무형관광자원은 인적 관광자원과 비인적 관광자원으로 세분하고 있다. 그런데 이 분류는 관광자원을 유형관광자원과 무형관광자원으로 나누어 무형관광자원을 상대적으로 강조하려는 시도라고 볼 수 있으나, 무형관광자원은 대부분이 사회적 관광자원과 문화적 관광자원의 범주에 속하는 한계성을 지니고 있다.

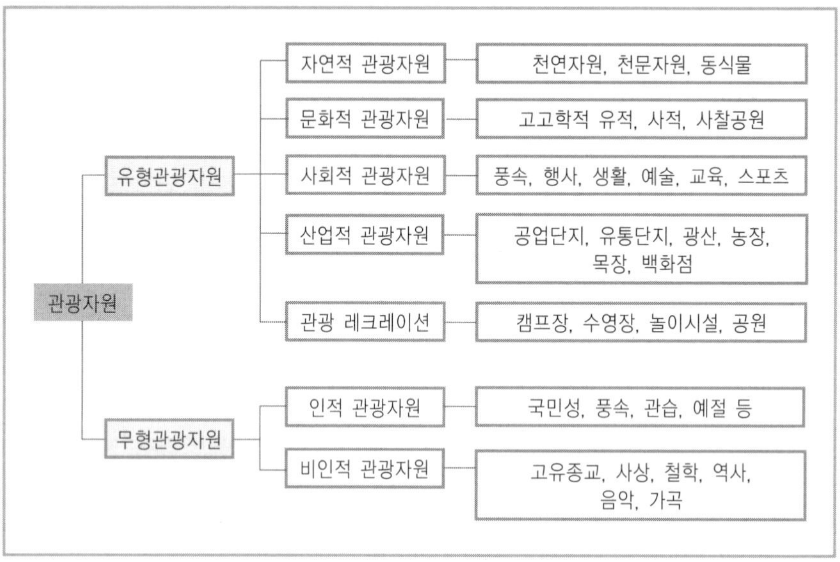

그림 1-2 관광자원의 유형(한국관광공사 분류)

관광자원은 범위의 무한정성과 관광행위의 다양성으로 인해 그 범위가 지속적으로 확대되어가고 있다. 관광자원으로서 갖추어야 할 조건은 첫째, 관광객의 욕구나 동기를 일으키는 매력성을 지니고 있어야 하고 둘째, 관광객을 끌어들일 수 있는 흡인력이 있어야 하며 셋째, 관광객의 접근이 가능하고 관광개발을 통해서 보다 나은 관광자원으로 발전될 수 있어야 한다.

표 1-3 관광자원의 분류

분 류	내 용
자연적 관광자원	산악관광자원, 내수면관광자원, 온천관광자원, 동굴관광자원, 해안관광자원
문화적 관광자원	유형문화재, 무형문화재, 기념물, 중요민속자료, 박물관
사회적 관광자원	도시관광, 교육·문화·사회시설, 문화행사, 향토특산물과 향토음식, 민속마을, 생활양식, 풍속
산업적 관광자원	공업관광(공장시설 및 기술 등), 상업관광(전시회, 백화점 등), 농업관광(농장, 목장 등)
위락적 관광자원	테마파크, 카지노, 리조트, 스포츠시설 등

이러한 특성을 지닌 관광자원은 자연과 인간의 상호작용 결과에 의해 형성되며 사회구조나 시대의 변화에 따라서 그 가치가 달라지며, 그 자원의 가치나 추구하는 목표에 따라 보전·보존·보호를 필요로 하는 대상물이다.

(3) 관광매체(관광사업)

관광주체와 관광객체에 직접적으로 접근하던 자연발생적 관광시대를 지나면서 관광매체의 기능이 발생하기 시작했다.

관광매체인 관광사업은 관광의 주체와 객체 사이에 존재하여 사업을 경영하는 인간 활동의 총체로서 관광주체의 관광행위 발생을 촉진시켜 관광현상을 지속적으로 창조하게 하였다. 또한 각종 구성요소의 적절한 조화와 발전을 도모하는 동시에 이용증대를 통하여 경제적·사회적 효과를 목표로 행하는 조직적 인간 활동이라고 할 수 있다.

즉, 관광사업은 관광객을 위하여 운송, 숙박, 음식, 운동, 오락, 휴양 또는 용역을 제공하거나 기타 관광에 부수되는 시설을 갖추어 이를 이용하게 하는 업으로서 복합성과 입지의존성의 특성을 지니고 있으며, 공익성과 기업성을 동시에 가지고 있다. 관광사업은 각종 관련사업 및 공공기관, 공적관광사업과 복합적으로 연계되어 있고, 관광자원이 있는 곳으로 이동해서 이루어지며, 기업목표인 이윤추구와 국민복지적 차원에서의 공익성을 동시에 고려해야 한다.

표 1-4 관광사업의 분류

<table>
<tr><th>분 류</th><th>구 분</th><th>기 능</th></tr>
<tr><td>여행업</td><td>• 일반여행업
• 국외여행업
• 국내여행업</td><td>• 알선기능 • 대리기능
• 여행편의제공 기능
• 여행상품 생산·판매기능</td></tr>
<tr><td>관광숙박업</td><td>• 호텔업
(관광호텔, 수상관광호텔,
한국전통호텔, 가족호텔)
• 휴양콘도미니엄업</td><td>• 숙박 및 음식제공 기능
• 사교기능 • 공연기능
• 비즈니스활동 기능
• 운동·레저·오락·휴양 등의
레크리에이션기능</td></tr>
<tr><td>관광객이용
시설업</td><td colspan="2">• 전문휴양업 • 종합휴양업
• 자동차야영장업 • 관광유람선업
• 관광공연장업 • 외국인전용 관광기념품판매업</td></tr>
<tr><td>국제회의업</td><td colspan="2">• 국제회의시설업(전문회의시설, 준회의시설, 전시 및 부대시설)
• 국제회의기획업</td></tr>
<tr><td>카지노업</td><td colspan="2"></td></tr>
<tr><td>유원시설업</td><td colspan="2">• 종합유원시설업 • 일반유원시설업
• 기타유원시설업</td></tr>
<tr><td>관광편의
시설업</td><td colspan="2">• 관광유흥음식점업 • 외국인전용유흥음식점업
• 관광식당업 • 시내순환관광업
• 관광사진업 • 관광펜션업
• 여객자동차터미널시설업 • 관광토속주판매업</td></tr>
</table>

관광주체와 관광객체를 연결해 주는 매개역할을 하는 관광매체는 크게 시간적 매체, 공간적 매체, 기능적 매체로 구분할 수 있는데, 이들의 관광사업 생성의 기초요소는 〈표 1-5〉와 같다.

표 1-5 관광매체의 분류

분류	요소
시간적 매체	숙박시설, 휴식시설, 오락시설
공간적 매체	교통기관, 도로·항만, 운송시설
기능적 매체	여행업, 관광선전업, 관광알선업, 기념품판매업, 관광안내업 등

또한 관광사업은 공적사업(관광정책, 관광행정 등)과 사적사업(영리추구를 위한 사업적 활동)으로 분류할 수 있다.

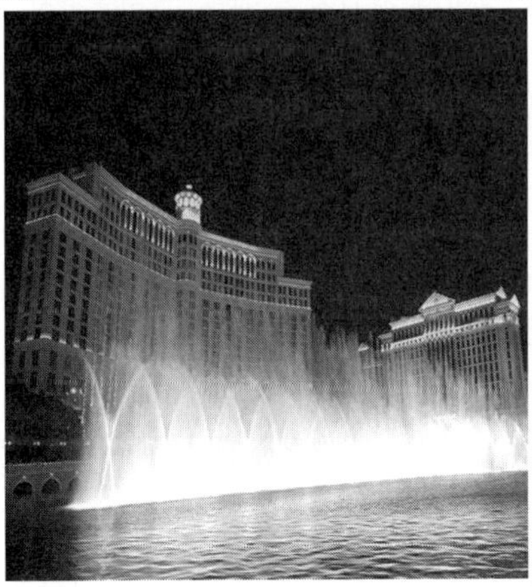

미국 라스베가스의 벨라지오 호텔

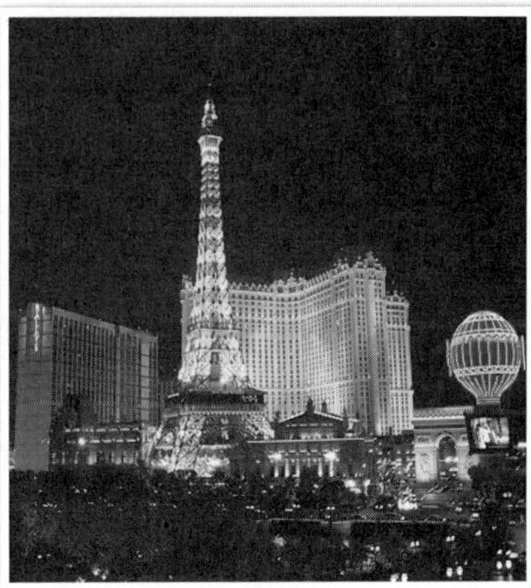

미국 라스베가스의 파리호텔

현대 관광의 다양성으로 인해 또 다른 관광매체의 운영주체로 공공부문의 역할이 증대되고 있는데, 정부나 지방자치단체가 수행하는 관광행정 역시 관광매체의 역할을 수행하는 것으로 볼 수 있다. 영리목적의 민간기업이 담당할 수 없는 관광사업은 비영리부문인 공공부문이 직접 관광사업에 참여하거나 정책·행정·재정·세제 등의 지원을 통해 관광사업의 목적을 달성하는 기능을 수행하고 있다.

4. 관광의 효과

관광의 효과는 관광대상지역(국가), 관광객, 기업, 관광자원 등으로 구분하여 경제적, 사회·문화적, 환경적 측면에서 설명할 수 있다.

표 1-6 관광의 효과

분 류	관광의 효과
경제적 측면	국제수지의 개선, 고용의 증대, 소득의 증가, 세수의 증가, 지역산업의 발달, 관련산업의 도입
사회적 측면	교육적 효과, 지역문화 이해와 국민의 의식수준 제고, 국민총화와 협조, 국위를 선양하는 효과
문화적 측면	국제친선과 문화교류의 향상, 문화 이해와 수준에 관한 인식 개선 역사적 유물과 유적의 보존, 지역문화 발전,
환경적 측면	자연보호 및 생태계 보전, 사적과 기념물 등의 보존 관광자원의 이용가치 증대(환경요소와 자연적 특성 이해)

1) 관광대상지역(국가)에 관한 효과

관광대상지역 또는 국가에 대한 관광효과는 경제적 효과와 사회적 효과로 구분할 수 있다.

먼저 경제적 측면에서 본다면 관광은 인간의 이동으로 이루어지므로 관광의 주체인 관광객이 찾아드는 지역과 국가에서는 반드시 그 지역주민 또는 국민과 여러 가지 형태의 교류 및 접촉이 이루어지게 된다. 그리고 이와 같은 과정을 통해서 관광객은 관광비용을 지출하게 되고, 이 비용은 곧 관광대상지역 또는 국가의 경제발전에 기여하게 된다. 다시 말해서 경제적 효과는 관광객이 관광지에서 지출하는 숙박비, 음식비, 토산품비, 오락비, 교통비 등에 의해 직접적으로 관광지에 파급된다. 이 경제적 효과는 국제수지의 개선, 고용의 증대, 소득의 증가, 세수의 증가, 지역산업의 발달, 관련산업의 도입 등과 같은 형태로 나타난다.

관광산업은 서비스 산업의 특성 때문에 외화획득률이 다른 어느 산업보다 월등히 높아 국제수지 개선에 크게 기여하고 있다. 관광산업은 또한 복합 산업으로서 관광객이 필요로 하는 서비스와 상품의 생산, 교통기관, 숙박시설, 여행알선을 비롯하여 식사비, 오락, 운동 등을 위한 각종 관련 산업을 유발하게 되고, 이들로부터의 막대한 세수는 국가재정에 크게 기여하게 된다. 관광산업은 또한 서비스 산업으로서 타 산업에 비해 고용효과가 높은 산업이다. 고용증대 효과는 소득 증내효과를 발생하게 하고, 소득의 상당부분이 가계소비지출을 통해 지역산업에 파급되어 최종적으로는 지역발전의 효과를 가져오게 된다.

다음으로 사회·문화적 측면에서의 효과는 관광객이 관광지역 주민과의 인간관계 형성을 통해 상호 문화교류를 활성화함으로써 나타나는 제반효과를 말한다. 인간은 관광을 통해 관광지 주민과의 이해를 증진하여 상호 친밀해짐으로써 국민총화와 협조를 이룩할 수 있는데, 이는 국제간에서도 마찬가지로 관광객의 상호 왕래에 의해 국제친선과 문화교류의 향상에 크게 기여하고 있다.

또한 외국인 관광객에게 우리의 역사와 전통문화를 소개함은 물론 비약적으로 발전하고 있는 우리의 참모습을 보여줌으로써 국위를 선양하는 효과도 아울러 나타내고 있다.

2) 관광객에 대한 효과

인간은 관광을 통해 견문을 넓히며 문화를 교류하고 교양을 향상시킴은 물론 건강을 증진하는 등 인간의 기본적인 욕구를 만족시켜줌으로써 삶의 질을 향상시키는 사회·문화적 효과가 있다.

다시 말하면 관광을 통해 미지의 세계에 대한 전통, 풍속, 관습 등을 이해함으로써 새로운 지식을 습득하고 자기를 개발하는 효과를 거둘 뿐 만 아니라 심신의 단련과 피로회복 등을 통한 건강증진 및 노동재생산의 recreation효과를 기대할 수 있다.

3) 기업에 대한 효과

관광객의 소비는 앞서 기술한 바와 같이 지역주민에게 여러 가지 효과를 줄 뿐만 아니라 그 지역에 있는 관광관련 산업에도 큰 영향을 준다. 관광객의 소비는 지역주민의 증대를 가져오고 이 소득의 일부가 상품구매력을 촉진하여 기업의 이익을 가져오게 된다. 그리고 이익은 기업의 경영활동에 필요한 원자재 및 서비스의 구입과 이윤을 발생하게 한다. 따라서 사업활동을 위한 원자재 및 서비스의 구입은 이를 공급하는 관련산업의 발달을 유발한다. 그리고 기업이윤은 관련산업을 번영시키고 경영의 규모를 확대하는데 기여하게 된다.

4) 관광자원에 대한 효과

관광자원은 그것이 자연자원이든 인문자원이든 관광에 의해 새로운 가치를 발견하게 됨으로써 이용가치의 증대효과를 가져온다.

관광의 긍정적 효과와 함께 부정적 효과도 있는데, 관광사업에의 지나친 의존에 의한 산업구조의 종속, 지역의 인플레이션, 지가앙등, 지역관습 및 문화 파괴, 문화적 예속, 교통 혼잡, 과소비, 관광지역의 과밀, 과다한 개발, 소음, 쓰레기, 생태계의 변화 등이다.

Ⅱ. 의료서비스의 개념 및 특성

1. 의료서비스의 개념

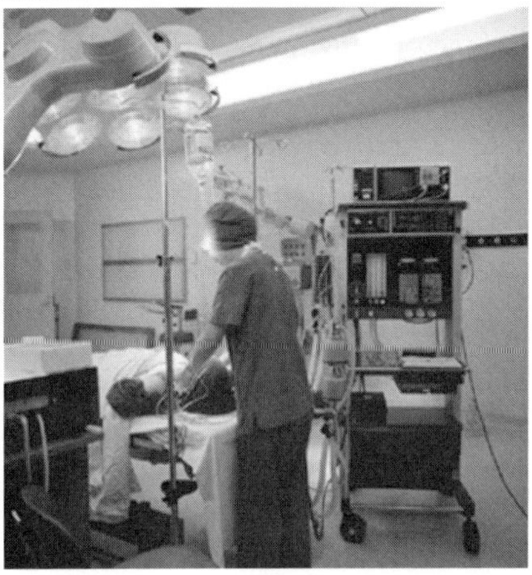

의료진의 의료서비스

의료서비스는 질병의 예방, 치료, 관리와 의료진 및 보건관련 전문 인력에 의해 제공되는 서비스를 통해 신체적, 정신적 안녕상태를 보존하는 것으로 예방적 의료서비스와 치료적 의료서비스로 구분할 수 있다.

의료소비자는 근본적으로 의사의 전문적 진료행위 및 병원의 전반적인 서비스를 구매하게 되는데 일반적인 상품구매와는 달리 병원의 시설, 규모, 의료장비, 의사의 전문적 서비스 등 보다 구체적이고 다양한 구매행태를 가지며 소비자는 최적의 구매결정을 위한 정보탐색에 많은 노력을 기울이게 된다.

2. 의료서비스의 특성

병원(Hospital)의 어원이 호텔(hotel)과 동일한 어원에서 비롯된 것처럼 의료서비스도 고객의 욕구를 충족시켜주기 위해 무형의 활동을 제공하는 서비스산업의 하나로서 무형성, 동시성, 이질성, 소멸성의 4가지가 있다.

이들 4가지의 특성은 〈그림 1-3〉과 같다.

무형성(intangibility) - 형체가 없음	동시성(simultaneity) - 생산과 소비가 동시에 발생함
■ 보거나 만질 수 없음 예) 강의, 상담, 진료	■ 생산과 동시에 소멸됨 ■ 소비자도 생산과정에 참여함 예) 통신, 상담, 진료
이질성(heterogeneity) - 모든 서비스가 매번 다름	소멸성(perishability) - 판매되지 않은 서비스는 사라짐
■ 표준화가 어려움 예) • 의사의 의료서비스는 일정치 않음 • 보험설계사에 따라 고객에 대한 서비스가 다름 • 같은 병에 대한 치료도 의사와 환자의 여건에 따라 다름	■ 재고로 보관할 수 없음 예) • 환자가 없는 시간대의 진료서비스 • 목적지행 비행기의 빈 좌석 • 사용량이 적은 시간대의 전기나 통신서비스

그림 1-3 의료서비스의 속성
출처 : 최호 외 (2008)

1) 무형성(품질측정 곤란, 신뢰에 의존)

무형성은 강의나 진료처럼, 서비스의 형체가 없다는 것이다. 따라서 병원에서 제공하는 의료서비스는 그 질을 평가하기가 어렵다. 의료서비스의 질은 공급자인 의료진이 평가하는 질과 환자가 인지하는 질로 구분된다. 공급자 중심의 질이란 진단명의 정확성, 의료기술 등 주로 의학적인 기술적 질을 의미하는 반면, 환자가 인지하는 질은 제공된 의료서비스가 환자의 기대에 얼마나 부응하는지를 나타내는 기능적인 질을 의미한다. 일반적으로 환자는 기능적인 질에 대해서는 평가가 용이한 반면 공급자 중심의 질은 현실적으로 평가하는 것이 어렵기 때문에 전반적인 의료서비스의 질을 평가하기가 곤란하다.

2) 소멸성(수요예측 곤란)

소멸성은 판매되지 않은 서비스는 재고로 남아 나중에 판매할 수 있는 것이 아니라 소멸되어 버린다는 것이다. 예를 들어 오전 9시부터 11시까지 병원에 환자가 한 명도 없었다면, 그 시간동안 생산 가능한 의료서비스는 재고로 남아있지 않고 영원히 사라져 버린다.

그리고 의료서비스는 매년 정기적으로 하는 신체검사 등 몇 가지를 제외하고는 수요 자체를 예측하기 곤란하다. 이는 의료서비스가 통상적인 진료 외에 유행성 질환 등으로 수요가 발생하는 경우가 많으며 질병발생과 관련한 개개인의 변수가 너무 많기 때문이다.

3) 이질성(기대와 실제성과와의 불일치)

이질성은 생산되고 소비되는 모든 서비스가 공장에서 생산되는 제품과 같이 똑같은 것이 아니라, 서로 다르다는 것이다. 병원에서 제공하는 진료서비스는 의사와 간호사의 컨디션에 의 서로 다른 질의 서비스를 제공한다. 서비스 상품의 품질편차는 고객에게 적지 않은 불안감으로 나타남으로써 서비스 상품의 품질에 치명적인 영향을 미칠 수 있다.

의료서비스는 환자의 신체적 상태에 따라 의사의 정확한 판단이 요구되며 획일적인 치료보다는 개인별로 별도의 치료가 이루어져야 하기 때문에, 실제성과에 대한 지각은 의사와 환자간의 상호관계에 따라 다르게 나타난다. 또한 의료서비스의 전달과정은 의사뿐만 아니라 간호사, 의료기사 등과 같은 많은 서비스 제공자들과 관련되어 이뤄지기 때문에 표준화된 동일 서비스의 제공이 어렵다.

4) 동시성(개인적 고관여)

동시싱은 소비자가 직접 생신 활동에 참여히여야만 서비스가 생산되어 소비된다는 것을 의미한다. 의료서비스는 의사에 의하여 생산되고, 생산됨과 동시에 고객에 의해서 소비된다. 고객인 환자 없이 의사 혼자서 의료서비스를 생산하고 소비할 수는 없다. 환자와 의사가 동시에 같이 있어야 의료서비스 상품이 생산되어 소비된다.

높은 신뢰품질의 속성을 갖고 비용을 보험회사가 지불한다는 측면에서 의료서비스는 자동차 정비서비스와 유사한 것처럼 보이나, 의료서비스는 사람의 신체에 직접 시행되어 잘못될 경우 생명과 직결되거나 문제가 심각해질 수 있어 개인적 관여가 매우 높은 독특한 서비스로 분류된다.

5) 공급자(의사) 중심의 구매결정과정

의료서비스 구매에 있어 최초 의료기관 및 의사선택은 소비자인 환자의 선택에 의해서 주도적으로 결정되지만 , 의료진 결정 이후의 병리학적인 검사(예: 혈액검사, 엑스레이 검사 등)와 치료과정상의 각종 진단 및 처치, 치료일정, 수술여부, 퇴원 후 통원치료 등 대부분의 의료서비스 진행과정상의 구매결정은 의사가 주도권을 가지고 진행한다.

6) 제3자에 의한 간접지불 및 간접비용

다른 서비스와 달리 의료서비스는 일부 제한적인 비급여 서비스를 제외하고는 많은 의료서비스의 비용지불이 환자 본인 뿐 만 아니라 건강보험에서 일정부분을 지불하게 된다. 또한 의료서비스를 이용할 경우 의료서비스에 대한 직접비용 이외에 고객들이 의료서비스 이용과 관련하여 정신적, 육체적 그리고 시간비용을 부담한다.

의료서비스의 경우, 다른 서비스에 비해 상대적으로 많은 간접비용이 발생하는데, 이는 실제 진료에 소요되는 시간 대비 대기시간이 많고 서비스 자체가 정신적, 육체적 고통이 크기 때문이다.

표 1-7 의료서비스의 특성에 따른 문제점과 해결방안

	문제점	문제점을 극복하기 위한 마케팅전략
무형성 intangibility	• 저장이 불가능함 • 특허로 보호가 곤란함 • 진열이나 커뮤니케이션 활동이 곤란함 • 가격설정 기준이 불명확	▶ 실체적인 단서를 강조 : 의료시설 및 장비 그리고 병원종사자의 복장 및 태도 ▶ 인적접촉을 강화함 ▶ 구전을 효과적으로 활용 ▶ 원가회계시스템을 활용 : 의료수가에 대하여 투명하고 명확하게 설명 ▶ 구매 후 커뮤니케이션을 강화 : 진료 후 환자외의 접촉을 강화함
동시성 simultaneity	• 서비스 제공시 고객이 개입함 • 집중화된 대량생산이 곤란함	▶ 서비스 제공자의 선발과 교육에 세심한 노력을 기울일 것 ▶ 가능한 접점을 확대 : 여러 지역에 병원 네트워크를 구축함 : 시공간을 초월한 다양한 매체를 활용한 진료(원격진료)
이질성 heterogeneity	• 표준화와 품질에 대한 통제가 어려움	▶ 서비스 표준화를 위한 메뉴얼을 작성하여 활용함
소멸성 perishability	• 재고로 보관이 불가능	▶ 수요와 공급 간의 균형과 조화를 이룸 ▶ 예약시스템을 활용하고 정확한 수요를 바탕으로 하는 공급전략을 수립한

3. 의료서비스산업의 특징

의료서비스산업의 가장 큰 특징은 국민건강을 보호하고 증진하는 등 공공적 성격을 가지며, 각 국가별로 독자적인 체계를 구성하여 운영된다는 점 그리고 전체 보건산업의 구심점을 하고 있다는 점을 들 수 있다. 이에 대한 구체적인 내용은 다음과 같다.

1) 사회적 서비스로서 공공재 성격이 강한 분야

일반적으로 의료서비스, 교육서비스 등은 사회자본을 축적하기 위한 기본 요소이다. 무지·빈곤·질병 등의 구조적 문제를 해결하기 위해 대부분의 국가에서는 의료서비스를 전체 국민의 건강과 지속적 사회개발을 위한 기초적이며 중요한 사안으로 판단하고 국민에 대한 기본적인 의료서비스 보장을 국가의 기본적 책임으로 이해하고 있다.

따라서 국가별로 역사 및 사회적 환경, 이념 등에 기초하여 국가별로 고유한 의료체계 및 관련 법률·제도가 운영되고 있다. 그러나 개별국가의 의료제동의 고유성은 외국 의료기관 진출에 진입장벽으로 작용하고 있다. 즉 국가별로 적용하고 있는 무역환경 및 의료체계의 상이성과 의료인력 등의 양성, 수급체계 및 면허, 인증체계 등의 제도적 차이성으로 인해 단기간에 의료서비스 산업을 수출 또는 투자하는 것이 어렵다.

국가별로 국민건강과 직결되는 사안은 쉽게 허용하거나 개방할 수 없는 공공정책 사안이므로 의료서비스는 다양한 사회 환경과 상황을 고려한 접근이 필요한 산업분야이다.

2) 전체 보건의료산업은 가치사슬(value chain)의 중심점

의료서비스산업은 의료서비스를 제공하는 생산주체인 동시에 보건산업 제품 및 기술을 소비하는 주체로서 그 역할을 하고 있다. 특히 생명공학, 신약, 첨단의료기기 등 고부가가치 미래 유망기술 등이 사용되는 주체이며 임상적으로 그 결과를 확인하는 현장으로 전체 보건의료산업의 가치사슬의 중심점 역할을 수행하고 있다.

향후에도 혁신적 신약, 영상장비, 최소 침습수술, 유전자 치료, 백신, 인공혈액, 이종 장기 이식 등 치료 및 진단에 사용되는 기술 혁신이 지속적으로 이루어질 것으로 전망되고 있다.

4. 의료서비스산업의 현황 및 흐름

의료서비스 산업도 세계화·개방화의 물결에 많은 영향을 받고 있으며, 국가별로 의료서비스 산업을 차세대 육성산업으로 인식하고 있다. 이러한 가운데 싱가포르, 중국 등 일부국가에서는 국가 내적으로는 산업경쟁력을 확보하고 시설 등의 인프라를 확보하는데 최선을 다하고 있으며, 국가 외적으로는 대외 이미지 강화와 외국 환자 유치 및 해외 투자의 원활화를 위한 다양한 활동을 전개하고 있다.

현재 국제적으로 진행되고 있는 의료서비스 산업의 주요한 흐름은 다음과 같다.

① 보건의료체계의 수렴화 현상

② 의료서비스의 산업화

③ 보건의료시장의 세계화·개방화

1) 보건의료체계의 수렴화 현상

보건 의료서비스의 공급체계의 수렴화린, 보건의료분야 및 체계가 국가별 정치·사회적인 체제 틀인 자본주의와 사회주의간의 이념적 구분이 아니라, 공공성·형평성과 경쟁성·효율성의 조화로 수렴되고 있는 현상을 의미한다.

미국 등 자유기업형 의료체계를 가지고 있는 국가의 경우에는 과거 경쟁성과 효율성을 중시하는 관점에서 보장성 및 국가책임 강화방향에 가깝게 접근하고 있으며, 영국 등 조세로 운영하는 국가는 민간부문 확대를 추진하는 방향으로 제도 개혁하여 원칙적으로는 공공성과 형평성을 추구하되 경쟁성과 효율성 면에서도 확대 증진시켜 나가고 있다.

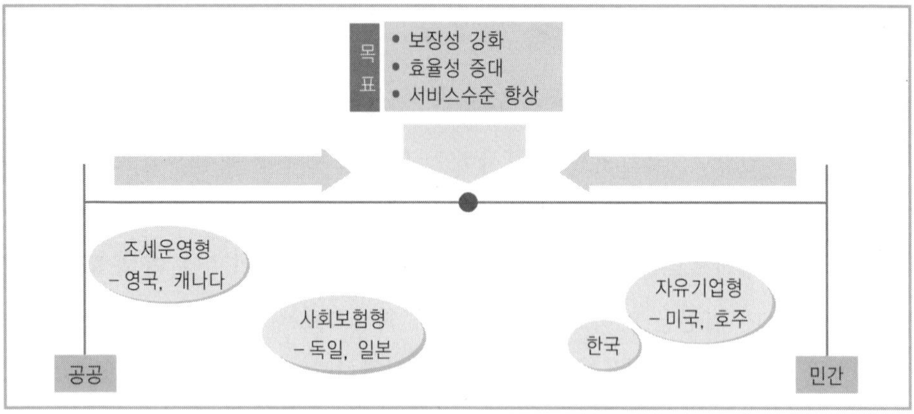

그림 1-4 보건의료서비스의 수렴화 현황

구체적인 사례를 각 국가별로 살펴보면 다음과 같다.

(1) 미국의 경우

민간위주의 서비스 제공형태를 원칙적으로 유지하고는 있지만, 저소득층 및 차상위 계층(비수급 빈곤층 및 잠재 빈곤층)을 대상으로 공공의료 부문에 점진적으로 관심을 가지고 있어 1985년 이후 계속적으로 메디케어 수혜자를 확대하고 있으며 의료보험 비수혜자에게 지원방안을 모색하고 있다.

(2) 영국의 경우

국가주도의 NHS(National Health System)의 한계인 비효율성과 서비스의 질적 향상을 위해 내부시장 등 경쟁원리를 일부 도입하여 운영하고 있다.

(3) 독일의 경우

사회보험제도와 함께 최상위 계층에 대한 민간보험을 허용하고 있으며, 환자본인 부담금을 인상하여 의료서비스에 대한 개인부담

비율을 높이고 있다.

(4) 일본의 경우

1970년 노인의료서비스를 무상으로 제공하였으나, 재정적인 부담과 의료서비스 이용의 효율성을 제고하기 위해 1990년 골드플랜 시행 이후 본인부담금을 인상하여 운영 중에 있다.

2) 의료서비스의 산업화

국제적으로 의료서비스를 산업화하여 차세대 성장동력산업으로 육성하고자 하는 노력이 현재 진행 중에 있는데, 특히 싱가포르 중국 등은 국제적 의료허브(Hub) 구축을 표방하여 다양한 노력을 기울이고 있으며, 태국, 인도, 아랍에미리트 등은 자국 내 의료수준을 향상시키고, 주변국가에서 환자를 유치하여 국내 산업을 활성화하고자 하는 노력을 경주하고 있다.

이러한 의료서비스 산업의 현재 지향점으로 주로 치료위주 산업화를 추구하고 있다. 싱가포르의 경우에는 의료서비스 산업을 국가 성장엔진으로 선택하여, 임상분야에서 최고화 추구 및 외국환자 유치를 목표로 하여 의료서비스 산업의 활성화에 적극적인 투자와 관심을 보이고 있다. 미국의 경우에는 국가주도보다는 민간차원의 일류병원(MD 앤더슨, 존스홉킨스, Mayo 등)을 중심으로 외국인 환자를 유치하기 위해 국제의료센터를 운영하고 있으며, 이곳에 이용하는 외국인의 편의를 위해 외국어 통역서비스, 환자 가족 거주 안내 등의 편의를 제공하고 있다.

또한 미국, 프랑스, 이스라엘, 태국, 쿠바 등의 국가에서는 보건관광사업에 대해 관심을 두고 관광자원(휴양)과 의료서비스를 결합하여 부가가치를 창출하고자 하는 노력을 경주하고 있다.

3) 보건의료시장의 세계화·개방화

현재 세계는 세계화(Globalization)와 지역화(Localization)에 기초한 무역시장의 개방과 변화가 급격히 이루어지고 있다. 특히, WTO DDA 협상(최혜국 대우, 내국민 대우, 시장접근)을 통한 국가간 무역진입 완화·제거하는 노력들이 이루어지고 있는데, 이에 따라 보건의료시장에 있어서도 원격진료, 외국자본투자 허용, 외국의료인력 면허인정 등에 관한 양자간(또는 다자간) 협상이 진행되는 등 Glocalization(세계화 + 지역화)을 적극적으로 대응하는 노력이 필요하다.

5. 의료서비스마케팅의 배경 및 접근

1) 의료서비스마케팅의 배경 및 필요성

보건 의료분야에서의 마케팅 도입은 1975년 미국 Illinois주 Evanston시 Evanston병원에서 마케팅담당 임원을 공식적으로 임명한 것이 시초이다. 이제 의료서비스 마케팅은 미국 내 대부분의 의료기관에서 당연한 것으로 생각되지만 당시 보건의료분야에서의 마케팅은 의료서비스의 공익적, 윤리적 특성상 마케팅 왕국인 미국에서조차 그 필요성 등과 관련하여 많은 논란을 일으키곤 했다.

그 후 1994년 미국 내 의료기관의 운영기준을 인증하는 병원합동 신임위원회(Joint Commission on Accreditation of Healthcare Organization, JCAHO)에서 인증기준서상에 9가지의 업무수행개선 측정지침을 내놓았는데 그 중 하나가 고객만족이었다. 이러한 고객만족을 위한 업무개선 등은 결국 의료기관의 마케팅 지향적(marketing oriented), 소비자 대응적(consumer responsive) 자세를 유지토록 인식시키는 계기를 마련하게 되었다. 바로 이러한 요인들이 보건의료분야에서의 본격적인 마케팅 도입의 배경이 되었다.

한편 우리나라 의료계에 의료서비스 마케팅에 대한 개념이 도입된 것은 1980년대 초였지만, 실제로는 1990년대에 들어서면서 건강에 대한 국민들의 관심이 높아짐에 따라 양질의 진료 및 병원환경에 대한 욕구가 증대되고 이에 따른 대기업의 의료계 진출로 대형병원이 건립되면서부터라고 볼 수 있다. 이러한 대형병원의 건립으로 의료기관 간 경쟁이 심화되고 대기업의 경영마인드가 병원경영에 영향을 미치게 되면서 전반적인 의료서비스의 향상이 이루어지게 되었다. 다른 한편으로는 의료기관간의 경쟁이 심화되어 병원들의 경영수지 악화를 초래하여 결국 병원 스스로 다양한 생존전략을 마련하게끔 만들어 진료서비스 향상을 통한 고객만족 운영이 이루어짐으로써 마케팅의 도입이 시작된 것으로도 볼 수 있다.

의료서비스와 상업적 성격의 마케팅은 서로 양립할 수 없는 것처럼 보이지만 의료기관을 둘러싼 경영환경의 변화는 의료기관에서도 기업에서 사용하고 있는 마케팅 활동을 도입하여야 할 필요성이 강하게 제기되고 있는데, 그 이유는 다음과 같다.

(1) 고객의 욕구 파악 및 충족

의료이용자들의 의료에 대한 높은 기대와 고급화 성향, 그리고 의학지식의 대중화와 권리의식의 향상에 따른 의료이용자들의 능동적인 역할변화는 의료기관에서도 의료서비스에 대한 고객의 욕구를 파악하여 고객이 원하는 의료서비스를 제공하여야만 고객만족을 이룰 수 있게 되었다. 이와 같이 고객의 욕구를 파악하고 이를 충족시킬 수 있는 서비스를 개발하여 제공하는 것은 마케팅의 가장 기본적인 활동으로 이제는 의료기관에서도 이러한 활동의 필요성이 강하게 대두되고 있다.

(2) 경쟁력 확보

의료기관의 수적 증가, 대형종합병원의 설립으로 인한 의료공급의 과잉현상이 환자들로 하여금 보다 양질의 의료서비스를 제공하는 의료기관을 찾아다니게 하고 있다. 의료기관의 경쟁력은 고객만족을 통하여 형성되므로 고객이 원하는 의료서비스를 제공해야만 고객만족과 경쟁적 우위를 점할 수 있게 된다. 따라서 고객만족과 경쟁력 확보를 위해서는 고객중심의 사고, 즉 마케팅 개념의 도입이 필연적으로 요구된다고 볼 수 있다.

(3) 수익성 위주의 경영

의료기관의 경쟁심화에 다른 의료기관의 경쟁수지 악화도 한 요인으로 작용하고 있다. 지금까지 의료기관 관리자들은 질보다는 양을 중시하는 관리시스템에 의존하여 수익성 위주의 경영을 등한시하였다. 그러나 현대는 고객의 욕구를 충족시킬 수 있는 가치위주의 질적인 관리시스템이 요구되는 시기로 이를 위해서는 고객에 대한 철저한 분석을 바탕으로 그들이 원하는 의료서비스를 효율적으로 제공하여야 한다. 이것이 의료서비스 분야에서 마케팅적 접근이 필요한 이유이기도 하다.

(4) 의료기관의 글로벌화

갈수록 글로벌화 되어가는 의료시장에서 의료기관의 수익성과 생존을 생각지 않을 수 없다는 것이다. 향후 외국인 환자 유치 및 외국시장 진출 등 글로벌 의료기관으로의 도약을 위해서는 고객만족 활동 등과 같은 기본적인 수준에서 크게 벗어나지 못하고 있는 국내 의료시장 마케팅 수준을 한 단계 격상시키기 위한 측면에서도 본격적인 마케팅활동의 도입이 요구되어진다.

2) 의료서비스마케팅의 접근

병원과 같은 의료서비스기관은 여러 가지의 특성과 제약이 따르므로 일반기업의 마케팅 접근방법을 획일적으로 적용하기는 어렵다. 왜냐하면 의료서비스는 수요와 공급의 효율적인 수급을 위해 사회적 대응이 필요하다고 보는 공공재적 성격과 비영리적인 특성의 존재로 인해 광고의 제한과 의료수가의 통제 등과 같은 사회적인 규제가 이루어지기 때문이다. 또한 다양한 전문 인력이 종사하고 있는 가운데 이질적인 구성과 권위구조로 인하여 다른 어느 기관보다도 자율성의 욕구가 강하고 내적 갈등이 일어날 소지가 높으며 진료, 교육, 연구 등 다양한 활동에 따른 상호 상충되는 부분이 많아서 마케팅 업무를 수행하는데 제한요소로 작용한다.

전통적인 마케팅 개념은 기업이 표적시장 내 고객을 대상으로 고객의 욕구를 충족시킬 수 있는 제품의 개발, 유통, 가격 그리고 촉진에 관심을 두게 되는 4Ps 마케팅 접근방법을 취해왔었다. 그러나 이러한 4Ps 마케팅 접근방법과 달리 의료서비스 등과 같은 서비스마케팅에는 서비스과정(process), 서비스시설의 물리적 환경(physical environment), 서비스인력(people) 등 3가지 요소인 3Ps가 추가됨으로써 좀 더 다른 관점에서의 마케팅 접근을 필요로 하게 된다.

서비스마케팅에서는 서비스의 생산과 소비가 동시에 이루어지며, 내부고객인 직원들의 만족이 서비스의 질과 고객만족에 직접 영향을 미치는 관계이므로 서비스의 특성인 직원들의 중요성이 더욱 강조된다. 따라서 서비스마케팅에서는 마케팅 활동을 조직과 고객, 그리고 내부고객간의 관계에 초점을 둔 상호작용마케팅(interactive marketing)의 관점에서 접근이 요구된다.

서비스기관에서 외부고객의 만족은 직원들의 진정한 서비스정신 없이는 불가능한 것으로써 외부고객 못지않게 직원들의 만족도 중요하게 작용한다. 내부마케팅이란 이러한 직원들의 중요성을 인식하여 이들을 교육하고 동기를 부여하여 자신의 직무에 몰입할 수 있도록 하는데 초점을 맞춘 마케팅이다. 요하게 작 병원이 고객과 접촉식 하여직원뿐 만 아니라, 병원의 모든 직원들이 고객에게 만족을를 부할 수 있는 하나의 통합된 팀으로서 업무를 수행하도록 하고 있다.

의료기관이 우수한 의료진을 선발하고, 이들을 위해 적절한 근무환경과 강력한 지원체계를 구축해줌으로써 이들은 보다 만족스러운 근무환경에서 조직성과를 위해 양질의 의료서비스를 제공하게 될 것이다. 이러한 노력은 고객만족과 직접적으로 연결될 수 있으며 만족한 고객은 이 의료기관을 다시 찾거나 다른 고객에게 이 의료기관의 이용을 권장하게 될 것이다. 그 결과 해당 의료기관은 이윤과 성장을 달성하게 되는데 이것이 바로 내부마케팅 활동을 통해 기대할 수 있는 효과이다.

이런 내부마케팅에 대한 개념은 1976년 프랑스의 Eiglier와 Langeard에 의해서 제기되었으며, Sasser와 Arbeit는 내부의사소통(internal

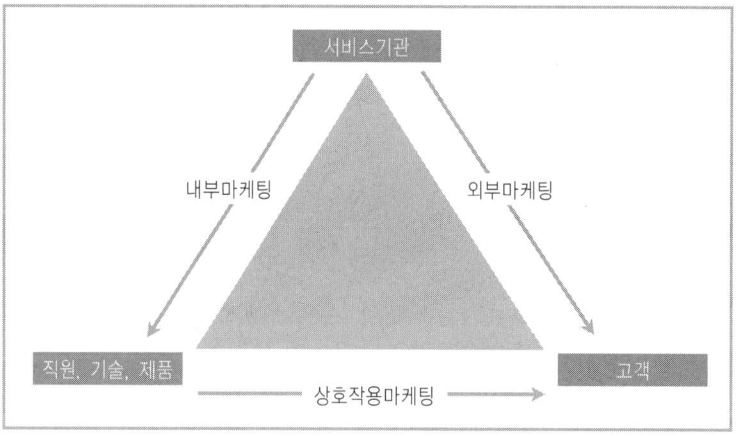

그림 1-5 서비스마케팅 삼각모형

출처 : Gronroos Christian, Service Management and Marketing 3rd ed, West Sussex: John Wiley & Sons, 2007, p62. Adapted from Gronroos C. Relationship Marketing Logic, Asia-Australia Marketing Journal, 4(1), 1996, p.10

communication)이라는 용어로 이 분야에 접근하였다. 한편 Gronroors는 내부마케팅의 중요성을 강조하여 이 분야에 대한 지속적인 연구를 통해 〈그림 1-5〉와 같이 서비스마케팅 삼각모형(service marketing triangle)을 제기하였다.

서비스마케팅 삼각모형에서 서비스마케팅은 외부마케팅 뿐 만 아니라 내부마케팅과 상호작용마케팅이 함께 요구된다고 하였으며, 그 중에서도 내부마케팅을 성공적인 외부 및 상호작용마케팅의 선행조건으로써 가장 중요시 되고 있다.

한편, 의료서비스마케팅에서 상호작용마케팅은 서비스가 제공되는 동안 고객들이 지각하는 서비스의 질 및 고객과 제공자의 상호작용에 의해 크게 좌우된다는 개념에 기초하고 있다. 유형제품의 경우 제품들은 거의 표준화되어 있으며, 미리 생산되고 전시된 상태에서 고객들을 기다릴 수 있다. 또한 제품의 품질도 그 제품을 제공받는 방식의 영향을 크게 받지 않는다. 그러나 의료서비스의 경우 서비스 제공자와 고객이 서비스 창출을 위해 상호작용을 하기 때문에 서비스의 질은 제공자의 특성과 전달되는 방법에 따라 좌우된다. 따라서 서비스 제공자는 서비스가 제공되는 동안 고객의 기대에 부응하는 가치를 창출할 수 있도록 고객들과 효과적으로 상호작용을 하여야 한다.

예를 들어, 환자들은 수술이 성공적으로 되었는가와 같은 기술적인 질뿐만 아니라 의사가 진료시간에도 자신에게 관심을 기울이고 신뢰감을 주는가에 대한 기능적인 질에 따라서도 의료서비스 질은 평가하게 된다. 따라서 의료서비스 제공자들은 그들이 훌륭한 기술적 서비스를 제공하는 것만으로 고객을 만족시킬 수 있다고 생각해서는 안 되며, 환자와의 지속적인 커뮤니케이션이 이루어져야 한다.

Ⅲ. 의료관광의 개념 및 구성요소

1. 의료관광의 개념

1) 의료관광의 정의

의료관광은 관광과 연계된 의료서비스라는 의미로 의료여행(Medical Travel)이라고 정의하기도 한다. 이는 환자가 치료를 위해 자국의 의료시스템 대신에 국경을 넘어 해외에 가서 의료서비스를 받는 모든 행위를 의미한다.

환자들은 관광 및 휴식과 연계된 의료서비스를 원하건, 중증난치병 치료를 원하건, 아니면 저렴한 치료를 원하건 다양한 이유로 국경을 넘어 여행을 한다. 즉 가격, 품질 등의 다양한 이유 때문에 교육, 비즈니스와 관련된 해외여행처럼 외국에서 치료서비스를 받는 것이다.

한편 선진국의 입장에서 의료관광을 의료 아웃소싱(Medical Outsourcing)이라고도 한다. 이는 타 국가에서 자국과 유사한 수준의 의료서비스를 저렴하게 이용한다는 것을 의미한다. 선진국 병원이 환자치료를 외국병원에 맡기는 것은 아니지만 의료서비스 공급의 한 축을 담당하고 있는 기업, 보험회사들은 종업원 혹은 보험가입자가 비응급 혹은 선택수술을 외국에서 받을 수 있도록 하여 의료비용을 절감하는 제도로서 활용하는 것이다.

의료관광(Medical Tourism)은 해외의료고객 유치방법 중 하나로서, 의료서비스와 관광이 상호 복합된 퓨전분야이다. 의료관광은 의료 서비스와 휴양, 레저, 문화활동 등 관광활동이 결합된 새로운 관광형태로, 의료관광객은 의료와 관광이라는 두 가지 목적을 동시에 이루고자 관광을 하는 것이지만, 의료행위에 비중을 둔 치료목적의 관광형태로 해석하는 것이 적합하다. 예를 들면 수술과 사

파리 관광 혹은 미용수술과 스파를 겸하는 것이다.

즉 의료관광은 의료에 관광을 접목한 것으로 환자가 진료·휴양과 관광활동을 병행하는 것 뿐 아니라 의료기술이 뛰어나고 가격경쟁력이 있는 국가에서 진료받기 위해 여행가는 것까지 포함된다고 할 수 있다.

따라서 의료관광은 인간이 일시적으로 일상생활을 일탈해서 다시 복귀할 것을 전제로 의료 서비스와 휴양, 레저, 문화활동 등 관광 활동이 결합되어 이뤄지는 SIT(Special Interest Tourism)의 일종이라 정의할 수 있다.

본서에서는 의료관광에 건강관광, 웰니스관광, 휴양관광, 한방관광 등을 포함하는 것으로 본다.

단순한 Sight-Seeing에 그치던 과거의 관광형태에서 적극적으로 직접 참여하여 체험함으로써, 보람 있고, 심신을 풍요하게 하며, 모험성을 내포하고, 학습적 경험을 얻고자 한다. 이러한 현상의 확대로 볼 때, 의료관광은 체험관광 중 특이체험으로써 거주 지역에서는 경험할 수 없는 방문지역에서만의 특이한 문화체험으로써, 미래관광을 실현하고 주도하는 한 분야로 성장할 것이다.

2) 의료관광산업의 발달

의료관광산업은 기존 관광자원과 의료자원의 공통된 부분을 추출하여 새로이 복합된 관광상품이 기존 별개의 관광산업과 의료산업의 형태에서 의료관광이라는 새로운 산업영역을 창출해낸 것이다.

의료관광은 본래부터 관광산업이 발달한 중남미, 태국, 말레이시아 등에서 관광산업의 유형을 다양화하고 의료서비스 분야의 가격경쟁력을 활용하기 위해 자연스럽게 발달하였고, 특히 동남아에서는 산업분야로서 유망하게 되자 국가들이 적극 육성하고 있다. 예를 들면 태국, 싱가포르, 인도, 말레이시아는 공통적으로 의료허브를 지향하고 있으며 의료산업을 21세기 전략산업으로 삼고 특히 외화획득 수단이 되는 의료관광에 예산과 정책을 지원하고 있다.

아시아 국가들(싱가포르, 태국, 말레이시아, 인도 등), 동유럽, 중남미 지역은 선진국과 비교하여 비용이 저렴하면서 동시에 선진국 수준의 의료서비스와 휴양시설을 갖추고 있다. 이들 국가들은 공통적으로 의료허브를 지향하고 있으며 의료산업을 21세기 국가전략산업으로 삼고 특히 외화획득의 주요 수단이 되는 '의료관광'에 대규모 예산과 정부 차원의 적극적인 지원정책을 펼치고 있다.

표 1-8 방한목적별 평균 체재시간

방한 목적	전체	건강 및 치료	친구, 친지 방문	종교 및 순례	사업 또는 전문활동	여가, 위락, 휴가	기타
체재일수	5.7	10.3	9.5	6.6	6.3	3.9	8.8

출처 : 한국관광공사(2005), 외래관광객 실태조사

의료관광 고객들은 미용이나 성형, 건강검진, 선택수술(elective surgery) 등의 의료서비스와 관광을 연계하여 머물기 때문에 체류기간이 길며 체류비용은 크다. 이에 따라 의료관광이 21세기 고부가가치 관광산업으로 성장하고 있는데, 이는 외국여행의 용이함과 대중화, 많은 나라에서의 치료의 기준과 기술이 발달했다는 점 등이 영향을 미쳤다.

의료관광의 장점 중의 하나는 선진국에서 공공의료가 시행되는데 따른 의료 대기시간의 연장으로부터 의료대기시간이 단축된다는 점에 있다. 예를 들어, 고관절 대체수술(Hip Replacement)의 경우에 영국과 캐나다에서는 거의 1년 이상 기다려야 하지만, 싱가포르나 방콕 또는 뱅갈로르(인도)에서라면 도착한 다음날 수술을 받기도 한다.

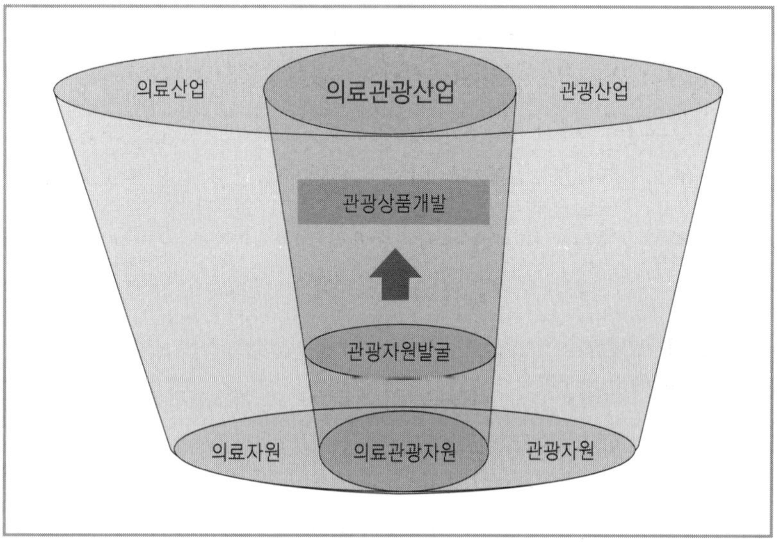

그림 1-6 의료관광산업의 개념도

출처 : 김태영, 2008

의료관광을 하는 사람들은 다양한 의료치료를 목적으로 하게 되는데, 위급을 요하지 않는 성형수술뿐만 아니라, 이식이나 암수술 같은 필수적인 치료를 추구하기도 한다.

의료관광이 성행하는 이유를 고객 측면에서 보면, 저렴한 가격에 선진국 서비스 체험과 현지문화 체험의 기회를 동시에 가질 수 있기 때문이다.

표 1-9 저렴한 의료비용(의료비용비교)

	미 국	인 도
코성형	$6,000	$1,500
얼굴주름제거	$15,000	$2,900
가슴확대	$8,000	$2,900
가슴축소	$9,000	$3,000
복부지방제거	$13,500	$3,200
엉덩이확대	$9,000	$3,200

2. 의료관광의 유형

의료관광은 크게 의료클러스터, 의료관광상품, 의료관광산업 측면의 3가지 형태로 분류할 수 있다.

의료관광의 유형은 〈표 1-10〉과 같다.

표 1-10 의료관광의 유형

구분	분류	내용
의료클러스터	바이오클러스터	치료목적의 기초연구 수행
	신약·의료기기개발 클러스터	응용기술과 제품개발
	메디클러스터 또는 혁신형 연구병원	병원중심의 클러스터
	의료관광복합단지	연관산업의 융·복합과 지역경제의 활성화
	건강문화 클러스터	치료보다는 시설과 쾌적한 환경 제공
	허브형 의료복합단지	다양한 유형의 클러스터를 단계적 가치사슬 전체를 통합
의료관광상품	질병치료관광상품	특정 질병이 있는 환자들이 치료를 받고 치료 후 관광행위를 할 수 있도록 구성
	미용성형의료관광상품	미용관련 서비스나 성형미용을 받고 관광을 겸하는 상품으로 주로 여성들이 애용
	휴양의료관광상품	의료서비스 인프라가 갖추어진 곳에 방문하여 체류
	전통의료관광상품	전통의학으로 치료와 관광을 목적으로 하는 상품
의료관광산업	교육연구개발유형	신치료, 신약 등 연구 개발하여 적용
	중증치료형	난치병 또는 프리미엄급 치료를 원하는 대상에게 의료서비스를 제공
	선택치료형	저렴한 의료비용과 휴양과 연계된 프로그램 제공
	복합형	의료관련시설, 상업 및 주거시설까지 개발

1) 의료클러스터의 분류

의료클러스터는 바이오, 신약·의료기기 개발, 메디클러스터, 의료관광복합단지, 건강문화클러스터, 허브형 의료복합단지 등의 6

개 형태로 분류되며, 이 중 의료관광과 직접 연관성이 있는 것은 의료관광 복합단지, 건강문화 클러스터 등 가치사슬이 상용화 형태에 가까운 형태이고, 허브형 복합단지 등은 건강증진 서비스에 목표를 둔 형태이다.

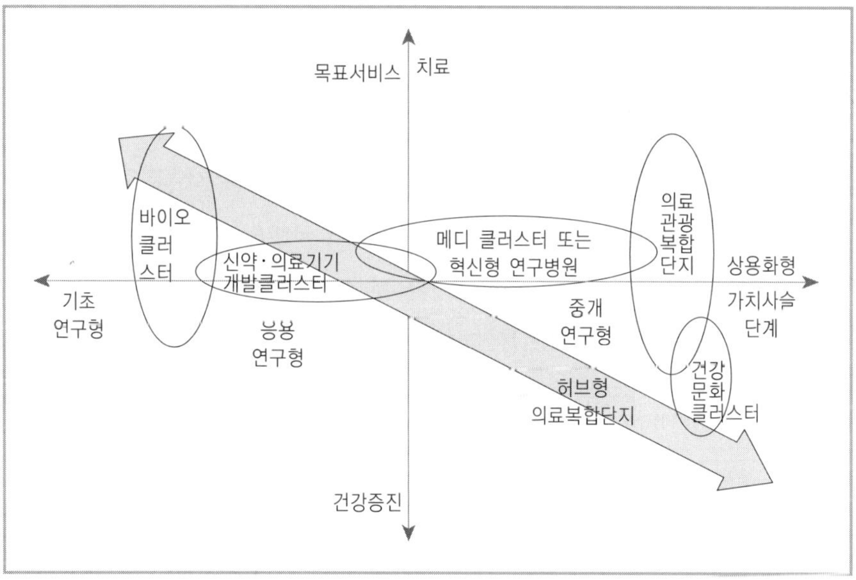

그림 1-7 의료클러스터의 6가지 유형

출처 : 김태영, 2008

2) 의료관광상품의 분류

의료관광상품은 질병치료관광상품, 미용성형의료관광상품, 휴양의료관광상품, 전통의료관광상품 등의 다양성을 내포하고 있는데, 싱가포르 관광공사의 Yap박사는 의료관광을 목적과 서비스 유형에 따라 5가지 유형으로 나누었다. 첫째는 휴양을 겸한 의료서비스를 원하는 계층(rest seeker)이고, 둘째는 기본적인 의료서비스를 얻고자 여행을 하는 계층(essential seeker)이다. 이들은 자국에서 즉시 얻을 수 없는 의료서비스(예: 장기이식)를 불가피하게 해외에서 받는 것이다. 그리고 셋째는 본국에서 이용이 가능하지만 고액의 비용 때문에 해외에서 의료서비스를 구하는 계층(affordable healthcare seeker)이며, 넷째는 자국의 의료서비스가 낙후되어 안전하고 확실한 치료를 위해 국제적인 명성 혹은 인증을 가진 해외병원에 가는 계층(quality healthcare seeker)이다. 마지막은 의료비용 및 부대비용이 매우 비싼 고급 의료서비스를 원하여 해외에 가는 부유계층(premium healthcare seeker)이다.

이를 정리하면 다음과 같다.

① 휴양을 겸한 의료서비스를 원하는 계층(rest seeker)

② 기본적인 의료서비스를 얻고자 여행을 하는 계층(essential seeker)

③ 본국에서 이용이 가능하지만 고액의 비용 때문에 해외에서 의료서비스를 구하는 계층(affordable healthcare seeker)

④ 자국의 의료서비스가 낙후되어 안전하고 확실한 치료를 위해 국제적인 명성 혹은 인증을 가진 해외병원에 가는 계층(quality healthcare seeker)

⑤ 의료비용 및 부대비용이 매우 비싼 고급 의료서비스를 원하여 해외에 가는 부유계층(premium healthcare seeker)

3) 의료관광산업의 분류

의료관광산업의 분류는 교육·연구개발유형, 중증치료형, 선택치료형, 복합형 등으로 분류할 수 있으며, 이 중 교육·연구개발 유형은 산업관광자원측면에서의 의료관광으로 볼 수 있다.

(1) 교육·연구 개발형

교육·연구 개발형은 의료관광과 직접적인 관계는 없지만 신치료, 신약, 신의학 소재, 의료기자재를 연구개발하고 임상의학에 적용되는 연구개발형이 있다. 연구개발유형은 환자를 직접 치료하지 않지만 공공부문과 교육기관의 의공학연구실, 생명공학연구실, 임상실험실과 이를 상용화하려는 벤처기업들이 집적되어 있어 도시의 미래성장엔진이 되고 있다. 이러한 예로 시카고의 일리노이 메디신 지구와 일본 고베 의료지구를 들 수 있다.

(2) 중증 치료형

미국을 비롯한 선진국 병원들은 자국에서 치료가 허용하지 않은 난치병 환자 혹은 프리미엄급의 치료를 원하는 외국인들을 대상으로 의료서비스를 제공하고 있다. 이들 치료는 매우 비싸지만 지명도, 의료수준, 서비스의 질 때문에 세계 각국의 부유층들이 이용하고 있다.

이러한 병원의 사례를 보면 미국 미네소타 로체스터시의 Mayo Clinic, 텍사스 휴스턴시의 MD Anderson 암센터, 그리고 도시단위의 병원협의체인 Philadelphia International Medicine(PIM), Seattle Center Care Alliance를 들 수 있다.

(3) 선택 치료형

관광·휴양이 발달한 남미와 동남아 국가에서 초기에 외국인들을 대상으로 관광과 성형·미용 등 비치료 분야를 중심으로 사업적인 의료관광이 발달하였다.

이들 국가들은 저렴한 의료비용과 관광 및 휴양과 연계된 프로그램으로 선진국의 환자를 유치하고 있다. 이들 국가들은 의료관광에서 한 단계 더 나아가 선진국과 동일한 의료시설과 의료진을 보유하면서 국제적인 인증을 받은 반면, 저렴한 가격을 활용하여 치료목적의 선진국 환자를 적극 유치하고 있다.

특히 선진국에서 이들 국가들의 의료 및 가격정보를 제공하고 해외의료를 알선해 주는 전문 알선회사 및 컨설팅 회사가 생겨 국제간의 의료서비스 교역을 적극적으로 주선하고 있다. 이들 국가들은 의료관광이 가지고 있는 외화획득 기능에 주목하여 수출산업으로 적극 육성하고 있다.

(4) 복합형

복합형은 교육·연구개발과 선택 및 중증 치료 등 다양한 기능을 통합하여 육성하기 위해 특정지역에 의료기관, 연구기관, 관련기업을 유치하고 의료관련시설 뿐 아니라 상업 및 주거시설까지 개발하는 것이다. 예를 들면 상하이국제의료지구 혹은 두바이 헬스케어시티는 특정개발지역을 국제의료지구로 설정하여 세제혜택, 부동산개발인센티브, 자금지원을 제공하여 선진국의 의료기관, 의료 및 생명과학 기업, 의과대학을 유치하고 있다.

표 1-11 의료관광산업 육성 유형

유형	육성분야	경쟁요소	사례
교육·연구개발형	• 의료기기 • 산약	• 물리적 환경 개발 • 다국적기업/연구기관 유치 • 의료/생명공학 벤처 육성	• 고베 메디컬센터 • 시카고 IMD
중증치료형	• 난치병 • 프리미엄치료	• 최고 의료수준 • 해외에서 진료의뢰 • 해외의사 연수 • 해외네트워크 • 의료세미나 개최	• 메이요 • MD앤더슨 • PIM
선택치료형	• 성형·미용 • 기본적 수술	• 가격경쟁력, • 관광 및 휴양연계 • 해외마케팅 • 에이전시 • 국내관광업계	• 태국 보건복지부 • 인도 보건복지부
복합형	• 싱가포르- 바이오허브, 지역Referral Center, 의료관광 • 상하이- 국제의료지구 • 두바이- 헬스케어시티		

이러한 국제의료지구 내에서는 교육·연구개발, 기업 활동, 치료가 서로 연계되고 통합되어 도시개발 및 산업육성이라는 거시적인 차원에서 진행되고 있다.

3. 의료관광의 범위

1) 의료관광의 범위

의료관광의 범위는 개별입국관광객과 단체입국관광객으로 구분할 수 있는데, 개별입국관광객은 대부분 많은 정보를 가지고 입국(사전 온라인 상담 또는 전화상담)하여 진료 및 치료 서비스를 받으며, 단체입국관광객은 일정에 의한 종합 진찰 및 의료 상담 및 진료 후 관광을 하며, 차후 진료 및 치료 필요시 개별입국관광객으로 변화한다.

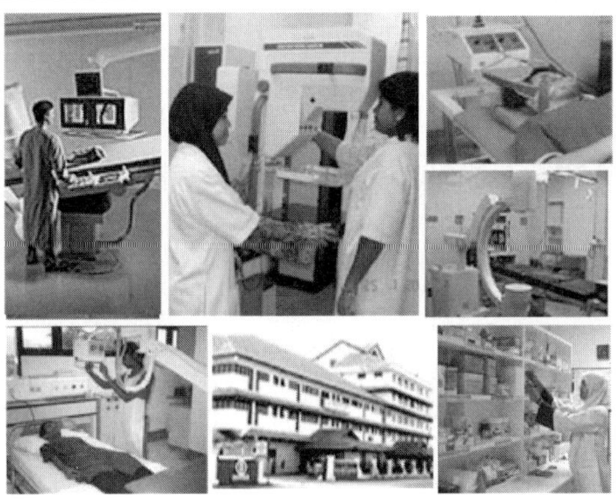

말레이시아의 관탄전문병원 내부

또한 순수치료목적 입국자인 응급환자, 치료+관광목적 입국자, 비즈니스+치료목적 입국자, 간호를 위해 입국하는 환자가족 등으로 나눌 수 있다.

2) 의료관광의 주요분야

의료관광의 주요 분야는 크게 3분야로 나눌 수 있는데, 첫째는 비응급 혹은 선택수술이고, 둘째는 심미적인 분야이며, 셋째는 불임분야이다.

(1) 비응급 혹은 선택수술 분야

응급수술 혹은 응급치료가 필요한 경우는 환자가 타국의 병원에 가서 치료를 받는 것은 불가능하기 때문에 비응급 분야가 이에 속하고, 선택수술의 경우 선진국의 공공의료체제 아래서는 환자가 치료를 받기 위해 오래 대기해야 하거나 혹은 보험사가 지급을 하지 않기 때문에 환자가 시급한 치료를 원하거나 저렴한 자비부담 비용을 원하면 해외치료를 받게 되는 것이다. 선택수술의 예는 관상동맥우회술(CABG: Coronary Artery Bypass Graft), 고관절치환술(hip replacement), 슬관절치환술(hip replacement), 치과 임플란트와 같은 것으로, 응급수술은 아니지만 대중적인 치료 대신에 외과적인 방법으로 시술을 하는 치료 등을 말한다.

(2) 심미적인 분야

여기에는 성형수술과 피부 관리 등이 해당된다. 많은 사람들이 외모를 위해 성형수술을 하거나 두발이식을 원하게 되는데, 이들 분야는 비보험 분야로 가격이 중요한 의사결정요인이며 고객들은 저렴한 외국 의료기관을 찾게 되는 것이다.

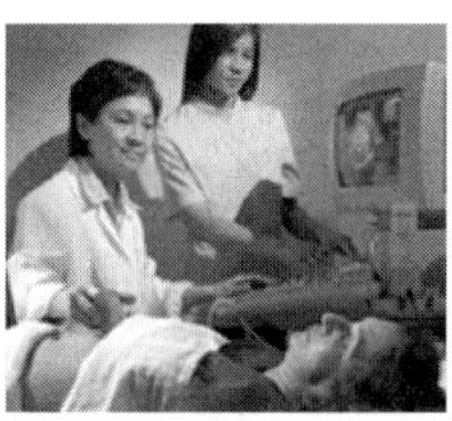
태국 범룽랏병원(외국인 환자를 대상으로 초음파검사)

(3) 불임분야

이 분야 역시 의료보험이 안 되고 있고, 법적 규제 혹은 익명성이 필요하기 때문에 자국에서 치료하기 보다는 외국에서 하는 경우가 많다.

3) 주요 의료관광 목적지

주요 의료관광 목적지는 멕시코, 브라질, 코스타리카와 같은 중남미 국가, 헝가리, 체코와 같은 동유럽 국가, 인도, 말레이시아,

싱가포르, 태국과 같은 아시아 국가이다. 또한 남아프리카공화국과 아랍에미리트가 있다.

브라질, 코스타리카, 남아프리카공화국은 성형외과가 주된 분야이고, 헝가리와 체코는 성형과, 치과분야가 주된 분야이다. 그리고 태국, 싱가포르, 인도, 말레이시아는 심장외과, 정형외과가 주된 분야인데, 특히 태국은 전 분야에서 의료관광이 발달해 있다.

표 1-12 의료관광국가의 특화 의료상품

	심장	성형	치과	불임	척추	정형	고관절전치술	종양
브라질		⊙						
코스타리카		⊙	⊙					
체코			⊙					
헝가리			⊙					
인도	⊙				⊙	⊙	⊙	⊙
말레이시아	⊙					⊙	⊙	
멕시코		⊙	⊙					
싱가포르	⊙			⊙	⊙	⊙	⊙	⊙
남아공화국		⊙	⊙					
태국	⊙	⊙	⊙	⊙	⊙	⊙	⊙	⊙
아랍에미리트	⊙					⊙	⊙	⊙

출처: Patient Beyond Borders

4. 의료관광의 구조

의료관광은 국경을 넘어 이동이 이루어지는 것이므로, 의료고객이 거주하는 국가의 의료환경실태와 시장주체의 역할을 살펴봄으로써 의료관광 산업의 구조를 분석하는 것이 필요하다.

첫째는 경제적 주체들로 구성된 송출(outbound)시장의 구조로서, 이는 높은 가격으로 인해 혹은 적기치료가 불가능하기 때문에 자국병원에서 서비스를 받을 수 없는 의료고객에게 외국에서의 적절한 치료를 받을 수 있도록 지원을 하고 있다.

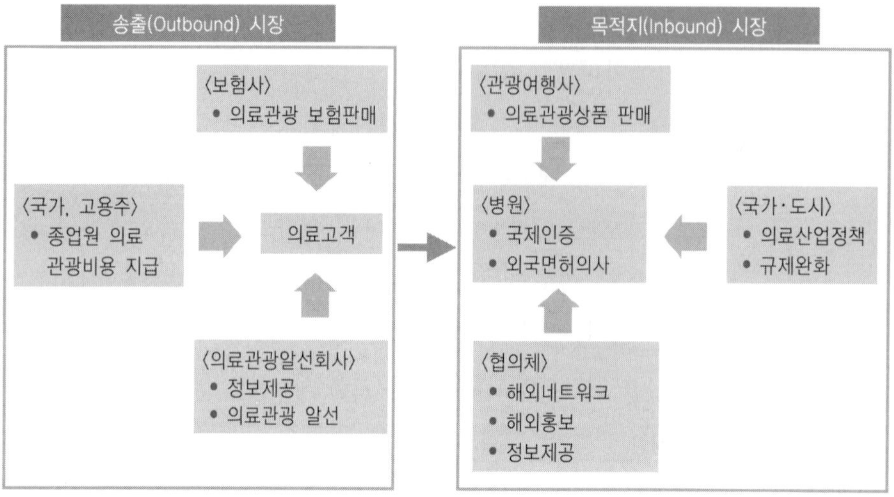

그림 1-8 의료관광산업의 구조

출처 : 윤형호, 2008

둘째는 목적지(inbound)시장의 구조로서, 이는 국가 및 도시, 민간과 정부의 협의체와 같은 조직들로 구성되는데, 의료기관은 외국의료고객을 유치하고 의료서비스를 제공하고, 민간기관은 숙박, 교통, 관광을 지원하며, 국가 및 도시는 의료관광을 수출산업으로 육성하기 위해 제도 및 기반시설을 구축한다.

5. 의료관광상품의 구성요소

의료관광상품의 구성요소는 의료관광 인프라시설, 관광자원, 특색 있는 음식, 고객맞춤비용, 접객서비스마인드로 구성된다.

1) 의료관광 인프라시설

의료관광의 인프라 시설은 우선 병원 및 의료시설과 고객이 진료 받는 동안 체류할 수 있는 숙박시설, 건강관리 및 요양에 필요한 마사지, 스파시설, 운동기구시설 등과 같은 보조시설, 병원이 있는 장소까지의 접근성을 위한 교통시설 등으로 볼 수 있다.

2) 관광자원

의료관광상품의 관광자원은 부수적 요소이지만 의료시설이나 의료진과 같은 주요소와 동등한 개념으로 제고되어야 할 대상이다. 고객은 병원에서 단지 치료만을 목적으로 하는 것이 아니라 병원이 위치한 지역을 대상으로 하여 진료 후 또는 진료와 같은 기간 내에 관광행동을 원할 수 있기 때문에 의료시설이 위치한 지역의 다양한 관광매력을 필요로 한다.

표 1-13 세계 Health Tourism 추진현황

국가	사 례
한 국	• 한방의료, 성형, 피부미용, 전통식품 등 보건자원을 관광과 연계 • 월드컵 이후 보건관광사업 개발단계
일 본	• 온천요법 · 건강마사지 요법 등 보건자원을 관광과 연계 • 도야마 국제건강센터, 일본 전통음식 등
프 랑 스	• 치료와 요양 목적의 health resort 개발 · 운영 • 해변요양을 겸한 해수요법이 망슈, 지중해해안, 코트다루주 지역에서 발달
이스라엘	• 바닷가 요양과 진흙(머드)욕을 통해 보건과 관광 연계
쿠 바	• 정상급 의료진과 첨단 의학장비 갖추어 보건관관사업 추진 중 • 미국의 절반수준 치료비로 의료관광패키지 상품을 개발하여 미국인을 대상으로 큰 효과를 거둠
중 국	• 중의학을 중심으로 한방과 관광을 연계한 관광상품 개발 · 운영 • 동인당, 북경대학 침술, 다양한 먹거리 등
태 국	• 양질의 의료서비스 수준, 저렴한 의료비, 호텔수준의 최고급 시설 등으로 외국 관광객을 유치 : 방콕 '범룽랏 병원'
싱가포르	• 세계최고수준의 의료서비스를 목표로 국가 발전계획의 중심전략산업으로 선정, 특히 호텔수준의 최고급시설 등으로 전 세계 대상 외국 관광객 유치

특히 건강과 밀접한 관계인 청결한 주변 환경 및 아름다운 자연적 관광자원, 지역사회의 특이한 사회적 분위기를 느낄 수 있는 사회적 관광자원, 지역사회의 전통문화 및 예술을 감상할 수 있는 문화적 관광자원, 지역사회의 산업발전과 관련된 산업적 관광자원 등을 들 수 있다.

3) 특색 있는 음식

의료관광고객은 건강을 위한 진료와 더불어 집을 벗어나 타지에서의 관광행동을 하게 된다는 면에서 지역적 특색을 음미할 수 있는 전통음식이나 별미가 관광매력으로 작용할 수 있으며 유기농 소재의 건강식, 각자의 체질에 맞춘 맞춤 건강식, 치료를 목적으로 하는 보양음식, 한방음식 등과 같이 건강을 증진하고 에너지를 보충할 수 있는 음식이 부수적인 역할을 한다.

4) 고객맞춤비용

의료관광의 성공여부는 타겟 분석과 고객의 라이프스타일 유형 분석을 통한 마케팅 전략수립에 있다고 할 수 있으며, 특히 마케팅 전략 요소 중 고객에게 적절한 가격을 제시하여 고가격·고품질을 원하는 고객에게는 고가격 전략으로, 일반대중고객에게는 고객의 거주지와 경쟁력 있는 가격의 상품을 구성하는 융통성 있는 마케팅 믹스전략을 구사할 필요가 있다.

의료관광고객층은 주로 시간적·경제적 여유계층이 참가하는 특성이 있으므로 일반적인 관광상품과 달리 고객의 특성에 알맞은 가격정책을 적용해야 한다.

5) 접객서비스마인드

의료시설과 종사자들은 환자에 대한 권리를 보장하고 환자에 대한 친절한 서비스로 환자에게 진료와 의료시설에 대한 만족도를 상승시키기 위하여 노력할 의무가 있으며, 의료관광의 주체인 환자는 의료산업측면에서 볼 때 환자이지만, 의료관광 산업면에서 볼 때 관광의 주체인 고객에 해당되어 고객으로서의 권리가 보장되어야 한다.

즉 의료관광에 관련된 종사자들은 고객서비스 마인드를 기본적인 업무 덕목으로 삼고 고객을 접객해야 하며 세심하고 철저한 전문적 서비스로 무장하여 고객에게 만족을 주어야 한다.

6. 의료관광의 발전배경

의료관광이 발전하게 된 배경은 크게 7가지로 볼 수 있는데, 첫째, 국가간 이동의 용이, 둘째, 적극적인 소비자 의식 및 주권 행사, 셋째, 정보유통의 발전, 넷째, 인증 및 품질확보, 다섯째, 국제적 네트워크, 여섯째, 의료기관들의 상업적 노력, 일곱째, 의료관광 알선회사 설립 등이다.

1) 국가간 이동의 용이

국제화, 소득증대, 여행비 감소 및 출입국 절차 간소화 등으로 인해 국가 간의 여행이 일반적으로 증가한 것이 의료관광이 발전하게 된 첫째 요인이라고 볼 수 있다. 구체적인 예로 유럽의 경우 EU의 출현으로 유럽 내 이동은 국내간의 이동만큼 용이해졌다. 의료관광을 육성시키는 동남아 국가들은 의료비자 발급 등을 통해 해외환자의 입국을 매우 간소화하였다.

표 1-14 런던 스텐스테드 공항출발 EastJet 편도요금(2007년 5월 기준) (단위: 파운드)

도시	파리	뮌헨	암스텔담	프라하	바르셀로나	코펜하겐	제네바	리용	나폴리	니스
항공요금	36	19	11	26	20	10	7	28	25	9

출처: www.easyjet.com

또한 2000년 이후 저가항공사의 출현은 유럽도시간의 항공비를 대폭 축소시켜 여행비가 의료관광의 장애가 되지 않고 있다. 송출(outbound) 의료관광이 발달한 영국의 경우, 런던에서 유럽의 주요도시까지 항공료는 편도 3파운드 안팎이다. 동남아시아 역시 저가항공사의 설립으로 인해 의료관광은 더욱 활발해질 전망이다.

2) 적극적인 소비자 의식 및 주권 행사

의료고객 및 환자들은 자국의 규제된 의료 및 고비용의 의료시스템에 의존하기보다는 시급 또는 저렴한 치료를 받기 위해 해외로 나감으로써 소비자 주권을 행사하고 있다. 국제화가 급속히 진행되면서 여행, 교육, 무역을 위해 해외에 가는 것처럼 치료를 위해 해외에 나가고 있다.

3) 정보유통 발전

정보의 발전으로 인해 각국 간 가격과 의료서비스의 품질의 비교가 가능해져 의료고객 및 환자들은 가격에 더욱 민감해졌다. 특히 인터넷과 일반미디어의 해외의료의 정보제공 때문에 고객들은 의료관광을 더욱 잘 이해하고 있다.

최근 영국의 European Research Specialists Ltd.는 해외환자가 이용하는 전 세계 30개국 108개 병원에 대한 설문조사를 하였고 이들 병원들의 약 1/3은 영국에서 현지 마케팅을 하고 있다. 〈표

1-15〉는 영국환자가 고관절전치술(hip replacement)을 받을 경우 여행경비를 포함한 총 의료비용을 비교해본 것이다. 벨기에, 독일 등 인접유럽국가의 비용은 영국에 비해 약 20∼25% 저렴한 반면, 말레이시아, 불가리아는 약 60∼70% 저렴하다.

표 1-15 고관절전치술의 국가별 비용비교 (단위: 파운드)

나 라	가격	할인율	여행비	숙박일	1일호텔비	호텔비	총비용	총할인율
벨기에	5,585	30	60	7	45	315	5,960	26
불가리아	2,000	87	160	7	45	315	2,475	69
사이프러스	4,100	49	145	7	40	280	4,525	43
프랑스	5,689	29	60	7	60	420	6,169	23
독일	5,296	34	165	7	60	420	5,881	26
헝가리	4,450	44	100	7	40	280	4,830	40
인도	3,547	56	350	7	30	210	4,107	49
라트비아	3,924	51	210	7	20	140	4,274	47
말레이시아	2,205	72	720	7	40	280	3,205	60
스페인	5,695	29	100	7	55	385	6,180	23
튀니지	3,000	63	190	7	45	315	3,505	56
터키	4,725	41	155	7	35	245	5,125	36
베네쥬엘라	5,971	25	530	7	50	350	6,851	14
영국	8,000						8,000	

출처 : www.treatmentabroad.net/about/pricewatch-survey-2006

4) 인증 및 품질확보

해외의료고객에 적극적인 동남아 병원들은 미국의 병원인증제도인 JCI(Joint Commission International)를 취득하고 병원의 시설 및 장비를 현대화하고 선진국의 경영진 및 자본을 도입하여 미국 및 영국 병원과 동등한 수준이 되고자 노력하고 있다.

또한 선진국에서 학위 혹은 수련을 받은 의료진을 확보하여 해외환자 및 알선기관의 신뢰를 얻고 있고 의료관광의 가장 중요한 요인인 언어문제를 해결하고 있다.

표 1-16 국가별 JCI 인증병원(2008년 기준)

나라	인증기관수	나라	인증기관수	나라	인증기관수
한 국	1	스 페 인	13	사우디아라비아	19
태 국	4	덴 마 크	7	아랍에미리트	14
인 도	10	독 일	6	터 키	21
중 국	5	이탈리아	10	요 르 단	3
대 만	3	아일랜드	10	브 라 질	12
싱가포르	13	호 주	4	기 타	24
총 32개국, 179개 병원					

출처: JCI와 의료의 질 향상(2008)

표 1-17 동남아 JCI 인증병원

나라	병원
중국	Beijing United Family Hospital and Clinics Clifford Hospital, Guangzhou Hong Kong Adventist Hospital Tsuen Wan Adventist Hospital, Hong Kong
싱가포르	Alexandra Hospital Changi General Hospital Institute of Mental Health/ Woodbridge Hospital Johns Hopkins Singapore International Medical Center KK Women's and Children's Hospital National Heart Center of Singapore National University Hospital Singapore General Hospital Tan Tock Seng Hospital
인도	Apollo Hospital, Chennai Indraprastha Apollo Hospital Workhardt Hospital, Mumbai
필리핀	St. Luke's Medical Center
태국	Bumrungrad International Bangkok Hospital

출처: www.jointcomissioninternational.com(2006. 4)

5) 국제적 네트워크

의료 인력과 의료기관들의 국제적 네트워크가 활발히 구축되고 있는 가운데, 개발도상국의 의사들은 교육이나 연수를 받은 선진국 병원에 자신의 환자를 소개하고 있다. 또한 선진국에서 면허를 얻고 활동했던 의료진이 본국으로 돌아가 네트워크를 활용하여 선진국의 환자를 유치하는 것이다. 이러한 예로 태국과 인도를 들 수 있는데, 인도의 많은 의대졸업생들은 미국에서 수료를 받은 후 귀국하여 근무하고 있고 특히 유명한 예로 Escorts병원의 원장 Trehan은 뉴욕대학병원의 심장외과 교수였으나 인도로 돌아와 국제적인 심장병원인 Escorts를 설립하였다. 한편 해외에서 학위 혹은 수련을 마친 대부분의 태국의사들은 국내로 돌아와 외국인 치료에 활발히 나서고 있다.

6) 의료기관들의 상업적 노력

개인병원들은 의료서비스 외에 휴식과 관광을 연계하여 선진국의 의료고객들을 유치하는 마케팅 전략을 사용한다. 특히 병원시설, 입원실 및 숙박시설을 호텔수준으로 유지하여 외국인의 편이를 극대화하기 위해 노력하고 있다.

그리고 개인병원들은 자국의료고객 뿐 아니라 해외의료고객을 유치하기 위해 해외사무소 설치, 해외마케팅 에이전시 선정, 해외광고 등에 적극적으로 나서고 있다.

7) 의료관광 알선회사 설립

선진국에서는 의사, 간호사, 전문컨설팅 그룹들이 의료관광컨설팅회사 혹은 알선회사를 설립하여 개별의료고객 및 기업들에게 의료관광정보를 제공하거나 해외치료를 주선하고 있다.

표 1-18 국별 의료관광알선회사 현황

치료 국가	의료관광알선회사	소재 국가	치료분야, 특성
브라질	Med Net Brazil Concierge	미국	브라질아메리칸, 성형수술
	Cosmetic Vacations	미국	NBC 방송 소개, 성형수술
코스타리카	Medical Tourism of Costa Rica	코스타리카	성형수술, 임플란트
	Medical Tourism International	미국	Medical Tourism of Costa Rica 제휴
	Planet Hospital	미국	
체코	Beauty in Prague	체코	유럽국가 대상, 미국인 증가
헝가리	Dental Value	미국	독일의사 헝가리 정착
	Hungary Dental Travel	영국	
	Posh Jouneys	미국	
인도	IndoUSHealth	미국	인도, 미국인
	MedRetreat	미국	
	Planet Hospital	미국	
	Taj Medical Group	영국	인도, 미국인
	Health Tourism Bangalore	인도	Bangalore
	Medtours	캐나다	Mumbai
말레이시아	Gourgeous Gateways	호주	성형수술
	Malaysia Healthcare Network	말레이시아	
멕시코	Global Choice Healthcare	미국	멕시코에 영향력이 가장 큼
	Planet Hospital	미국	
	Plastic Surgeons Mexico	미국	
	Surgical Care International	미국	
싱가포르	Global Choice Healthcare	미국	
	Planet Hospital	미국	
남아공화국	Surgeon and Safari	남아공	
	Surgical Attractions	남아공	
태국	Cosmetic Surgery Travel	미국	
	International Medical Resources	미국	
	MedRetreat	미국	

출처: Patients Beyond Borders

특히 목적지별로 송출국가에 근거지를 둔 의료관광 알선회사들이 있다. 예를 들면 미국회사인 Medical Tourism International과 Planet Hospital이 코스타리카 의료관광을 알선하고 있다. 또한 미국회사인 Global Choice Healthcare와 Planet Hospital이 멕시코 의료관광을 알선하고 있고, 미국의 IndoUSHealth, Planet Hospital, Med Retreat와 영국의 Taj Medical Group이 인도에 의료관광을 알선하고 있다.

7. 의료관광의 현황

과거 의료관광객은 주로 의료비가 개발도상국에 비해 현저하게 높은 선진국의 국민들이 대부분으로서 지역적으로는 미국, 캐나다, 영국을 비롯한 서유럽, 호주와 중동지역 국민들이 가장 많았으나, 최근 들어 여행을 즐기면서 경제적이고 저렴한 비용으로 의료서비스를 받고자하는 수요가 상승함에 따라 소비자층이 전 세계적으로 확산되고 있다.

전 세계 주요 20개국의 순수의료관광객은 현재 연간 65,000명에서 80,000명으로 추정되어 시장의 급속한 성장이 기대되며, 특히 의료서비스의 비용이 상대적으로 적게 드는 인도, 동남아, 남미 등 3개 지역이 관심을 받고 있다.

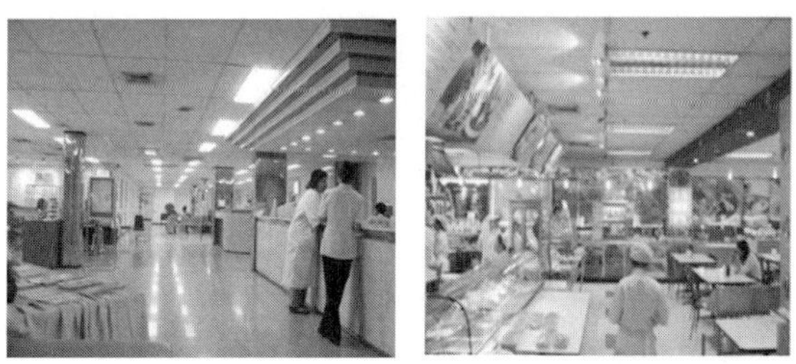

태국의 병원 내부시설

세계의료관광의 지역 간 유출입 비율을 보면, 아시아는 북미 의료관광 수요의 45%, 유럽의 39%, 아프리카의 95% 오세아니아의

99% 아시아 내부 93%를 흡수하는 것으로 나타나, 세계 의료관광의 허브로 알려졌다. 특히 태국, 싱가포르, 중국, 한국, 일본, 말레이시아 등이 아시아 의료서브 주도권을 놓고 치열하게 경합 중이다.

한국보건산업진흥원에 따르면 싱가포르의 경우 13개의 JCI(Joint Commission International) 인증병원을 보유하고 있으며 태국은 4개의 JCI 인증병원을 가지고 있고 인도는 10개의 JCI 인증병원이 있다.

반면 우리나라의 경우 JCI 인증병원은 현재 세브란스 병원 1개 병원에 불과해 의료기관에 대한 객관적인 해외평가가 미흡하다는 지적이다.

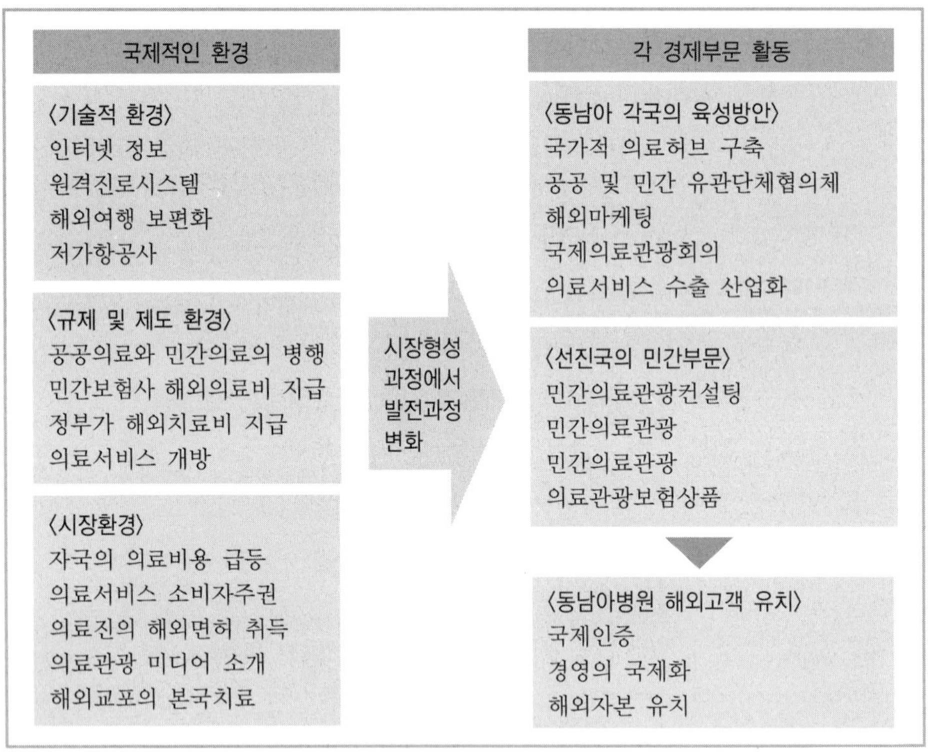

그림 1-9 해외의료관광 현황

출처 : 윤형호, 2007

태국의 경우, 외국인 환자를 많이 유치할 수 있었던 이유는 잘 갖춰진 관광 자원과 아시아 중심부에 자리한 지리적 이점, 친절한 국민성 등이다. 태국을 찾고 싶게 하는 이런 주요한 요소에 미국과 비교해도 부족함 없는 의사들의 높은 의료수준, 첨단 의료시설을 이용하면서도 가격은 저렴한 것이 의료 관광객 유치의 최대 강점이다.

태국 병원들은 한국 업체 간 협력 체제를 구축함으로써 해마다 태국을 찾는 100만 명이상의 한국 관광객들이 휴가를 즐기면서 저렴한 비용으로 의료 서비스를 받을 수 있도록 하여 태국 의료서비스를 한국에 점진적으로 확대하고 있다. 한국인들은 태국과 지리적으로 가깝고 비용이 저렴하기 때문에 휴가를 즐기면서 태국 의료관광 프로그램을 이용하고 있다.

태국당국은 보다 많은 외국인들이 태국 의료서비스를 이용할 수 있도록 의료관광 홍보를 더 활발하게 진행하고 있고 자국 보험회사 등과 모든 의료서비스 교환으로 의료관광을 더욱 활성화하고 있다. 또한 건강검진과 치료, 여행과 휴가를 같이 즐길 수 있는 프로그램을 개발하여 더욱 좋은 성과를 이루고, 구체적 전략으로 의료서비스, 건강 관련 서비스, 허브 상품 등을 집중적으로 활성화시키고 있다.

1) OUTBOUND 의료관광

(1) 영국의 OUTBOUND 의료관광

의료관광은 유럽에서 처음 시작하였다. 유럽은 하나의 시장으로 의료서비스 수준의 동일성, 유사한 문화적 환경, 지역적 이동의 편의성 때문에 환자들은 비교적 타국의 의료기관을 방문하기가 용이하고 의료기관 및 의료진들은 타국에 사무소를 열고 영업을 하는데 지장이 없었다.

특히 영국은 공공의료시스템을 가지고 있지만 환자들이 비응급

수술인 경우 대기시간이 길기 때문에 외국에서 치료를 받게 되었고 외국의 의료기관들도 국경을 건너 영업을 하는 것에 규제가 없으므로 자연스럽게 영국에 사무소를 차리게 되었다. 현재 유럽의 의료관광시장은 비교적 인건비가 저렴한 헝가리, 체코, 폴란드와 같은 동유럽 의료기관들이 영국을 비롯한 서유럽 시장의 고객을 상대로 활발히 영업을 하고 있다. 즉 영국은 주된 송출시장(outbound market)이고 동유럽은 주된 목적지 시장(inbound market)이다.

① 영국의 OUTBOUND 의료관광의 배경 및 현황

영국은 전통적으로 공공의료서비스 체제이지만 동시에 민간기관 등이 의료서비스를 활발히 제공하고 있고 소비자들도 공공 혹은 민간서비스를 합리적으로 선택하고 있다. 예를 들면 영국 국민의 약 50%는 NHS(National Health System)의 치과서비스를 이용하지 않고 있고 국민의 13%인 750만명이 민간보험을 가지고 있다. 또한 연간 225,000명이 직접 의료비용을 지출하고 있고 의료비용이 커버하지 않는 성형수술은 약 5,000명이 하는 것으로 추산되고 있다.

영국에서 정부의 의료부문 투자에도 불구하고 환자의 NHS 대기시간은 여전히 길다. 최근 NHS는 의사방문부터 수술까지 18주가 넘지 않도록 하겠다고 하였지만 수요가 많은 정형외과 및 심장수술은 NHS가 약속한 대기시간을 맞추지 못할 것으로 추정된다. 2006년 초 유럽법원은 영국수술의 과도한 치료지체 때문에 불가피하게 프랑스에서 고관절수술을 받은 영국인에게 4,000파운드를 환급하라는 명령을 영국정부에게 내렸다. 이 같은 환경에서 치료지체가 18주가 넘는다면 향후 정부비용 부담에 의한 의료관광이 활성화될 것으로 추정된다.

매년 300개의 해외 병의원들이 영국에서 마케팅을 하고 있다. 영국은 NHS의 긴 대기시간, 민간병원의 높은 가격으로 인해 의료관광이 대중화되었기 때문이다. 또한 의료보험이 지급되지 않는 심미치과 치료에 대한 수요가 증가하고 있기 때문에 가격이 저렴한 해외치료가 대안이 되고 있다. 더욱이 성형수술은 일반적으로 받아들여지고 있고 영국 성형수술 시장은 연간 40%씩 성장하고 있다. 이러한 분위기에서 평균 혹은 저소득 가구들도 해외의료를 통해 성형수술을 할 수 있다. 해외에서 이용하는 치료분야는 유방확대, 고관절전치술, 안과라식, 치아 임플란트, 관상동맥우회술 등이고, 과거 가격 때문에 일반인이 하기 어려웠던 수술들이 해외에서 가능해짐에 따라 의료관광은 점점 인기를 끌게 되었다.

132개 해외 의료서비스 기관의 조사에 의하면 2006년 영국에서 해외수술을 위해 약 50,000명이 출국한 것으로 추산된다. 이를 분야별로 보면, 치과(22,000명), 성형수술(14,500명), 선택수술(9,000명), 불임치료(5,000명) 등이다. 이들 기관이 얻은 의료경비는 1억3천5백만 파운드로 추정되고 응답자의 1/3이 2006년 25%이상의 성장을 했다고 응답했다. 또한 84%가 2007년 영국환자가 증가할 것으로 예상하고 있다. 평균적인 의료비 지출은 선택수술(3,631파운드), 불임치료(3,537파운드), 성형(2,948파운드), 치과(891파운드) 순이다.

또 시장전문기관인 Mintel의 보고서에 따르면 2006년 영국인들은 주로 성형수술 위주로 해외에서 약 6천만 파운드를 지출하였다. 특히 젊은 부유층들이 늘어나면서 미적 욕구가 강해짐에 따라 수요가 증가하고 있다. Mintel은 영국의 수요가 2011년까지 약 150% 증가 할 것으로 보고 있으며 인도와 폴란드가 주요 목적지로 파악되고 있다. 영국의사를 대상으로 한 설문조사에 따르면 응답자의 약 20%가 향후 해외치료가 증가할 것으로 예상하고 있다.

Intuition Communication이 2007년 사이프러스에서 열린 World Health Tourism Congress에서 밝힌 영국의 의료관광 실태 보고서에 의하면 영국에서 최근 의료관광 웹사이트가 다수 생겼으며 이들에 대한 방문빈도도 증가하고 있다. 최근 몇 년 동안 해외의료관광 포털사이트인 www.treatmentabroad.net을 방문한 인원은 월 3,000명에서 30,000명으로 증가하였다.

② 영국의 분야별 OUTBOUND 의료관광

영국의 해외의료관광은 치료분야별로 알선기관과 목적지 국가가 전문화되어 있다.

표 1-19 국가별 유방확대 성형수술가격

국가	총비용-여비포함(파운드)	할인율(%)	국가	총비용-여비포함(파운드)	할인율(%)
영국	4,350		헝가리	2,613	40%
오스트리아	4,314	1%	인도	2,087	52%
벨기에	2,482	43%	라트비아	2,510	42%
브라질	2,601	40%	말레이시아	3,088	29%
불가리아	2,310	47%	모로코	1,831	58%
크로아티아	2,520	42%	네덜란드	2,327	47%
사이프러스	2,905	33%	폴란드	1,920	56%
체코	2,134	51%	남아공화국	3,167	27%
이집트	2,510	42%	스페인	3,314	24%
프랑스	3,144	28%	태국	2,095	52%
독일	3,194	27%	튀니지	2,140	51%
그리스	3,735	14%	터키	2,289	47%
			베네수엘라	2,511	42%

출처: http://www.treatmentabroad.net/cost

먼저 성형외과 분야를 보면 체코 프라하가 주요 목적지이다. 10년 전에 프라하에 외국인 전문 성형병원은 1군데 있었으나 현재는 100곳이 넘는다. 체코의 성형수술 전문병원은 1920년부터 전통이 있고 성형수술 전문의 과정은 우수하고 교육기간도 매우 길다. 유방확대 수술비용은 진찰, 검사, 입원, 사후치료를 포함해 2,281파운드로 영국의 절반이며 만일의 사태를 대비해 응급실을 보유하고 있다. Suffolk에 있는 Beautiful Beings는 프라하의 성형외과와 치과 클리닉에 대한 의료관광을 주선하고 있다.

둘째, 치과분야를 보면, 영국에서 NHS의 치과의사를 보기가 어렵고 개인병원의 의료비가 비싸서 치과 의료관광이 성업하고 있다. 특히 스코틀랜드는 치과의사가 부족하여 폴란드 의사를 초청하고 있다. 영국에서 인구 2,500명당 치과의사 한명이 있는 반면 헝가리 지역 소포린에는 인구 80인당 치과의사 1명이 있다. 영국에서 포슬린 브릿지가 6,000파운드인 반면 소포린에서는 1,600파운드이다. 특별히 Ryanair 항공사가 소포린 행 항공편을 저렴하게 제공하고 있고 현지호텔은 1박에 40파운드이다.

치과관련 의료관광을 보면 알선업체 Dentaprime에서 영국인의 불가리아 치과치료 여행을 알선하고 있다. Dentaprime은 불가리아 흑해에 있는 임플란트 전문 치과클리닉이고 리조트 내에 있는데, 리조트 내 호텔의 숙박비는 하루에 15파운드이다. 영국의 치과의사가 연계가 되어 사후치료가 가능하고 5년 동안 품질보증을 하고 있다. 최신 임플란트가 영국에서 1,700파운드인 반면 불가리아에서는 650파운드이다.

Budapest Dental Clinic은 영국인이 부다페스트로 가서 당일에 치과검진 및 치료견적을 제공받는 프로그램을 139파운드에 제공하고 있다. SKYEurope은 런던 Stansted공항에서 부다페스트까지 편도 17파운드에 운행하고 있기 때문에 이러한 당일패키지가 가능하다.

또 다른 회사인 VitalEurope은 런던에 치과클리닉, 부다페스트에 10개의 클리닉, 프라하 2개의 클리닉을 갖고 있으며 총 의료진 35명이 있다. 덴처와 크라운은 3년, 임플란트 10년 품질보장을 해 주고 있다. 런던클리닉에서 진찰을 하고 저가항공편으로 부다페스트 혹은 프라하에 도착하면 현지에서 모든 편의를 제공하고 있다. 특히 헝가리 의사들은 런던에서 검진을 하고 수술과 처치는 헝가리에서 하도록 하고 있다.

또한 아일랜드에 있는 Access Smile과 같은 치과전문 의료관광 알선업체가 있다. 이 회사는 영국인들이 영국을 정기적으로 방문하는 헝가리 의사들을 만나서 진찰을 받도록 주선하고 있다. 한편 영국인들은 헝가리 의사를 영국에서 만나지 못하더라도 디지털 x-ray를 현지병원에 보내는데, 이는 현지의사들이 매우 우수하고 유럽치과의사협회 회원들이어서 신뢰를 할 수 있기 때문이다.

표 1-20 치과 임플란트 국가별 가격비교

국가	총비용-여비 포함(파운드)	할인율(%)	국가	총비용-여비 포함(파운드)	할인율(%)
영국	2,000		인도	550	73%
불가리아	700	65%	이탈리아	411	79%
코스타리카	435	78%	폴란드	750	63%
크로아티아	672	66%	남아공화국	470	77%
독일	600	70%	터키	588	71%
그리스	600	70%	베트남	545	73%
헝가리	665	67%			

출처: http://www.treatmentabroad.net/cost

셋째, 심장병 분야를 보면, 벨기에가 영국의 심장병 환자에게 인기가 있는 지역이 되고 있다. European Heart Journal의 조사에 의하면 벨기에의 심장병 치료는 최고수준으로 파악되고 있다. 또한 대기시간은 없으면서 관상동맥우회술 비용 역시 영국의 14,025파운드에 비해 저렴한 7,788파운드이다. 벨기에는 많은 병원과 의사가 밀집해 있고, 심장병, 성형수술, 불임치료에 관해 명성이 높다. Direct Healthcare International은 일년에 영국 심장환자 1,400명을 알선하고 있는 벨기에 회사이다.

독일과 인도도 심장수술의 인기목적지인데, 독일 Lahr에 있는 Heart Instituted는 비록 가격이 높지만 명성이 우수하고 일년에 심장수술을 2,500여회 하고 있으며, 영국 Oxford의 Radcliffe Hospital에서 근무한 적이 있는 의료진을 갖추고 있다. 이 병원의 입원일수는 8일로, 영국에서의 6일 프로그램과 비교된다. 그리고 인근 바덴바덴 온천 요양소 호텔에서 회복할 수 있다.

인도는 지역적으로 멀지만 관상동맥우회술 비용은 4,738파운드로 더욱 저렴하다. 인도 의료관광을 알선하는 업체는 봄베이 방갈로에 있는 Travel India Company이다.

(2) 미국의 OUTBOUND 의료관광

북미시장은 송출 및 목적지 시장 모두의 역할을 하고 있다. Mayo Clinic과 MD Anderson과 같은 미국의 유명병원에는 전 세계에서 중증환자들이 전문적 치료를 받기 위해 방문을 하고 있다. 반대로 미국의 비보험 혹은 저소득 환자들은 비싼 국내의료비를 감당하지 못해 해외에서 저렴한 치료를 받고 있다.

미국은 지난 2007년 75만명, 2008년 150만명 등 의료관광객 수가 폭발적으로 증가하고 있으며 지난해에만 총 21억 달러를 해외의료관광 비용으로 지출했다. 미국인의 의료관광의 시작은 영국보다 늦게 시작하였고 보험사들이 해외치료비를 지급하지 않았기 때문에 활성화가 더디고 있다. 미국인들의 목적지는 성형수술의 경우 남미가 많고 선택수술의 경우 동남아를 선택하고 있다. 캐나다 역시 공공의료 시스템을 채택하고 있어 비응급 수술의 경우 대기시간이 길어 해외에서 치료를 받고 있다. 마찬가지로 캐나다인들의 의료관광 목적지는 성형수술의 경우 남미가 많고 선택수술의 경우 동남아를 선택하고 있다. 그러나 이들 국가가 제공할 수 있는 의료공급에 한계가 있다.

한국관광공사는 미국 NBC TV가 주최하는 건강·의료관광 박람회(Health & Fitness Expo)에 참가해 미국 소비자를 대상으로 한국 의료관광 인지도를 높이기 위한 홍보활동을 본격적으로 나서고 있다. NBC 건강·의료관광 박람회는 미국 전역 9개 도시를 순회하며 연중 개최되는 건강박람회로서, 예상참가자 10만여명의 건강에 관심이 높은 소비자들을 대상으로 한국의 수준 높은 의료서비스와 다양한 관광매력을 알리고 있다. 시카고와 LA지역은 한국에 대한 인지도가 높고 한국에서 직항편이 개설되어 있어 향후 의료관광객 유치로 연결가능성이 높고 마이애미는 미국 내 실버층이 모여드는 휴양지로서 의료관광의 잠재 고객이 풍부한 곳이다. 따라서 관광공사는 미국 최대 민영방송인 NBC 방송의 시카고, LA, 마이애미 채널을 통한 TV 광고를 방영해 한국의료관광의 인지도를 높이고 NBC 건강·의료관광 박람회 프로모션사가 보유한 6만여명의 고객에게 한국의료관광을 소개하는 이메일을 발송하는 등 홍보에 집중하고 있다.

미국에서 의료관광을 Medical Tour 이외에 Globalization of Healthcare 혹은 Medical Outsourcing이라고 표현하고 있다. 미국정부는 Medical Outsourcing과 같은 부정적인 이미지를 걱정하면서도 의료서비스를 받기 위해 외국으로 나가는 자국민들을 묵인하고 있다. 실제로 매일 수백 명씩 치과진료를 받기 위해 멕시코 국경을 넘고 있다. 많은 보험회사들은 보험가입자들이 외국에서 의료서비스 받은 것을 부분적으로 보험처리해 주고 있다. 이러한 배경은 의료비용 절감 때문인데, 미국의 관리의료시스템이 이제 한계에 이르면서 민간보험회사들이 주도가 되어 의료관광을 모색하고 있다. 의료서비스의 질이 떨어지지 않는 외국으로 보험가입자들을 유도한다면 보험회사는 지급비용을 줄일 수 있기 때문이다.

2006년 500,000명 이상의 미국인은 진료를 위해 해외에 나간 것으로 추정된다. 미국의 미보험자들은 국내의 높은 가격 때문에 치료가 어려워 해외에 나가고 있다. 미국의 4인 가구의 평균 의료비용이 노동자가 얻는 일년 최저임금을 초과하고 있다. 2005년 미국 센서스에 따르면 보험에 가입되지 않은 인구는 4,600만명이고 미국의 8% 이상(약 2,400만명)의 국민은 $75,000 이상의 수입을 가지고 있지만 보험혜택을 받지 못하고 있다. 이들 대부분은 중간소득 자영업자들로, 고액의료보험을 자비로 가입하기 어렵기 때문에 저렴한 비용에 적절한 치료를 제공하는 의료관광은 합리적인 선택이 될 수 있다.

표 1-21 병원별 관상동맥우회술 비용 비교

병원	국가	인증	의료진 자격	사망률	비용
Apollo	인 노	JCI	미국과 호주병원 수련의 3명	1% 미만	$7,000
Bumrungrad	태 국	JCI	미국, 영국, 호주병원 수련의 3명/ 미국면허의사 2명	0%	$15,000
Workhardt	인 도	JCI	미국과 호주병원 수련의 4명	1% 미만	$10,000
Angels	멕시코			0%	$25,000
California 대형병원	미 국	JCAHO		2.91%	$60,000

출처: A. Milstein & M. Smith

미국의 OUTBOUND 의료관광의 지출은 계속 증가할 것으로 보이는데, 대표적인 선택수술인 관상동맥우회술 비용을 신뢰할 만한 의료수준의 해외병원과 비교해 보면 미국의 의료비용의 수준을 알 수 있다. 이들 병원은 국제인증(JCI)과 미국, 영국, 호주에서 교육을 받거나 수련을 한 의료진을 보유하고 있고 수술 후 1년 이내 사망률이 1% 이내로 우수한 병원이다. 미국의 비교병원은 캘리포니아 병원으로 미국인증 JCAHO를 갖고 있다. PPO(Preferred Provider Organization)의 조사에 의하면 미국에서 60,000달러인 반면, 인도에서 7,000∼10,000달러, 태국에서 15,000달러, 멕시코에서

25,000달러에 불과하다.

International Communication Research(ICR)의 조사결과 미국인의 23%가 의료보험이 없었고 22%는 의료보험이 있지만 의료비용을 감당할 수 없다고 하였다. 비보험자인 경우 국내와 해외의 총비용 차이가 1,000불이 넘으면 그들의 26%가 해외치료를 받겠다고 하였고 차이가 10,000불이 넘으면 38%가 해외치료를 받겠다고 하였다. 의료보험은 있지만 의료비를 감당할 여력이 부족한 집단은 차이가 5,000불이 넘으면 20%가, 10,000불이 넘으면 25%가 해외치료를 받겠다고 응답하였다. 이처럼 미국인들은 의료비용 때문에 의료관광을 대안으로 생각하고 있다.

그러나 미국인의 의료관광은 비교적 크게 활성화되어 있지 않은 실정인데, 이는 보험사의 의료관광에 대한 관심 부족과 제도적인 규제로 보고 있다. 이러한 규제요인이 완화된다면 본격적으로 미국인이 의료관광에 나설 것이라고 보고 있다. 미국의 의료비가 지불감당을 할 수 없을 정도로 비싸지자 해외병원들은 선택수술 혹은 비응급수술, 성형수술, 저임 외국인노동자의 수술을 잠식하기 시작하였다.

해외병원 가운데 인도의 Workhardt는 미국의 하버드 병원과 제휴를 맺고, 싱가포르병원은 Johns Hopkins와 제휴를 맺어 브랜드 이미지를 제고하고 있다. 그리고 미국에서 활동 중인 외국태생 의료진들이 의료관광 사업 참여를 위해 모국으로 활발하게 귀국하고 있다.

보험사의 의료관광동향을 보면 현재 캘리포니아의 Blue Shield Blue Cross와 Insurer Health Net of California는 멕시코에서 치료를 원하는 보험가입자에게 저가의 보험상품을 제공하고 있다. 또한 각 지역의 중소보험회사는 기업 혹은 개인에게 양질이면서 저렴한 의료보험을 제공하기 위해 해외의료를 지급대상에 포함시키기 시작했다.

플로리다의 Boca Raton에 소재한 보험회사인 UGP(United Group

Programs)는 태국의 범룽랏 병원을 보험가입자가 치료를 받을 수 있는 첫 번째 해외병원으로 지정하여 해외의료상품의 판매를 추진하고 있는데, 비싼 보험료 때문에 기존 보험사에 의료보험을 들지 못한 중소기업을 상대로 태국의 범룽랏 병원에서 치료를 받을 수 있는 보험을 판매하고 있다. 또한 UGP는 인도 Apollo병원을 보험대상병원으로 역시 지정하여 UGP의 보험에 가입하면 기업은 50% 이상 의료보험료를 절약할 수 있으며, 종업원은 본인부담 비용을 지불하지 않아도 해외에서 치료를 받을 수 있게 하였다.

기업이 의료비용 절감을 위해 종업원의 해외의료를 기획하기도 하는데, 노스캐롤라이나에 소재한 제지회사인 Blue Ridge는 2,000명의 고용자 및 가족을 위한 건강관리 비용감소 방안을 마련하기 위해 종업원의 해외치료를 추진하고 의료관광 알선회사인 IndUSHealth와 협의를 하여 해외에서 치료를 희망하는 근로자를 위한 인센티브 제공을 계획하였다. 민간기업 이외에 웨스트버지니아 주정부 같은 공공부문도 주공무원이 비응급수술인 경우, 해외에서 치료를 받게 되면 비용절감의 일부를 당사자에게 환급하는 인센티브 제도를 연구하고 있다.

2) INBOUND 의료관광

또 하나의 큰 의료관광 시장은 동남아시아로 태국, 싱가포르, 말레이시아의 대형병원들은 자국거주 외국인, 호주 및 인접 동남아의 거주외국인들을 대상으로 의료관광을 시행하였다. 처음에는 지역거주 외국인들이 동남아 병원 가운데 국제적 인증이 있고 서구에서 교육을 받은 의료진이 있는 병원들을 이용하기 시작하였다. 이후 이러한 외국인 이용이 발전되어 미국, 유럽과 같이 원거리로부터 외국인이 방문하기 시작하였다.

표 1-22 아시아 각국의 의료관광 성공요인

국가명	성공요인
싱가포르	경쟁 평가시스템 도입을 통한 공공의료기관 경쟁력 강화
	국제네트워크 구축을 통한 의료서비스 고급화
	해외환자를 위한 전용서비스센터 운영
태국	차별화된 틈새시장 공략을 통한 고부가가치 창출
	공신력 있는 의료서비스의 국제적 인증
	의료, 건강관리서비스, 허브상품의 동반성장
말레이시아	가격경쟁력과 다양한 의료서비스와 헬스케어 프로그램 보유
	말레이시아 정부인증과 국제적 인증
	의료진과 환자간의 원활한 소통

출처 : 한국경제인연합회(2006)

아직도 동남아시아 의료관광은 원거리 의료관광보다 근거리 의료관광이 일반적이다. 동남아 의료관광의 또 하나 특징을 보면 서구인 이외에 인근 베트남, 라오스, 인도네시아, 네팔, 캄보디아 등 인접한 의료후진국의 환자들이 치료를 위해 방문을 하고 있다.

(1) 싱가포르의 INBOUND 의료관광

맛과 멋과 흥겨움이 있는 아시아의 선두 싱가포르는 관광대국으로서,'그린 & 크린 시티'로 불리는 나라이다. 특히 국제회의 개최지로서 관광수익을 창출하고 있는 대표적인 나라이다.

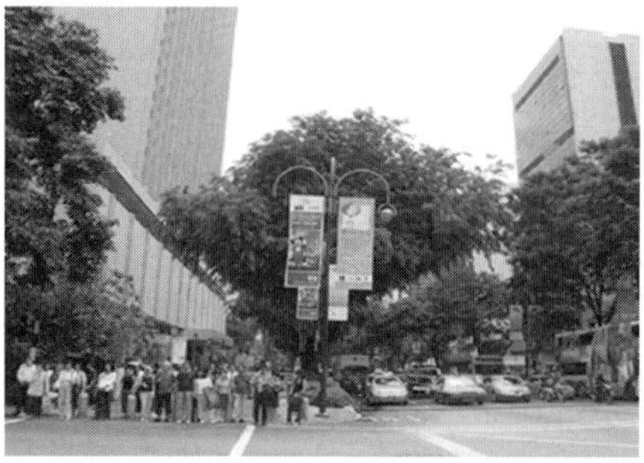

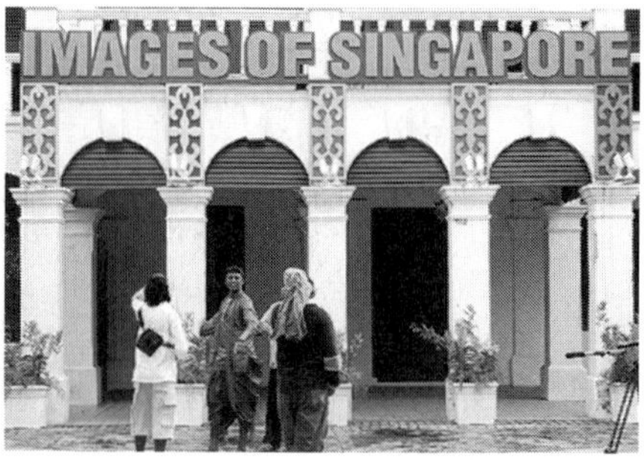

오차드 로드와 센토사섬 어트랙션 - Image of Singapore

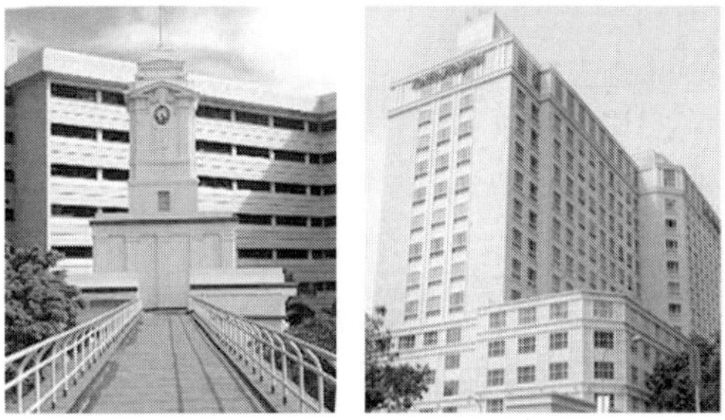

싱가포르의 General Hospital과 Raffles 병원

싱가포르는 다민족 국가의 특성과 지리적·역사적 배경 때문에 의료서비스 시장과 의료서비스 제도가 일찍부터 국제화되어 인도네시아, 말레이시아, 브루나이공화국, 태국, 인도 등을 대상으로 환자유치활동을 벌여 왔다.

싱가포르 관광청의 경우 '건강관리(Health care)'를 하나의 부서로 신설하여 외국인 환자를 유치하는 병원에 대해 전폭적으로 지원하고, 싱가포르의 의료시스템과 각 여행사를 연계한 '건강여행 패키지' 등의 상품개발을 지원하고 있다.

싱가포르의 의료관광 경쟁력은 높은 의료수준, 영어 공용화, 서구적인 문화 및 사회적 규범, 다수의 JCI병원(13개)으로 인해 태국 혹은 인도보다 우수하다고 한다.

현재 영리병원들은 해외환자 유치에 중점을 두고 마케팅을 한 결과, 외국인 환자가 병원을 찾으면 공항 마중에서부터 체류연장까지 모든 서비스를 병원에서 일괄적으로 제공하는 시스템을 갖추고 있으며, 희망하는 외국인 환자는 공항리무진 서비스 및 호텔 서비스를 제공받는다. 그리고 일대일 방식의 병원도우미 서비스를 제공하여 차별화된 서비스를 제공하고 있다. 2004년 27만명, 2005년 37만명, 2007년 46만명을 유치하였고, 2012년에는 외국인 환자 83만 명을 목표로 하여 약 17억 달러와 13,000명의 고용창출을 목표로 하고 있다.

해외환자를 국적별로 보면 인도네시아, 말레이시아, 미국, 영국, 일본인이 가장 많고 방글라데시, 미얀마 역시 상위 10위에 든다. 그러나 거주 외국인을 제외하고 실제로 치료목적의 입국외국인은 인접한 인도네시아, 말레이시아, 인도, 태국, 미얀마가 많고 특히 외국인 환자의 절반은 인도네시아이다.

표 1-23 싱가포르 내 해외환자의 추이와 전망 (단위 : 천명, 백만$)

구분	2002	2003	2004	2005	2007	2012
환자수	212	230	270	374	460	830
총지출	550	650	750	950	1,400	2,200
부가가치	500	600	650	800	1,100	1,700
GDP 기여	0.3%	0.3%	0.4%	0.5%	0.65%	1.10%

출처: 싱가포르 관광청

싱가포르는 경제개발국, 싱가포르 관광청, 무역개발국 등 각 부처간 협력을 통한 의료와 관광연계 서비스 제공하는 등 정부의 주도로 의료관광 산업을 집중 육성하고 있다.

싱가포르 정부의 구체적 지원 및 정책적 내용은 다음과 같다.

첫째, 경쟁평가시스템 도입을 통한 공공의료기관 경쟁력 강화로, 이는 2, 3차 의료서비스의 80%를 담당하는 공공의료기관을 두 권역으로 나누어 경쟁을 통해 매년 상호 평가한 후 실적에 따라 차등 지원함으로써 효율성을 높이고 있다.

둘째, 국제네트워크 구축을 통한 의료서비스 고급화를 추진하고 있는데, 이를 위해 '아시아 바이오폴리스'를 기치로 세계적 제약회사를 유치하고, R&D 공동센터를 설립하였으며, 국제 네트워크 확대를 위해 싱가포르에서 의학교육을 받은 동남아 의사들을 활용하였다. 또한 국제 및 동남아 지역 내 의료회의, 전시회 등을 개최하고 있다.

셋째, 해외환자를 위한 전용서비스센터(One-Stop 서비스센터)를 운영하고, 싱가포르 관광청에서 건강관리(Health Care)를 하나의 부서로 신설하여, 외국인 환자를 유치하는 병원에 대해 대폭적인 지원을 하고 있다.

넷째, 민간병원에 대한 영리법인화를 허용하여 주식상장이 가능하고 자유로운 마케팅활동을 허용함으로써, 이윤창출을 위해 다양한 서비스를 제공하고 있다.

싱가포르 통산산업부의 경제심의위원회의 서비스산업 소위원회는 2001년에 "Singapore Medicine"이라는 브랜드를 개발하여 수출상품으로 개발했고 2003년부터 의료서비스의 질과 가격경쟁력 제고를 위한 정책 지원들을 본격적으로 실시하였다. 'Singapore Medicine'은 3개 정부기관으로 이루어진 협의체이며, 이 가운데 경제개발원은 의료서비스산업의 역량을 개발하고 신규투자를 유발하기 위해 전반적인 정책을 수립하고 관련규제와 법령의 개선을 담당하고 있다.

싱가포르 관광공사(The Singapore Tourism Board)는 실질적으로 의료관광에 대한 실무정책을 운영하고 있으며 의료서비스 본부(Health Service Division)를 설치하고 3개과를 두었다. Economic Medical Hub Department는 마케팅과 홍보 프로그램을 운영하는 역할을 하며 포탈사이트를 운영하고 있는데, 4개 국어(영어, 아랍어, 인노네시아어, 베트남어)를 지원하고 주요 병원과 링크되어 있으며, 건강검사 패키지를 소개하고 있다. Clinical Medical Hub Department는 의료관광 상품을 개발하고 병원들의 협력을 조정하며 비자발급절차와 의료광고규제에 관한 실무를 하고 있다. 그리고 Allied Health, Wellness & Complementary Medicine Department는 의료와 연계된 관광상품의 개발과 환자와 동반가족의 만족도를 제고하는 역할을 담당하고 있다.

싱가포르의 의료정책은 민간부문과 공공부문의 확실한 구분으로 기초의료의 보장과 차등 서비스를 제공하는 것을 기본 원칙으로 하고 있다. 의료산업 자문단(HSWG: Health Service Working Group)은 2002년 4월 의료관광 활성화와 경쟁력 강화를 위해 5가지 정책을 제안하고 있는데, 다음과 같다.

첫째, 가격투명성의 확보이다. 평균 진료비, 전문의의 진료비를 공개하고, 병원 입원비, 약값 및 기타 비용에 대한 항목별 표시로 가격정보를 환자에게 제공하고 있다. 이와 더불어 치료 가이드라인을 적용하여 적정 진료와 수술을 위한 내부감사를 강화하는 방식으로 가격투명성을 확보하고 있다. 2003년 10월부터 병원별 진료비를 보건부 홈페이지에 공개하였는데, 이는 소비자들이 병원별 진료비를 비교할 수 있도록 정보를 제공함으로써, 가격 투명성을 높였을 뿐 아니라 병원의 진료비를 전반적으로 인하시키는 효과를 가져왔다.

둘째, 가격경쟁력의 강화이다. 의료서비스 생산의 비용절감을 위해 의료인력 유치에 관한 제도를 개선하였다. 간호사, 방사선 기사, 물리치료사 등 의료 인력을 유치하기 위해 가족동반 비자를 발급하고 있다. 외국인 간호사와 보조 의료인력 확보를 위해서 근로허가 심사를 노동부로부터 보건부로 이관하고, 장차 의료기관에게 외국인 인력 채용권한을 부여할 것을 협의하고 있다.

셋째, 의사인력 확보를 위해 호주, 캐나다, 홍콩, 아일랜드, 뉴질랜드, 영국 등의 47개 의대 학위를 추가 인정함으로써, 추가 인정 외국의대를 기존 24개에서 거의 3배에 이르는 숫자인 71개로 증가시켰다. 이들 외국출신 의사는 일정한 조건 아래 싱가포르에서 의사를 할 수 있으며, 일정 기간이 지나면 정규의사가 될 수 있다.

넷째, 해외환자 입국절차 간소화이다. 입국과정의 간소화를 위하여 진료예약이 완료된 외국인 환자에게 미리 비자를 발급하여 입국하게 하며, 응급환자를 위한 급행비자도 발급하고 있다. 특히 입국이 많은 말레이시아와 인도네시아는 무비자 입국이 가능하며 또한 아프가니스탄, 요르단, 사우디아라비아, 이집트, 알제리, 이란, 아랍에미리트 등의 중동지역란, 가로부터 치료목적으로 싱가포르에 입국하려는 환자들에 대하여 비자발급 소요시간이 2004년 7월부터 기존의 10일에서 5일로 단축되었다.

다섯째, 적극적인 해외마케팅이다. 'Singapore Medicine'을 외국의 사들에게 적극적으로 홍보하여 외국 환자를 의뢰하도록 하는 국제 네트워크를 구축하기 위해 노력하고 있다. 특히 지리적으로 혹은 문화적으로 가까운 영국과 호주의사에 대해서 London Medicine(영국의사들 대상)이나 AusHealth(호주의사들 대상)와 같은 싱가포르 방문프로그램을 진행시키고 있다. 또한 싱가포르에서 수련을 받은 주변 개발도상국 의사들과 연계하여 지역 및 국제학술대회를 개최하고 있다.

최근 싱가포르는 적극적으로 선진국의 최우수 의료기관을 유치하고 있다. Johns Hopkins Singapore(JHS)는 1998년 동남아시아에서 연구·교육·환자치료를 하기 위해 설립되었다. Johns Hopkins Singapore 메디컬센터는 아랍에미리트가 해외에 보내는 암환자의 85%를 받고 있다. 또한 미국 테네시의 암전문병원인 The West

의료허브화를 위한 마케팅(1)			
해외 의료광고 규정완화 공공병원과 병원법 재정비 완화	**우수한 의료브랜드와 연계** 우수의과대학유치 종합병원합작운영	**가격의 투명성 강화** 전문의들의 진료비 병원의료비 견적 약품가격데이터발표	**One-stop서비스센터 구축** 외국환자에 비자신청 병원안내 숙박알선 등

의료허브화를 위한 마케팅(2)	
치료 목적의 입국자에 대한 입국심사 간소화	**국제 추천 네트워크 확대** - 싱가포르에서 교육을 받은 동남아 의사 활용 - 국제 및 동남아 지역 내 의료회의, 전시회 및 연수 등 다수 개최 - 동남아 내에 대학병원 및 의료기관에 투자 - 의료 무역단 조직 : 싱가포르 방문단

출처: 싱가포르 관광청(2006)

그림 1-10 싱가포르 의료 허브화를 위한 마케팅

Clinic은 2005년에 Excellence Healthcare에 의사와 간호사를 파견하여 싱가포르의 암환자에게 신치료 방법을 도입하고 있다. 이 외에 2006년 6월 싱가포르 정부는 McKinsey에 220만 싱가포르 달러를 지불하고 의료관광 활성화방안에 관한 컨설팅을 의뢰하였다.

(2) 태국의 INBOUND 의료관광

종교와 미소의 나라인 태국은 아시아 의료허브를 목표로 관련사업을 집중적으로 육성하였으며, 해외환자 유치와 부가가치 창출에 성공한 것으로 평가받고 있다. 태국 정부는 외래 관광객의 40%를 의료관광객으로 보고 있으며 관광과 의료서비스를 연계하는 '의료관광'을 차세대 국가핵심산업으로 육성하고 있다.

태국이 의료관광을 육성한 것은 1997년 경제위기 이후로, 범룽랏 병원 등 대형 민간병원의 운영이 어려워지자 외국인 환자 유치에 눈을 돌렸다. 2001년 외국인 환자가 55만 명, 2002년에는 33개 태국 민간병원에 총 63만 명의 외국인 환자를 유치하였으며, 2003년에는 97만 명을 유치하여 약 7,532억원(264억바트)의 매출을 달성하였다. 2004년에는 전년대비 13.3% 증가한 110만 명을 유치하

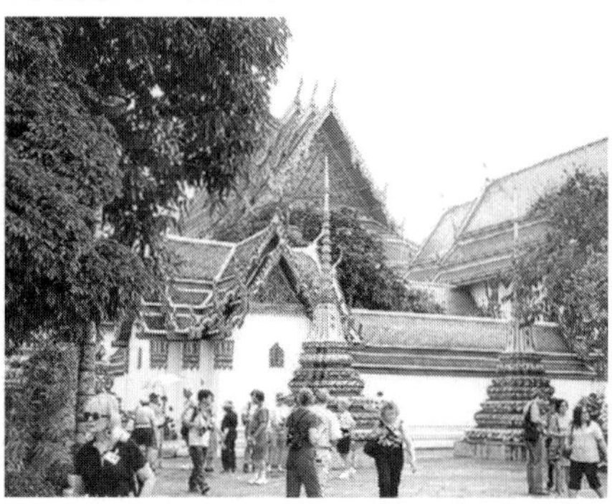
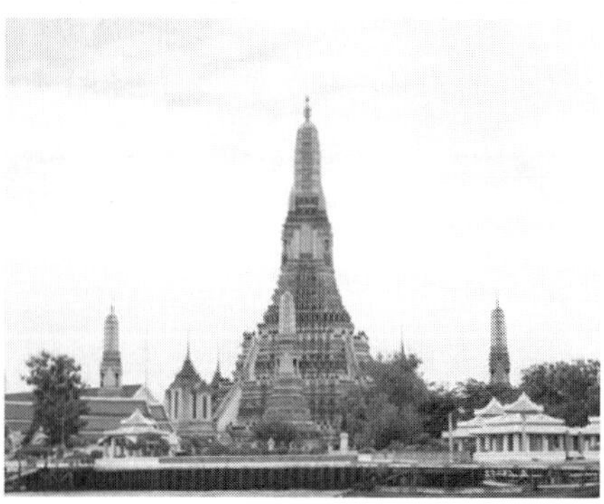

방콕의 마사지로 유명한 왓포와 새벽 사원

였고, 2005년에는 평균 27% 가량 성장하여 는 8만 명의 해외 환자를 유치하고 약 8,900억원(330억바트)의 부가가치를 창출하였으며 2007년에는 154만 명의 환자를 유치하여, 약 1조6천억원(400억바트)의 의료관광수입을 기록하였다.

태국정부는 외국관광객을 2006년 1,300만 명에서 2010년 2,000만 명으로 늘리려고 하고 있다. 이 가운데 외국인 의료관광은 247만 명에 달해 2조8천억원(704억바트)의 의료관광수입을 예측하고 있다.

태국은 국가적 차원의 의료서비스산업 육성정책을 추진하고 있는데, 2003년초부터 상무부는 "Thailand as an excellent international center for healthcare" 정책안을 내각에 상정하였고 공중보건부는 보건서비스 전략지원위원회를 조직·운영하고 있으며, "2004년 태국을 아시아의 건강수도(The Health Capital)로 육성"이라는 정부정책을 비준하였다. 이를 통해 의료관광사업의 수출사업화를 주도하고 있고 민·관 19개 기관이 참여하는 의료허브추진위원회를 운영하고 있다.

태국은 의료관광산업을 위해 3가지 영역에 대한 전략적인 산업화를 추진하고 있는데, 다음과 같다.

① 의료서비스 : 아시아 의료허브(Medical Hub)

② 건강증진(온천, 전통마사지, 장기 체류) : 아시아 웰빙수도(Wellness Capital)

③ 건강·허브상품 : 타이 허브(Thai Hub)

태국은 병원품질인증원(The Institution of Hospital Quality Improvement & Accreditation)을 조직하여 병원인증제도(Hospital Accreditation-Thailand)를 도입하였고 민간병원협회에 속한 208개 병원의 서비스 품질과 환자안전기준을 관리하고 있고, 민간병원협회에서 외국인을 위하여 추천한 방콕과 파타야 소재 16개 병원에 대하여 적극적인 대외홍보에 나서고 있다. 또한 태국 공중보건부에서 발행한 의료서비스 영문 홍보책자에 수상과 장관의 의료서비스에 대한 추천사를 게재하고 있고 상무부의 수출진흥국과 관광청은 의료서비스의 수출을 위해 해외마케팅 및 홍보활동을 전개하고 있으며, 이민국은 2005년부터 장기요양 서비스를 목적으로 태국에 오는 외국노인들에게 무비자를 허용하고 있다.

태국관광국(The Tourism Authority of Thailand)은 홈페이지에서 의료관광을 소개하고 있으며 의료관광전문 홈페이지로 연결해 주는데, 전문 홈페이지에서 태국 의료관광의 장점, 주요 병원, 치료비와 여행비에 관한 정보를 제공하고 있고, 또한 잠재고객에게 개별적으로 의료 및 여행비용에 관한 견적을 제공하고 있으며, 관련 주간지를 이메일로 송부하고 있다. 이외에 구글과 협력하여 운영하는 태국의 상업 의료관광 포탈(www,medithai.net)은 다양한 정보와 광고를 제공하고 있다. 이 포탈사이트는 국별로 접속자를 분석하여 중요한 마케팅 자료를 제공하고 있는데, 2007년 1/4분기 통계를 보면 전 세계 130국에서 접속하였으며 주요한 접속국가는 미국, 태국, 호주, 싱가포르로 약 60%를 차지한다.

2005년 태국의 민간병원은 320개소에 이르고 전체병원의 25%에 이르는데, 이 가운데 범릉랏 병원, 방콕병원, 사마티벳 병원, 제타닌 인스티튜트 등 13개 병원은 태국 주식시장에 상장되어 있다. 범릉랏 병원 등 주요 대형 민간병원의 의료비용은 국공립병원의 3~4배, 개인 민간병원의 10배에 달한다. 태국에는 민간병원에 대한 영리활동 및 가격규제가 없기 때문에 민간 대형병원은 시장 원리에 따라 우수 의료진과 시설을 확보하고 고급 서비스를 제공하면서 높은 비용을 받고 있다. 태국 의료서비스 산업의 경쟁력 요인으로는 규제해제와 이에 따른 민간 영리법인의 효율성을 들 수 있다. 영리법인, 주식시장 상장 허용, 시장경제원리에 입각한 고급인력 및 양질의 서비스 제공 등은 태국의 의료관광을 더욱 더 발전시켰다.

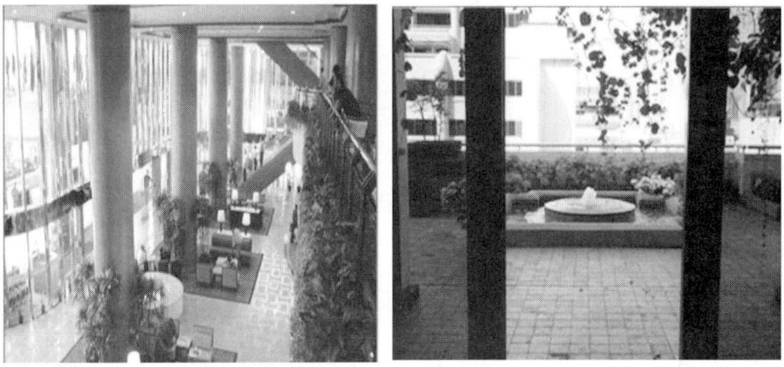

태국 범룽랏 병원의 내부시설

태국은 1967년 의료시장을 개방하였고 외국인들이 국내병원 지분의 49%까지 보유할 수 있다. 외국인 투자 및 규제의 자유화로 인해 외국의 투자기관늘은 대표적인 병원인 범룽랏과 방콕병원에 투자를 하고 있는데, 이들 병원들은 외국의 전문 경영인이 경영과 의료를 분리시켜 경영효율화를 도모하고 있다.

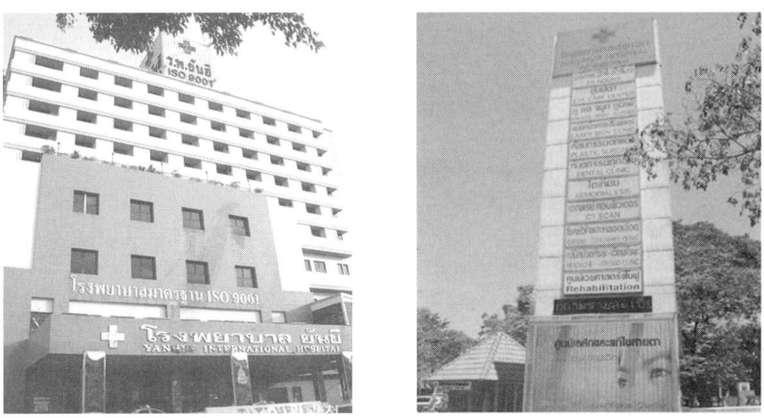

태국의 얀희병원과 스쿰빗병원

태국 의료관광의 성공요인을 정리해 보면 다음과 같다. 첫째, 국가별, 연령별, 질병별로 특화하여 차별화된 서비스를 제공한다. 고령자 및 장기 투숙, 요양관광객을 위한 휴양 및 여가, 일대일 간호, 간병 서비스 등 차별화된 틈새시장을 공략하였는데, 예를 들면 선진국 고령자를 대상으로 장기요양 프로그램, 여가 프로그램, 일대일 간호, 간병서비스를 제공한다. 그리고 영국, 캐나다, 북유럽 같이 공공부문이 의료시스템을 맡은 국가에서는 환자가 예약 후 의사와의 상담을 위해선 1~2개월 기다려야 하는데, 태국병원은 접수부터 진단, 입원, 수술 등의 절차가 1주일 안에 종료되도록 하여 신속한 치료를 원하는 환자에게 만족을 준다.

둘째, 자국 내 병원시설과 의료진 수준에 대해 국제적 인증을 획득함으로서 대외적 신뢰를 구축하였다. 태국은 체계적인 인증 제도를 갖추고 있는데, 국내 및 해외인증제도를 도입하여 국제적인 신뢰를 얻고 있다.

셋째, 의료서비스 뿐만 아니라 건강관리와 허브서비스를 개발하여 스파, 전통마사지, 허브상품이 복합된 관광상품을 제공하고 있다. 넷째, 주변 경쟁국인 싱가포르에 비해 의료비가 25% 정도 저렴하다. 다섯째, 태국 자체가 관광산업에 대한 해외인지도가 높고 경쟁력이 우수한 해외 송출여행사와 긴밀한 네트워크가 있었기 때문에 의료관광 해외 네트워크를 용이하게 구축할 수 있었다. 여섯째, 태국만의 특화된 의료분야의 서비스인 성형수술, 성전환수술 및 치료를 하는 상품을 제공하였다. 또한 휴양컨셉의 미용(Esthetic) 관련치료를 특화하고, 이를 위해 태국의 경쟁우위산업인 관광을 최대한 활용하여 방콕 및 푸켓 등 휴양지와의 연계상품을 개발하였다. 즉 의료와 관광을 연계할 수 있는 해외인지도가 높은 유명관광지가 있다. 일곱째, 무엇보다 눈에 띄는 것은 태국 의료인이 해외에서 교육 혹은 연수를 받고 자격증을 얻은 후 귀국하여 의료관광 분야에서 활발하게 활동한다는 점이다.

(3) 인도의 INBOUND 의료관광

인도는 역사가 깊고 해탈의 경지에 이른 오리엔탈 종교의 나라로 불리고 있는 나라로서 세계 관광객들로부터 집중적인 관심을 받고 있는 나라 중의 하나이다.

인도의 의료관광의 성장배경은 저렴한 진료비, 짧은 시술대기시간, 선진의료기술 확보, IT강점을 활용한 홍보 및 고객 유치, 정부 지원정책 등이 있었기 때문이다.

인도 의료관광의 발전배경을 보면 다음과 같다.

① 낮은 의료서비스 가격과 짧은 시술대기 시간

인도의 수술비용은 미국 등 주요 선진국 대비 1/8정도이며 태국에 비해 30%이상 저렴할 뿐 아니라 선신국처럼 수술을 받기 위해 몇 개월씩 기다려야 하는 불편함도 없어서 외국 환자들이 방문하는 당일 검사하고 다음 날 치료에 들어가 5-6일이면 치료가 끝난다.

인도에서의 의료비용은 미국 환자의 경우 동반자 항공료와 치료비를 모두 합쳐도 미국 내에서의 치료비의 13% 정도 소요되고 있어 미국 건강보험사의 인도 의료 관광에 대한 관심은 더욱 커질 것으로 전망된다.

표 1-24 국가 및 치료종목별 의료 수가 비교

Surgery	India ($)	Far East ($)	US ($)
OpenHeart Surgery	8,500	16,000	40,000
Total Knee Replacement	7,000	17,000	48,000
Hip Resurfacing	8,500	20,000	45,000
LA Hysterectormy	4,200	7,400	22,000
LAP Cholecystectomy	4,200	4,500	18,000
Spinal Decompression. Fusion	8,500	14,000	60,000
Gastric Bypass Obesity Surgery	9,500	22,000	65,000

출처 : Association Hospital of Harvard Medical International

따라서 응급치료를 요하지 않는 선택치료 환자들에게 매력적인 장소이고, 치료 후 회복 중인 환자에게 요가, 명상 등 전통의학과 결합한 회복프로그램을 추가한 의료관광 패키지도 인기가 있다.

② 선진 의료기술을 통한 국제적 신뢰 확보

수술비용이 저렴함에도 불구하고 높은 선진 의료기술을 확보하고 있다. 인도의 광활한 땅에 지어진 최첨단 메디컬 센터들은 개발도상국의 비용으로 선진국 수준의 치료서비스를 제공하고 있다. 유명병원에 대거 포진해 있는 해외파 의료진은 외국 환자들이 인도 병원을 찾는 주요한 이유이다.

뉴욕 보건국에 따르면 심장혈관 우회수술의 성공률은 인도가 98.7%로 미국의 97.5%를 상회하고 있다.

③ IT와 네트워크를 활용한 의료 홍보 및 고객 유치

환자들은 인터넷을 통해 의료관광 패키지 신청, 비자발급, 공항 픽업, 통역서비스, 전용컨설턴트 연결 및 스케줄 관리, 온라인 결제 등이 가능하다. 아폴로 병원, 에스코트 심장연구소 등은 외국환자들을 위한 홈페이지를 운영하고 있다.

인도는 IT분야의 경쟁력과 더불어 유능한 의료진과 세계적 수준의 의료시설을 갖추고 있다. 인도병원은 예전부터 미국병원의 영수증이나 진료사본, X-ray해석과 같은 배후업무처리를 하였으나 이제는 실제적인 치료센터로 전환하고 있다.

또한, 인도 의료관광 경쟁력의 한 축은 의료계의 인적 자원과 해외 네트워크이다. 미국에서 의사의 약 5%는 인도인으로 추정되고 있고 32,000명 이상의 인도계 미국인 의사는 American Medical Association에 소속되어 있다. 또한 미국 의대생의 10~20%가 인도 혈통을 가지고 있다. 이들 중 다수는 인도와 미국 양국에서 훈련을 받았으며 고국에 돌아와 의료관광의 중요한 인적자원으로 활동하고 있고 관련 인프라를 강화시키고 있다. 미국의 인도계 의사들의 협회인 American Association of Physicians of Indian Origin이 있고 약 9,000명 이상의 인도계 의사가 가입해 있다. 이 협회는 인도계 미국 의대 재학생에게 인도 연수를 주선하여 인도문화를 이해하고 인도 의료계에 기여하도록 하고 있다. 또한 매년 150명 안팎의 인도계 미국 의대교수들이 인도 의사협회와 협력하여 인도에서 학문적 교류를 하도록 주선하고 있다. 이러한 인적 자원의 배경 아래, 일류병원 의사 15% 가량은 영국, 미국 등에서 교육을 받거나 개업을 했던 선진국 의사들이다. 이러한 해외경험이 있는 의료진은 외국환자의 요구를 충족시키고 있다.

④ 정부의 적극적인 지원 정책

환자 및 동반자에게 의료 비자를 발급함으로서 의료관광의 편의성을 제공한다. 인도정부는 2006년 외무, 교통, 관광, 철도, 항공사 등 민·관 의료관광 특별팀을 구성하였고 의료관광을 목적으로 방문하는 환자는 치료목적의 1년 장기비자(메디컬 비자)를 발급하고 있으며 1회 연장이 가능하다. 가족 및 동반자의 경우도 대사관의 승인 후 2명까지 의료비자혜택이 가능하다.

또한 의료관광전문회사를 통해 병원, 여행사, 전용 컨설턴트 등의 네트워크 구축과 입국에서 출국까지 원스톱 서비스시스템이 잘 구축되어 있다.

인도정부는 2005년에 이어 2006년 6월 영국 런던에서 인도병원, 중앙정부, 지방정부, 여행사와 협력하여 의료관광 엑스포를 2회째 열어 일반인과 현지 언론의 관심을 끌었다. 주요 참여단체는 Apollo병원, Escorts병원, 관광부(The Ministry of Tourism), 구자라트(Gujarat)주 보건국(GOI)이다. 이 의료관광 엑스포는 “Global Health Care”와 “Universal Wellbeing”을 슬로건으로 걸었다. 이 회의에 유럽의 400여개 관련기관이 참관하여 인도 의료관광에 대한 관심을 보였다.

인도정부는 민간주도의 의료관광 육성방안 이외에 개선사항이 있는데, 병원인증, 의료비자 발급, 적정한 가격 산정, 의료분쟁과 의료보험에 대한 가이드라인이다. 특히 영국정부와 협의하여 영국계 인도인이 인도에서 의료서비스를 받으면 NHS(National Health System)가 비용을 지불하도록 협의하고 있다.

또한 인도에서 가장 규모가 큰 병원인 아폴로는 미국의 주요 건강보험사인 Wellpoint, Bluecross Blueshield사와 이들 보험사에 가입한 환자에 대해 치료 계약을 체결하였다. 이에 따라 아폴로 병원은 2009년 1월부터 6개월 내지 1년간 Pilot Project를 운영하면서 대규모의 미국인 환자를 받고 있다.

미국인을 치료하기 위한 병원은 미국의 의료 검정기관인 JCI에서 승인받은 병원이어야 하며 현재 인도에는 약 13개의 병원이 JCI로부터 승인을 받았다.

글로벌 컨설팅사인 Deloitte의 최근 조사에 의하면, 2007년도에 약 75만 명의 미국인이 해외 치료를 받았고 2010년도까지 약 600만 명으로 늘어날 것으로 예상하며, 의료 관광시장이 600억 달러에 달할 것으로 평가하고 있다. 인도에서는 2007년도 경우 약 45만 명의 의료 관광객을 유치하였다.

인도는 70~75%에 달하는 미국 의료 보험가입자들을 대상으로 미국시장을 두드려 왔으며 향후 미국의 의료 보험가입자들은 인도의 잠재적 수입채널이 될 것으로 예상되고 있다.

한편, 미국 건강 관계당국과 환자들은 인도 또는 개발 도상국가에서의 치료에 대해 크게 환영하는 편은 아니었으나, 최근 인도 의료시설 및 시스템에 대해 세계적 수준이라는 평가보고 및 미국 JCI의 인증이 미국인의 인식을 크게 바꾸고 있다.

인도 정부는 매년 의료관광객의 수가 25%씩 늘고 있어 2020년까지 70-80억 달러의 의료관광 수입이 가능할 것으로 전망하고 있다.

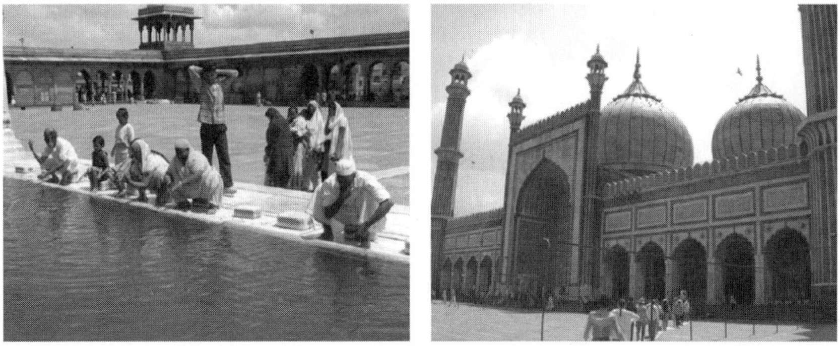

델리의 자미마스지드 내부 사원

2004년에는 의료를 목적으로 15만명의 해외환자가 인도를 방문하였고 2005년 20만 명이 방문하였으며 2007년에는 27만2천명이 방문하였다. McKinsey 컨설팅 보고서의 의하면 인도의 의료서비스는 2012년까지 22억 달러 규모로 성장할 것으로 보고 있다. 인도정부는 2010년 의료관광객 100만 명을 유치하겠다는 계획을 세웠다.

인도는 다양한 의술을 통한 질병의 치료와 정신적 수양으로 의료관광객에게 관심을 받고 있으며 대표상품으로는 아유베다(5천년 이상 인도의 일상생활에서 활용되어 온 의학체계), 요가, 세계적 명소인 타지마할을 하나로 묶은 여행패키지가 있다.

(4) 말레이시아의 INBOUND 의료관광

말레이시아는 동남아시아 문화를 이끄는 열대의 휴양 낙원국으로서 관광객으로부터 많은 관심을 받고 있다. 말레이시아의 의료관광산업의 성공의 가장 큰 이유는 정부의 적극적인 홍보와 지원 때문인데, 말레이시아 정부는 병원이 의료서비스에 대한 홍보를 할 수 없도록 한 법조항을 폐지해 병원들이 적극적으로 마케팅에 나설 수 있도록 하였다.

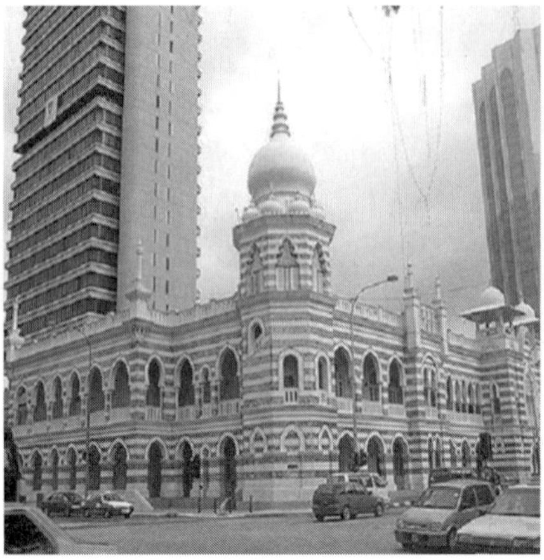

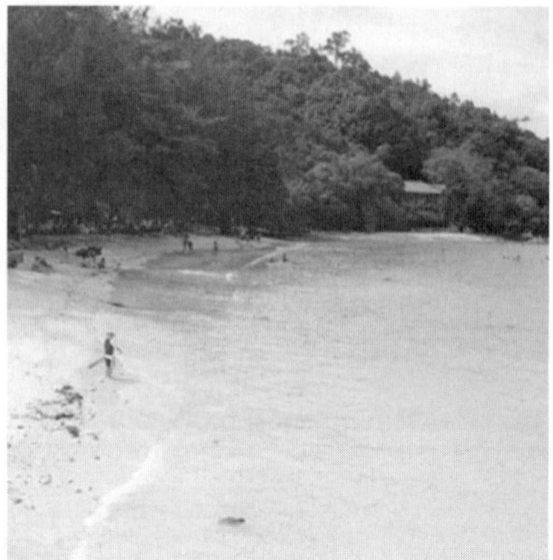

인포크라프 말레이시아와 코타 키나바루 - 사피섬 해변

말레이시아 보건관광부는 말레이시아 대사관을 중심으로 의료관광에 대한 정보를 제공하고 책자를 배포하고 있으며, 주요 병원들과의 연결도 대행하였다. Hospital과 Hotel을 합친 개념인 Hospitels를 소개하며 싱가포르와 태국에 비해 20~50% 낮은 비용으로 의료관광객의 증가를 유도하고 있다.

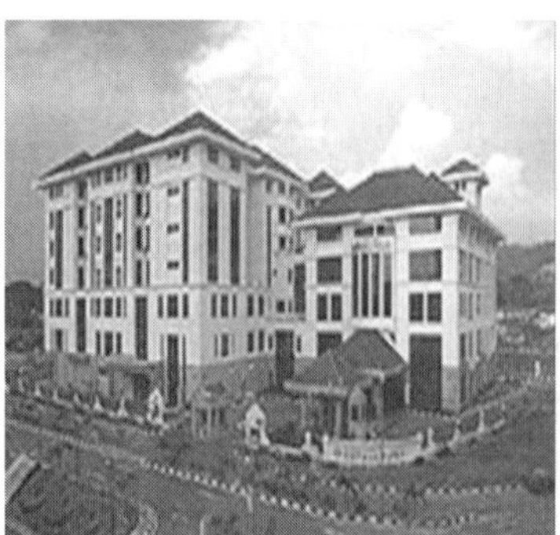

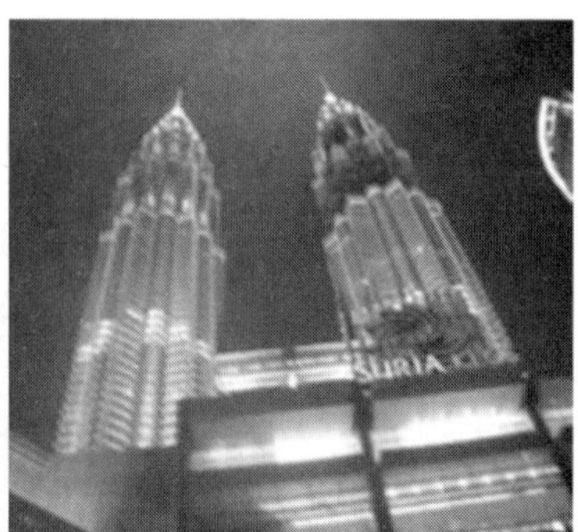

Ampang Puteri Specialist Hospital과 Twin Towers Medical center

말레이시아는 의료서비스에 대한 홍보금지법을 폐지한 후, 의료관광산업이 급성장하는 추세이다. 2007년 의료관광객 38만5천여명을 유치하여 세계에서 3번째로 많은 의료관광객 유치국가로 성장했다.

현재 세계에서 가장 조직적으로 활동 중인 말레이시아 의료관광위원회의 5가지 단계의 의료관광개발방안을 살펴보면 〈표 1-25〉와 같다.

표 1-25 말레이시아의 의료관광개발방안

1단계	2단계	3단계	4단계	5단계
목표국가를 설정한다. 그 국가의 소비자의 기호를 파악하여 전략을 세운다.	민간의료기관에 소속된 의료진의 의료서비스의 질을 향상시키는데 중점을 둔다.	의료관광프로그램에 참여하고 있는 개인병원에 한해서 세금혜택을 준다.	출입국 관계부서, 호텔과 말레이시아 개인병원의 대표를 소집한다.	개인병원의 마케팅과 홍보를 위한 개발전략을 수립한다.

(5) 일본의 INBOUND 의료관광

산업화된 환경과 옛것이 함께 공존하는 나라인 일본은 정부가 의료관광 육성을 위한 정책을 추진하기보다는 자치단체가 지역 만들기의 일환으로 의료관광을 추진하고 있는데, 지역 진흥을 위하여 medical tourism 또는 health tourism의 이름으로 시민병원을 재건축하고 명의를 초빙하기도 한다.

일본 와카야마현의 의료관광산업창조 네트워크사례를 살펴보면, 관광산업과 의료, 예방의료산업을 융합하여 새로운 의료관광산업을 창출·육성·집적하고 도시브랜드 구축과 지역경제 재생, 그리고 주민 및 방문객의 건강을 증진하여 매력있고 활력있는 지역 만들기에 기여하고 있다.

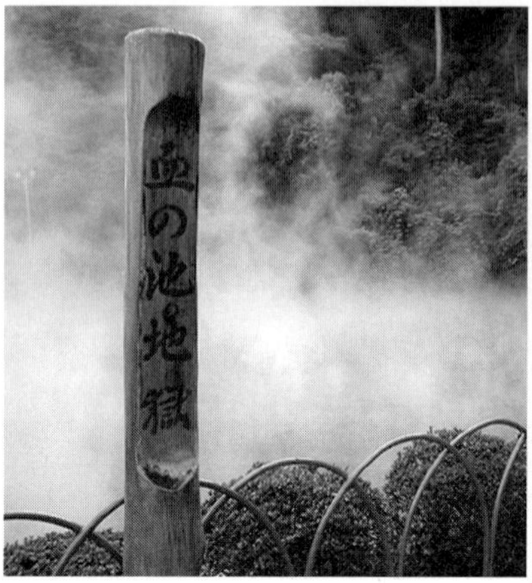

벳부(別府)시의 온천

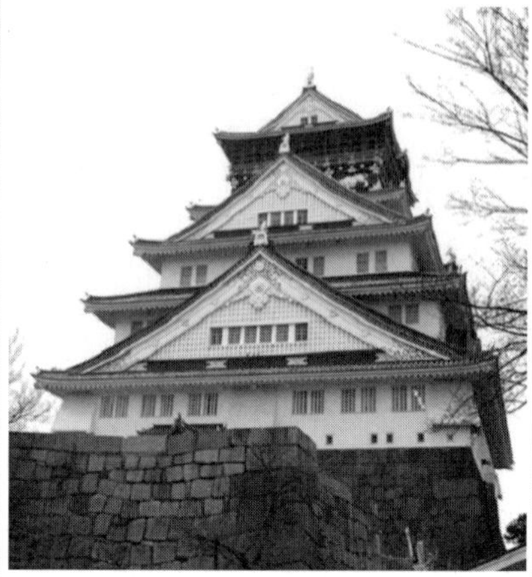

오사카의 오카성

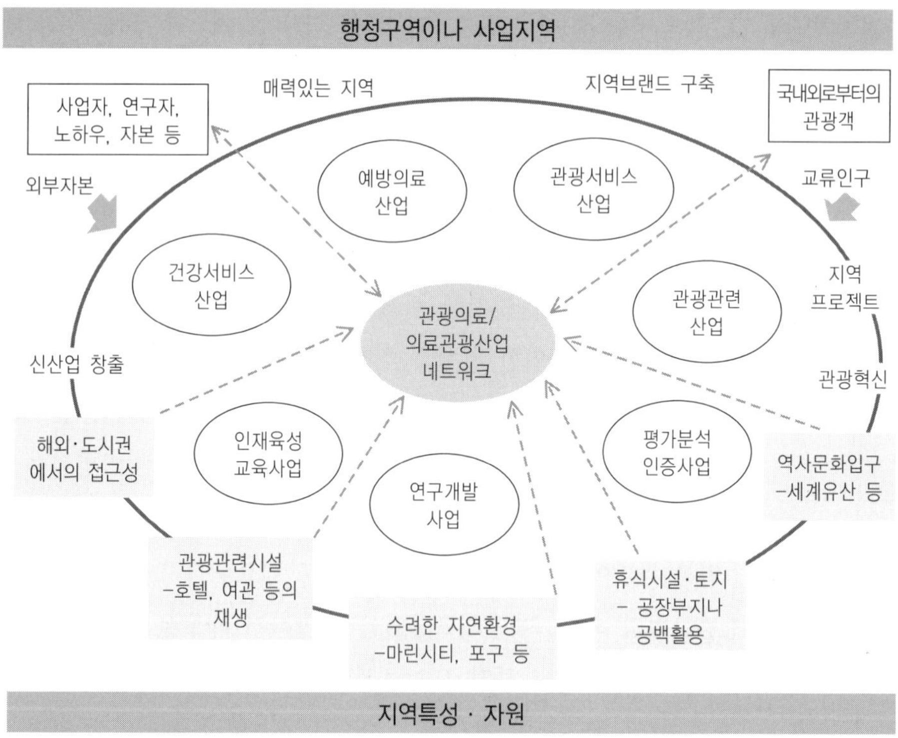

그림 1-11 일본 광역자치단체(와카야마현)의 의료관광산업의 네트워크 개념도

(6) 기타 INBOUND 의료관광시장

세계 의료관광 시장 규모가 급속한 성장세에 돌입해 2012년 1천억불을 예상하고 있다. 의료관광객 수 또한 2005년 1,900만명에서 2010년 4,000만명을 예상하고 있다. 이는 자국의 높은 의료비(미국이나 일본)나 낮은 의료수준(중국, 러시아)과 긴 진료 대기시간(영국, 캐나다) 등으로 가격이 저렴하고 우수한 의료기술을 가진 나라들을 찾아가고 있다는 것을 보여준다. 2007년 75만명의 미국인이 해외에서 진료했으며, 2010년에는 6백만명이 타국에서 치료를 받을 것으로 예상하고 있다.

아시아 의료관광 선도국가 외에도 독일 · 스웨덴 · 헝가리 · 멕시코 등이 신흥 의료관광지로 부상하고 있으며, 도시별로는 소프론(헝가리), 두바이(아랍에미리트), 상하이(중국), 베이루트(레바논), 부에노스아이레스(아르헨티나)가 의료관광지로 부상하고 있다.

소프론(헝가리)은 인구 80명당 치과의사가 1명이고, 가격대비 의료수준이 높으며 세게드에 첨단의료단지가 있다.

두바이(아랍에미리트)는 세계 첫 헬스케어 자유구역으로, 미국이나 유럽에서 의료법인을 유치하고 있으며 업무쇼핑 중심지로 시너지 효과를 창출하고 있다.

상하이(중국)는 대규모 펀드를 의료분야에 투자하고 있고, 외국계 병원 진출로 수준이 향상되고 있으며, 의료기관이 80만 여개로 선택폭이 넓다.

베이루트(레바논)는 국립의료관광위원회를 설립하고, 의료인력의 질이 높으며, 중동의 성형수술 중심지이다.

부에노스아이레스(아르헨티나)는 지방흡입 등 성형수술이 뛰어나고, 수술비가 영국의 3분의 1정도이며, 탱고와 관광을 함께 즐길 수 있다는 강점이 있다.

미국은 OUTBOUND 의료관광시장이기도 하지만, INBOUND 의료관광시장으로도 유명하다. 중증질환 전문병원(메이요, MD앤더슨 등)이 많고, 의료수준이 세계 최고라는 점에서 부유층이나 중증치료자들이 선호하고 있다.

3) 한국 의료관광의 현황 및 특성

(1) 한국의료관광의 현황

우리나라는 부존자원이 부족하기 때문에 그동안 축척해온 풍부한 의료인재자원을 이용하여 해외의료고객을 타겟으로 하는 의료관광산업이 매력적일 수밖에 없다.

의료관광이 한국 브랜드의 가치를 높이는 데 중요한 동력이 될 것이라는 점에서 정부나 지자체도 의료관광에 대한 관심이 점점 높아지고 있다.

최근 정부는 경제활성화 방안으로 국가기간산업과 같이 큰 투자 없이 가용한 유능한 인재를 동력원으로 쓸 수 있는 의료관광 등의 지식서비스산업에 대한 가치성을 인식하고 적극 지원한다는 방침을 조성하고 있다.

국회에서 의료법 개정을 통과시키면서 병원에서 해외의 외국인 환자(한국인 교포 포함)를 유치할 수 있는 법적 근거가 마련되어 외국인 환자를 유치하기 위한 광고·홍보 활동이 법적으로 가능해졌다.

한국으로의 의료관광이 부각되는 이유는, 선진국 중에서 의료비 부담이 큰 국가들은 한국행 항공요금과 숙박비를 부담하더라도 세계적 수준의 한국 의료서비스를 받기 원하기 때문이다.

태국과 싱가포르 등에서는 이미 의료관광객으로 많은 외화를 획득하고 있어서 국가적 차원에서 적극 지원하고 있고 병원 시설을 호텔 수준으로 만들어 놓는 등 의료관광산업 발전이 진행되었다.

이에 비하면 한국은 아직 시작단계에 불과하지만, 의료법 개정을 통해 병원 등의 의료시설과 여행사 및 의료관광 알선업체가 공동으로 의료관광상품을 개발하고, 치과병원에서 한의사를 고용하여 한방과 치과서비스를 혼합한 새로운 형태의 의료관광 종합상품을 만들 수도 있게 되었다. 외국인들의 입장에서는 한방치료가 신비롭게 느껴지기 때문에 큰 효과를 기대할 수 있다.

또한 해외에 있는 여행사와 MOU를 체결해서 병원에서 직접 해외마케팅을 할 수도 있어 더욱 더 큰 발전이 기대되고 있다.

최근 의료시장의 변화와 의료관광상품의 개발로 병원에서는 JCI(Joint Commission International)로부터 국제적인 의료서비스 수준을 인증 받으려는 노력도 상당히 진행 중이며, 한국형 JCI 제도를 도입하려는 움직임까지 있다. 인프라 측면에서는 새로운 의료시설에도 상당히 투자를 하고 있고, 한국관광공사는 해외지사를 통해서 한국의 의료관광을 적극 홍보하고 있으며, 대학병원 중에는 외국에 지사를 개설하는 등 정부조직과 병원 모두 큰 관심을 보이고 있다.

최근 국내 의료기관을 찾는 외국인 환자가 늘고 있지만 연간 수십만명의 해외의료관광객이 찾아 넉넉한 수익을 얻고 있는 태국, 싱가포르, 인도 등에 비교하면 아직은 초기단계라고 할 수 있다.

2008년 한국보건산업진흥원 등의 자료에 따르면 특히 태국은 연간 150만명의 의료관광객이 찾아 벌어들이는 수익이 1조원이 넘고, 싱가포르와 인도 등도 3억불이 넘을 정도로 의료관광대국으로 발전했다.

표 1-26 각국의 의료관광객 유치현황

	태국	싱가포르	말레이시아	인도	한국
2005	128만	37만	-	20만	760
2007	154만	46만	38만	27만	1만6천

한국은 선진국 수준의 높은 의료기술과 비용면에서 경쟁력을 갖추고 있다는 평가 속에 근래 들어 한국의 병원을 찾는 해외관광객도 빠른 속도로 늘고 있어 '의료관광대국'으로의 성장 가능성은 크다고 할 수 있다.

한국보건산업진흥원 자료에 따르면 국내 해외환자 유치현황은 2005년 760여명에 불과하더니 2007년 1만6천명으로 현저히 증가하고 있는 추세를 보였다. 한국국제의료서비스협의회에 따르면 2008년 국내에 들어온 건강보험을 적용받지 않는 외국인 의료관광객은 약 3만7천명으로 2007년에 비해 2배 이상 급증했다. 특히 관광객들이 많이 찾는 서울의 명동 인근의 성형외과와 피부과를 중심으로 의료관광객들이 몰리고 있는데, 특히 일본인과 중국인 관광객이 최대 30~40% 성장했다.

2015년 40만명으로 크게 증가할 것으로 예측함에 따라 의료관광은 정부 및 지방자치단체들의 경기불황을 헤쳐 나가는데 있어 중심산업의 한 축을 담당할 수 있을 것으로 기대되고 있다.

	2007년	2008년	2015년
총해외관광객수	640만명	680만명	800만명
의료목적입국환자수	1만6천명	3만7천명	40만명
외국인관광객대비의료목적입국자비율	0.2%	0.6%	5%
중장기 목표	초기시장확보, 건강검진 성형중심서비스	경쟁력 확보 및 시장확대 중증질환서비스	

그림 1-12 한국의 외국인환자 유치현황 및 예측

해외환자유치활성화촉진계획, 보건복지부 보건의료서비스혁신팀, 2006.

현재 각 병원과 지자체에서는 강점을 가지고 있는 치료분야를 특화하고 지역의 관광지 연계 등을 통해 해외환자를 유치하기 위해 총력을 기울이고 있다. 특히 경제자유구역 내 의료기관에 대한 부대사업 허용범위가 확대됨에 따라 의료, 웰빙, 관광, 요양, 스파, 회의서비스 등이 패키지화된 상품의 출시가 예상되고, 비급여서비스의 비중이 높은 치과, 피부과 등을 중심으로 병의원과 카페, 미용실, 와인바, 갤러리, 스파 등이 융·복합된 다변화된 의료기관이 출현하고 있다.

한국은 인천시와 제주도를 의료관광 허브로 육성하겠다고 나선 가운데 서울시는 의료목적의 해외관광객 유치를 위해 세계적 수준의 의료관광 복합단지를 민자 유치로 조성하기로 결정하고, '서울시 의료관광 활성화 협의회'와 의료관광 복합단지 조성을 계획하고 있다.

또한 부산시도 외국인 환자가 증가함에 따라 부산시 의사회와 함께 '외국어 진료병원'을 선정 중이다. 부산시는 우선 영어 진료가 가능한 병원을 선정한 뒤 이들 병원을 소개하는 홍보물을 제작해 공항과 여객터미널, 호텔 등지에 비치하여 외국인이 입국할 때 활용할 수 있도록 하고 외국어 진료 병원 표지판을 제작해 나눠줄 계획이다. 대구시도 의료관광객을 유치하기 위해, '의료관광협의회'를 구성해 민간주도형 의료관광객 유치시스템 확충에 나섰다.

한국은 의료관광산업에 대한 중요성이 부각되고 수준 높은 의술과 비용 면에서 충분한 경쟁력을 갖추고 있지만 다른 상황들은 좋지 않다.

한국의 의료관광은 주로 단기간에 시행할 수 있는 피부과와 성형외과에 집중돼 있고 고액의 치료비를 지불하는 중증환자 유치 사례는 극히 드물다. 그러나 앞에서도 밝혔지만 의료기술과 시설 등은 이미 세계적인 수준에 올라있고, 2009년 4월부터 해외환자에 대한 유인·알선 행위가 허용되고 병원급 이상 의료기관의 양-한

방 협진도 허용됨에 따라 치과병원이 의사, 한의사를 고용해 진료과목을 추가로 개설하여 의과, 한의과 진료과목을 추가로 설치·운영할 수 있게 의료법 개정안을 통과시켰기 때문에 발전 가능성은 매우 높다.

아울러 모든 의료기관은 비급여 진료비용 등을 환자 및 보호자가 알기 쉽도록 고지 · 게시해야 하며, 의료기관 개설자는 고지 · 게시한 금액을 초과해 징수할 수 없도록 규정함에 따라 국내 의료기관의 해외 환자 유치활동이 본격 시작될 전망이다. 다만 보험회사는 이 같은 유치 활동을 할 수 없으며, 상급종합병원의 경우 일정 병상 수를 초과해 외국인 환자를 유치할 수 없도록 제한했다.

이외에도 이번에 통과된 개정안에는 의료기관 종별로 '상급종합병원'과 '전문병원'을 신설하는 내용과 종합병원이 필수 진료과목 외에 추가 설치한 과목에 대해서는 비전속 전문의를 둘 수 있도록 허용하는 내용이 포함됐다.

병·의원의 환자에 대한 유인·알선 허용으로 인해, 해외환자를 유치하려는 병원과 그 매개역할을 할 여행업계로서는 의료관광상품을 공개적으로 개발할 수 있게 되었다. 이에 대한 내용은 제5장 의료관광정보와 상담에서 자세히 설명하기로 한다.

(2) 한국의료관광의 특성

한국의 의료관광은 높은 의료서비스 수준, 저렴한 의료수가, 안전하고 위생적인 병원 환경, 경쟁국과 차별화된 관광매력 등을 갖추고 있을 뿐만 아니라 의료관광 선진국인 싱가포르, 태국 등 동남아국가들과 비교해 의료산업의 성장성이 크고, 독자적인 신기술은 치료기술 수준이 높으며, 미국에서 한국까지의 비행시간이 상대적으로 짧아 의료관광 목적지로서 비교우위를 가진다.

또한 미국 등의 선진국에 비해 전반적으로 의료비도 낮은 편이다.

① 의료관광산업의 성장성

한국의 의료관광산업은 인구의 증가 및 노령화에 따른 의료서비스 수요증가로 인해 향후 성장성이 크다. 고령화가 이미 진전된 선진국뿐 만 아니라 고령화 추세에 접어든 개발도상국도 의료비 지출금액이 급속한 증가하고 있는데, 아시아 국가들의 경제발전 및 고소득층의 증가 그리고 국가간 이동의 자유화 등으로 인해 많은 외국인들은 높은 가격경쟁력이나 높은 의료기술수준을 자랑하는 한국의 의료관광을 선호하게 될 것이다.

표 1-27 주요국의 1인당 의료비 지출 (단위 : $)

구분	1990	1995	2000	2003
미 국	2,738	3,654	4,539	5,635
스위스	2,033	2,579	3,182	3,781
영 국	986	1,374	1,833	2,231
일 본	1,115	1,537	1,971	2,139
한 국	377	538	771	1,074

출처 : OECD Health Data 2005

② 경쟁력 보유분야

한국은 한국인에 많이 발생하는 6대 암에 대한 독자적인 신기술 개발로 치료기술 수준이 높고, 특히 안과, 피부과, 성형외과, 치과 등 비보험 서비스의 비중이 큰 분야의 상대적 수준이 높은 것으로 나타났다.

또한 한류열풍으로 한류스타 모방 성형수술 환자 증가, 바이오 산업강국, 동북아 허브적 입지, 의료분야 우수인재 집중 등이 추가적인 경쟁력요소로 꼽히고 있다.

③ 의료서비스의 가격 경쟁력

현재의 의료보험 체제하에서는 가격경쟁력이 높아 전반적으로 의료비가 낮은 편으로 대표적인 처치술 및 수술비는 미국대비 1/10, 일본대비 1/5, 싱가포르와 비교해도 1/2수준이다.

표 1-28 처치료, 수술료 및 검사료비교

(단위 : 천원)

구분	한국	대만	일본	미국
인공신장투석	57	156	140	163
위내시경	28	57	120	415
충수절제술	170	205	784	1,976
담낭절제술	309	355	1,523	2,235
제왕절개술	183	282	1,554	2,364
요검사	1,370	5,510	2,940	13,440
EKG	18,426	30,400	25,200	61,234
혈액검사	4,220	5,700	15,750	28,000
단순가슴사진	3,890	7,600	15,750	75,040

출처 : 한국병원경영연구원

대표적인 국외사례인 싱가포르와 국내병원 가격비교는 다음과 같은데, 가격측면에서 국내병원은 싱가포르 민간종합병원의 1/2수준이다.

표 1-29 싱가포르 민간병원과 국내병원 가격비교 - 비보험 적용시

구분	싱가포르	한국
라식	150만원	150만원
녹내장	80만원	40만원
출산(제왕절개)	400만원	180만원
결장경 검사	74만원	25만원
위경 검사	40만원	25만원

출처 : 싱가포르-MountainElizabeth Hospital, 한국-건강보험관리공단

CHAPTER

02

의료관광과 정보기술

Ⅰ. 의료관광산업과 인터넷

1. 의료관광산업과 인터넷활용
2. 한국의료관광산업의 인터넷 활용현황

Ⅱ. 의료관광상품과 정보기술

1. 의료관광상품의 특징
2. 의료관광상품과 정보기술

CHAPTER

02

의료관광과 정보기술

Ⅰ. 의료관광산업과 인터넷

세계적으로 국경은 없어지고, 국가·사회·인구 그리고 기업들은 과거와는 다른 방법으로 밀접하게 연계되는 등 전 세계는 역동적인 사회변화를 경험하고 있다. 이러한 환경변화는 의료관광(Medical Tourism)과 정보기술(IT : Information Technology)분야에도 영향을 미치고 있다.

의료관광산업은 IT기술의 주요 사용자로 세계적인 통신 네트워크를 통해 정보를 처리한다. 그러므로 IT는 의료관광산업에서 정보의 중추적 역할을 한다.

의료관광산업은 많은 양의 정보를 만들어낸다. 의료관광은 의료서비스와 관광이 동시에 이뤄지는 것이므로 의료시술 및 관광일정, 스케줄, 요금, 목적지, 의료관광상품에 대한 정보와 의료관광객의 정보를 교환해야만 한다. 의료관광산업은 의료관광객, 의료관련기업 및 호텔, 휴양지, 중개업자 등에게 많은 정보를 제공하는 특징이 있다. 그리고 IT가 이러한 정보를 처리한다.

정보의 흐름은 의료관광산업의 다양한 부분들 사이에서 일어난다. 〈그림 2-1〉은 의료관광산업 구성요소들 간의 업무관계를 확인함으로써 정보의 흐름을 모델화한 것이다.

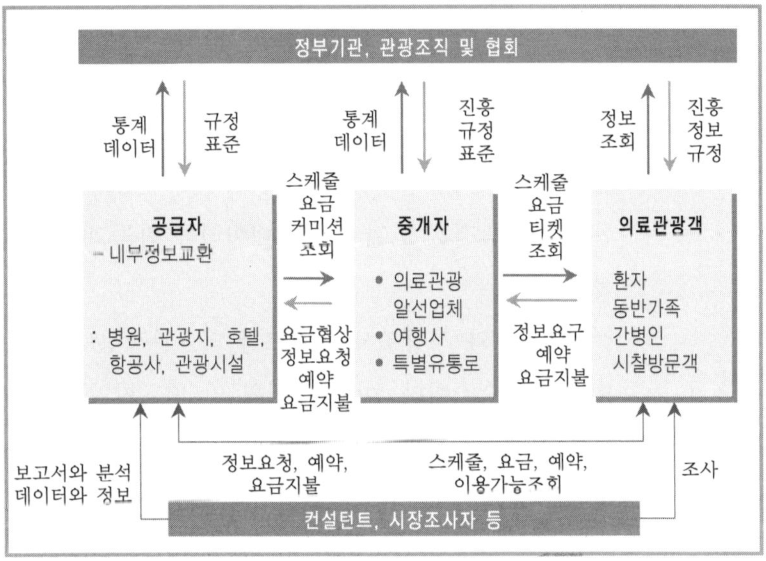

그림 2-1 의료관광산업의 정보흐름

출처 : Sheldon(1997)을 참고하여 저자작성

의료관광객들은 의료관광상품에 내한 정보, 스케줄, 요금, 이용가능 여부, 그리고 예약에 대한 정보를 요구한다. 의료관광객들은 이러한 정보를 의료관광알선업자, 또는 공급업자들로부터 얻을 수 있다. 반대로 의료관광알선업자 또는 공급업자는 예약을 창출하기 위해서 의료관광객에 대한 정보가 필요하다.

의료관광알선업자와 다른 중개업자(여행사, 항공사, 호텔)들의 정보흐름 또한 중요하다. 또한 다양한 내·외부의 정보채널이 한 지역뿐 만 아니라 다양한 지역의 의료관광 공급업자들 간에 필요하게 된다.

공급자·중개자·의료관광객들은 정부·관광조직과 협회에 정보를 주기도 하고 받기도 한다. 이러한 정보흐름은 〈그림 2-1〉에서 보듯이 많은 정부기관이 고객규정, 건강규정, 통화관리와 같은 규칙과 표준에 대한 정보를 제공한다. 또한 공급자들은 건강과 안전에 대한 표준, 자격에 대한 부분에 있어서 정부조직의 통제를 받는다. 이러한 형태의 정보는 이해당사자들 사이에서 쉽게 전달되어야 한다. 의료관광조직은 목적지와 목적지의 시설에 대한 많은 양의 정보를 만들고, 의료관광객과 의료관광알선업자 및 다른 중개업자들에게 시설정보를 전달한다. 의료관광조직은 목적지를 방문한 의료관광객들에 관한 통계데이터를 만들고 의료관광목적을 분석한다.

컨설턴트와 시장조사자들 또한 의료관광정보 흐름에 있어서 중요한 연결요소이다. 이들은 병원 및 의료기업과 의료관광객 데이터를 분석하고 의미있는 보고서를 작성하여 공급자를 지원한다. 이들은 환경적 요인이 의료기업과 의료관광산업에 미치는 영향을 조사하고 시장정보를 얻기 위해서 다양한 방법으로 의료관광객들을 조사한다. 또한 정부기관에 정보를 전달한다.

이와 같이 방대한 정보의 흐름을 보이고 있는 의료관광산업에서 IT의 중요성이 인식되고 있다.

1. 의료관광산업과 인터넷활용

인터넷의 기본 서비스는 전자우편, 전자게시판, 데이터 검색, 파일전송, 채팅 등이 있으나, 특히 최근에 들어서는 월드와이드웹(WWW)을 통해 영상·음성 등 멀티미디어 서비스의 이용이 크게 늘고 있다. 이를 통하여 인터넷에서 의료관광정보를 검색할 수 있다.

의료관광에 관한 정보를 얻기 위해서는 의료관광알선업체나 여행사의 문의 또는 관련책자 등을 통한 정보습득이 일반적으로 이루어져 왔으나, 최근에 들어서는 인터넷 정보검색 등을 통하여 집안에서 내 컴퓨터로 세계 각국의 의료관광지 및 숙박시설, 교통시설, 여행경험담, 항공 및 호텔예약 등을 할 수 있다. 최근에 들어서는 여행사 및 호텔·항공사 등 관광관련기업의 인터넷 홈페이지가 늘고 있으며, 기능상으로도 단순한 텍스트 위주의 간단한 정보가 아닌 멀티미디어를 통한 의료시설 및 관광지 소개 및 숙박시설·교통시설에 대한 자세한 정보가 쏟아져 나오고 있다.

특히 월드와이드웹(WWW)을 통한 예약 시스템을 이용하고 있는 업체도 상당수 증가 추세에 이르고 있다. 월드와이드웹은 인터넷에서 가장 빠르게 성장하는 부분이다. 마우스로 한번 클릭하면 전 세계의 정보와 쉽게 접할 수 있다. 이러한 정보는 텍스트·데이터·그래픽·이미지·비디오·애니메이션 등의 형태로 접근할 수 있다.

월드와이드웹은 소비자가 상품과 시장정보를 얻을 수 있는 가장 일상적인 사용대상으로 떠올랐다. 따라서 공급자들도 그들의 경쟁자의 상품정보를 여기에서 얻어낼 수가 있다.

의료관광산업에 있어서도 상품 및 서비스의 정보를 월드와이드웹을 통해서 쉽게 얻을 수 있다. 실제로 의료관광분야가 인터넷을 가장 많이 사용하게 되는데, 관광지로부터 의료시설, 항공사, 호텔, 의료관광알선업체, 렌트카 회사, 여행대리점, 도매여행업자 등 모든 형태의 의료관광 공급업자들이 홈페이지를 가지고 있다. 정부관광기관과 컨벤션관련기관도 그들의 홈페이지를 갖고 있다. 일반적인 검색엔진(Yahoo 등)들은 소비자들이 사이트를 검색할 수 있도록 허용하고 있다.

특정 의료관광산업에 적합한 정보항목의 홈페이지는 대단히 많다. 인터넷을 통하여 대부분의 상담 및 거래가 이루어지는데, 신용카드의 보안성이 확보되면서 소비자들은 이러한 방법으로 더욱 쉽게 의료관광상품을 구매하게 될 것이다.

인터넷의 상업적 이용과 함께 비상업적인 의료관광부문의 이용도 증가하고 있다. 수많은 뉴스 그룹, 전자게시판(EBB: Electronic Bulletin Board), 대화방 등이 여행자들의 정보교환을 위해서 이용되고 있다.

전통적인 여행상품의 유통은 전화 · 팩스 등으로 이루어져 왔으나, 오늘날에는 정보통신의 발전과 함께 GDS 등 컴퓨터 시스템을 이용한 방법들이 이용되고 있다.

인터넷이 소비자들의 개인용 컴퓨터에 의료관광정보를 연결해주고 있다. 인터넷을 사용하는 의료관광알선업자나 여행업자들은 많은 새로운 부가기능을 창조하여 새로운 마케팅도구로서 인터넷을 사용하고 있다.

의료관광공급업자나 고객들은 많은 이점을 얻을 수 있다. 커미션을 지불할 필요가 없고, 최신정보를 쉽게 전달할 수가 있다.

전자적 유통방식은 공급업자들에게 많은 혜택과 이익을 주지만, 관광정보와 예약방법에 있어서 최선의 조합을 연구해야만 한다. 이러한 방법이 지속적으로 증가하게 되겠지만, 전통적인 여행업자의 업무방식도 지속될 것이다.

2. 한국의료관광산업의 인터넷 활용현황

1996년 주요변화사항은 PC통신망에 관광지·교통·숙박 등 여행정보의 증가와 함께 관광관련 업계의 인터넷 웹사이트 증가를 들 수 있다. 국내항공사는 아시아나항공의 웹사이트 증가와 더불어 대한항공이 각종 정보와 함께 인터넷 예약 서비스를 하고 있다.

호텔업계는 롯데·신라호텔 등 대부분의 호텔이 웹사이트를 개설하여 정보 서비스 및 예약 서비스를 하고 있으며, 숙박업체 중

여관 등도 협회나 웹호스팅(인터넷 웹 서비스대행업)업체에서 일괄적으로 개발하여 운영하는 방법도 고려해 볼 수 있다.

여행사는 아주관광, 하나투어 등이 의료관광상품 소개, 상품예약, 여행정보 서비스를 시행하고 있다. 이 밖에 PC통신망에서는 천리안 · 하이텔 등에서 항공예약, 철도좌석예약, 고속버스예약, 안내를 시행하여 이용자의 편의를 도모하고 있다.

정보화사업 중 특히 괄목할 만한 사항은 지방자치시대를 맞아 도·시·군·구의 인터넷을 이용한 정보 서비스를 들 수 있다. 물론 지방자치단체가 관광업계로 분류되는 것은 아니지만, 의료관광의 속성이 산업 전반에 관련되는 총체적 산업으로서 지방자치단체가 지역별 의료관광정보를 제공한다는 것은 민·관이 상호 협력하는 것으로서 매우 바람직한 현상이라 하겠다.

서울특별시, 부산광역시, 강원도, 제주도, 충청도 등 36개 도·시·군·구에서 웹사이트를 개설하여 지방자치단체의 홍보와 함께 의료관광정보를 제공할 것이다. 이처럼 웹사이트를 통한 정보 서비스는 각 지방자치단체간의 효율적인 정보공유를 가능케 하고 있다.

또한 인터넷은 병원과 환자, 병원 대 병원, 병원과 의약 및 의료기기부문 내부 조직의 구조 수단으로 자리함에 따라 보건의료 환경에서도 e-Business의 바람이 불고 있다. 특히 21세기 보건의료분야의 e-Business는 의료시장의 개방, 의료보험제도의 변화, 의약분업, 환자들의 기대 수준 향상, 노령인구의 증가, 정보기술의 발전으로 상당히 많은 변화와 도전을 경험할 것으로 본다.

1) 정보화영향과 효과

정보통신분야의 기술혁신은 의료관광산업 발전에도 크게 영향을 미치고 있다. 전산처리에 따른 인건비의 절감은 경영개선과 함께 저렴한 의료관광상품을 공급할 수 있게 되었으며, CRS(Computer Reservation System)와 GDS(Global Distribution System)의 출현으로 인터넷상에서의 정보입수 및 예약 등이 가능해져 시간과 공간의 벽을 허물게 되었다. 이로써 소비자는 보다 안락하고 신속한 방법으로 정보를 얻게 되고, 의료관광상품 공급업자는 상품경쟁력을 강화할 수 있어 국가 경제발전과 국민복지실현에 기여하며, 삶의 질 향상에도 기여하고 있다.

2) 향후전망과 과제

인터넷의 보급은 보다 저렴한 비용으로 정보화의 속도에 박차를 가하고 있으며, 의료관광산업분야도 예외일 수 없다. 그러나 국내 의료관광관련업체의 정보화 마인드의 미흡은 서비스산업이 개방되는 현실에서 경쟁력 약화의 원인이 될 것이므로 동종업체간의 협력체제를 도모하여 정보화를 적극 추진해야 할 것이다.

한편 지방화시대를 맞아 각 지방자치단체에서는 지역경제 활성화와 지방재정자립도를 높이기 위해 의료관광분야에 많은 관심과 투자를 하고 있다. 이에 따라 각 지방자치단체별 데이터베이스 구축작업을 추진하고 있으나 의료관광이라는 측면에서 볼 때 타 지방자치단체와의 정보공유를 위해서 세계적으로 표준화되어 있는 인터넷이 웹을 통한 DB 통합으로 상호정보를 공유하고 경쟁력을 강화해야 할 것이다.

Ⅱ. 의료관광상품과 정보기술

1. 의료관광상품의 특징

의료관광상품은 사전에 시험하거나 경험할 수 없고 구매효과도 의료관광 후에 나타났다. 의료관광상품에 대한 소비나 의사결정은 시간과 장소가 분리되어 이루어지며 이러한 간격은 상품에 관한 정보에 의해서 극복되어질 수 있다. 의료관광상품의 특징은 공급자와 소비자 양쪽에 비용의 절감이나 효과 있는 구매를 위해서 정보가 필요하다는 것이다.

의료관광상품은 복합적인 상품으로 많은 수의 공급업자에 의해 전달된 기초적인 상품의 조합으로 이뤄진다. 이러한 상품의 통합과정은 정보지향적이다. 의료관광상품은 소비자의 요구, 가격과 유통채널에 적합하도록 변경되어야 하는데, 의료관광상품의 다양하고 무형적인 요소가 통합되므로 조합과정은 복잡하다. 즉 병원은 추가적인 다양한 관광환경과 결합해야 하고, 이러한 과정은 정보에 기반을 두고 이루어지며 서로 다른 상품의 존재로 인해서 정보가 중요시된다. 이러한 역할은 병원 및 알선업자, 여행업자가 수행하며 알선업자와 여행업자들은 정보브로커와 안내자의 역할을 수행한다.

의료관광상품의 또 다른 특징은 적시에 소비되어야 하고, 저장할 수가 없다는 것이다. 이러한 특징은 모든 관광상품에서 찾아볼 수 있는데, 병원 및 호텔, 항공기, 특별한 이벤트에서도 당일에 판매되지 않으면 이익을 놓칠 수밖에 없다. 그러므로 공급업자들은 위험부담이 클 수 있다. 이 때 공급업자나 중개업자들이 이용 가능성에 관한 정보에 접근한다면, 위험부담을 줄일 수 있으며 마케팅 효과를 높일 수 있다. 의료관광상품에 대한 상세한 정보, 이용가능성, 가격, 특별한 예약조건 등을 사전에 알 수 있다면 중개업자나 공급업자, 소비자들은 쉽게 장점을 취할 수 있다.

2. 의료관광상품과 정보기술

의료관광 공급업자들은 의료관광객들이 필요로 하는 실질적인 서비스를 제공한다. 병원, 호텔 등을 비롯한 공급업자들은 자체의 기술로 운영되며, 첫 단계에서는 회사 내부의 자동화를 기하고, 두 번째 단계에서는 소매업자나 소비자들에게 상품을 공급하기 위하여 정보기술을 사용한다.

중개업자들은 의료관광상품과 서비스의 판매자들과 소비자들이 직접 대면할 수 있도록 연결하는 기능을 수행한다. 공급업자들이 직접판매를 할 수도 있지만 중개업자들이 의료관광객들에게 조언을 해주고 병원 및 항공사나 호텔을 추천한다. 중개업자들은 그들의 수입의 대부분이 공급업자에 의해서 지불되나 일부는 의료관광객에 의해 지불되는 커미션에 의해 발생되기도 한다. 그래서 중개업자는 두 가지 주요 목적을 위해서 정보기술을 이용한다. 고객을 위해서 공급업자 시스템과 접속하고 내부관리를 위한 업무자동화를 위해 정보기술을 사용한다.

의료관광사무소들은 공적 조직과 사적 조직으로 나뉘는데, 공적 조직은 국가나 지역에서 일반대중이나 다른 이익단체를 위해서 홍보업무를 한다. 이들의 주요 목적은 지역 내로 의료관광객을 유치하기 위한 것이다. 반면 사적인 조직은 이해당사자들에 의해서 조직되는데 이들은 의료관광객들이 필요한 정보와 잠재적인 관광객에 대한 데이터를 분석하고 정보를 교환하기 위해서 정보기술을 사용한다.

의료관광상품은 전체적 기초구성요소들의 집합으로, 의료서비스 등이 더해져 일반 관광상품과 차별화되는데, 서비스 구성요소들은 물질적 구성요소들을 강화하고 물질적 구성요소들을 고객에게 연결시켜 준다.

정보 그 자체는 서비스 구성요소의 일부로 물질적 구성요소들과 전체상품을 고객에게 연결하게 된다. 전체상품 설명에 기초하여 중개업자는 의료관광객에게 정보를 전달할 수 있으며 상품 수준의 차별은 정보의 역할을 인지하는 것을 돕는다.

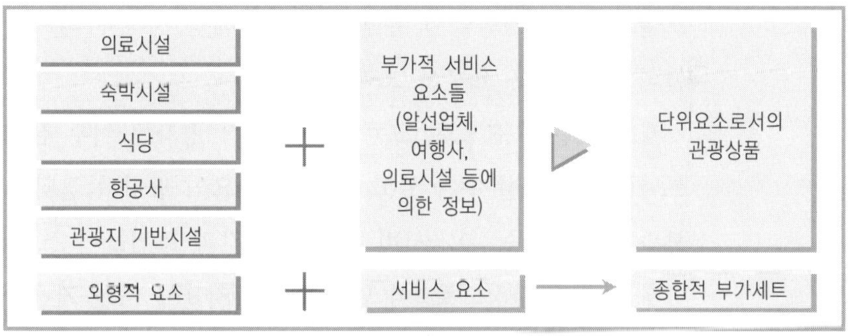

그림 2-2 의료관광상품의 부가적 요소

출처 : 김천중(2004) 참고하여 저자작성

핵심상품은 구매자의 관심사항과 기본욕구에 맞추어져 있다. 상품은 욕구만족의 서비스이므로 의료관광객의 기본적 욕구를 인지하는 것이다. 판매자의 주요업무는 구매자의 욕구를 인지하고 이익을 맞추는 것이다.

의료관광객들은 상품이 특별한 기술과 품질로 평가된 안전한 상품이기를 원한다. 이러한 상품품질의 수치들은 매우 다양한 관계로 상품을 잘 설명하고 고객과 원활한 의사소통을 위해 다른 형태의 정보를 요구한다. 품질의 수치가 증가된 상품들은 부가적인 수치와 가치가 기대되는 상품이 된다. 병원 및 호텔의 최상의 병실 및 객실들과 식단이 그것이다.

비용 및 서비스의 수준은 비례하게 되는데, 각각의 수준에 따라 특별한 정보·기본욕구에 초점을 맞춰 서로 다른 상품을 조합하고 교환하는 하는 것이 중요하다.

시장변화에 있어 반응과정은 정보단계, 타협, 결정, 평가의 4단계로 분류된다.

제1단계는 정보단계로, 투입면에서 보면 가능한 상품 혹은 서비스의 정보, 특성들, 공급자들, 그리고 배달간격이 필요하다. 산출면에서 보면 잠재적 고객이 인지된다. 추가로 시장상황의 일반적 정보들, 기술적 경향들이 유용해지며 잠재적 시장내 파트너들과 그들의 제안 혹은 요구를 초래한다.

제2단계는 타협으로, 모든 관련정보가 평가된 이후 잠재적인 파트너들은 연결될 수가 있고, 공급과 수요의 쌍이 형성되어진다. 지불과 배달, 보증, 부가서비스 등의 기간과 조건들이 조정된다.

제3단계는 결정으로, 이 단계에서는 지불에 대한 거래가 성사되고 상품과 서비스는 교환된다. 상품과 서비스의 교환은 재정과 정보의 흐름에 따른다.

제4단계는 관계유지로, 이것은 공급자들이 반복되는 반응을 고무하기 위해 고객 커뮤니티 구축을 시도함에 따라 시장처리를 증대하는 것이다. 즉 시장예측부터 판매행위까지 계속적으로 고객과의 관계유지와 심화가 중요하다.

의료관광상품의 구매와 소비는 3단계로 구분할 수 있는데, 의료관광 전, 의료관광 중, 의료관광 후로 분류할 수 있다.

표 2-1 의료관광단계와 정보처리

관광단계 / 처리단계	의료관광 전	의료관광 중	의료관광 후
정보	전형적인 주요처리부분	관광 중 추가정보	추가적 정보
타협	사전에 포함된 요소	관광서비스 구매	-
결정	관광의 시작	관광 중	관광 후 확인된 요소

의료관광상품의 주요구성요소로서의 서비스는 공급자와 구매자의 관계에 초점을 맞춘 비물질적이고 상호적 상품이다. 의료관광 서비스 상품들은 미래에 행해질 어떤 것에 대한 약속이며, 수요와 공급 양측은 불확실함에 직면하게 된다. 고객들은 제공된 상품의 질과 가격에 대해 확신할 수 없으며 공급측면도 고객의 숫자와 행동에 대해 확신하지 못한다. 이러한 불확실한 시장상황을 다루는데 있어 참여자들은 불확실을 받아들이던가, 위험을 감수하던가, 아니면 잃어버린 정보를 찾거나 관련조사비용을 고려할 수 있다. 불확실함은 가격과 품질의 2가지 측면으로 나타난다.

첫째는 가격으로, 소비자는 같은 상품에 대해 다른 가격이 존재한다는 것을 알고 있으나 어떤 공급자가 최고의 가격을 제시하는지 알지 못한다. 공급자가 늘어감에 따라 정보의 문제 때문에 시장에 접근하는 비용을 지불해야 하는데 정보수집의 비용은 관련 수익보다 낮아야 한다. 또한 수요자 측에서 더 많은 정보를 찾을수록 더 많은 재고를 하게 되므로 공급자의 경쟁을 가속화하고 긍정적인 혁신을 앞당기는 가격변화를 유도할 것이다.

둘째는 품질로, 이는 경험적 품질, 확신적 품질, 조사적 품질로 구분된다. 경험적 품질은 상품의 구매를 마친 후나 고객의 경험에 밀접하게 연관되어 있는 경우에만 완벽하게 평가될 수 있다는 것이다. 확신적 품질은 구매 전이나 후 고객이 노하우나 시간을 알지 못하는 경우로, 완벽히 평가되어질 수 있는 것이 아니다. 조사적 품질은 조사에 의해 평가될 수 있는 가격정보 등이 이에 속하는데, 이들은 고객이 만족함에 따라 해결되고 비용이 상승함에 따라 멈추게 될 것이다

품질에 대한 정보는 가격에 대한 정보보다 맞추기가 더 어렵고 찾기도 어렵다. 그러한 상황에 가능한 답은 브랜딩이나 특별한 이름에 품질을 맞추는 것이다. 이러한 조정과정은 높은 정보수집 비

용을 부담해야 하므로 정보비용을 낮추기 위하여 코디네이션을 수행하는 중간업체를 이용하게 된다. 정보적 시장불완전성은 더 큰 관광시장에서의 가치사슬의 이유가 된다.

정보의 두 가지 원칙적인 고려사항은 시장에 대한 정보와 상품에 대한 정보이다. 세분과 경향, 그리고 경쟁자들이 시장관찰을 통해 얻어지고 상품에 대한 정보는 수요측면에서 제공되어져야 한다.

정보는 시간개념과 지리적 위치에 의해 차별화될 수 있는데, 일반적으로 의사결정과 구매의 시간과 장소결정이 달라지는 까닭으로 이러한 시간 내의 변동은 고객에게 전달되어져야 한다. 또한 고객의 요구에 관한 정보와 공급측면의 정보는 일치해야만 한다.

공급측면은 각기 다른 정보욕구를 가지고 있는데, 정보수집과 행동 모니터링, 예측과 추정, 상품구상, 시장세분화, 유통망 선정, 상품생산, 정보분배와 판매행위 등과 같은 것들이다. 이러한 사안들은 모든 공급업자들에게 유동적이나 상황의 중요성은 타입에 따라 달라진다.

판매이전의 정보는 공급자의 생산구조와 관계있는 장기적 구성요소와 단기적 서비스 공급의 구성요소 모두를 포함한다. 후자는 대인적 서비스, 가격리스트, 구조적 조건들, 사용가능성과 같은 서비스의 다양한 구성요소들을 커버한다. IT의 관점에서 판매전 정보의 관리는 판매 이후의 정보와 아주 다르다. 판매전의 정보는 통계적 정보로서 의미론적으로 정의하기 어려운 반면 항상 선호된다. 그리고 판매전 정보는 의미론적 데이터 분석이다.

판매 이후의 정보는 기초적인 피드백 곡선을 나타낸다. 그러므로 판매 후 정보는 지속적으로 기본적 사항에 기록하여 여러 마케팅 관련 요소들과 비교·평가해야 한다.

따라서 판매 전과 후의 정보를 연결시킴으로써 공급과 실제시장간의 맞물림과 어긋남을 예측할 수 있고, 이에 따라 가격적합성에 관한 정보와 가능한 미래정책을 변경하거나 생산한다. 즉, 판매 후 정보는 판매전 정보의 장·단기적 구성요소에 연관될 수 있다.

의료관광 사업모델의 개념적 구조는 2가지 모습으로 나타나는데, 첫째는 정보구조이다. 이는 완벽한 잠재적 의료관광제공의 정보조합으로 사업에 관한 데이터 모니터링, 경쟁자 행동 또는 의료관광발전의 일반적 지표들에 관한 보고서이고 둘째는 관리적 구조이다. 이는 생산단위의 구조, 모델계산, 시장정보, 의사결정을 위한 전략으로 경영모니터링과 함께 실시되며 제안과 마케팅 분배가 포함된다.

CHAPTER

03

의료관광정보의 이해

CHAPTER

03

의료관광정보의 이해

Ⅰ. 의료관광정보의 개념과 중요성

1. 의료관광정보의 개념

일반적으로 의료관광객들은 이용하려는 목적지나 병원, 호텔 등에 대해 가능한 많이 알려고 한다. 잘못된 정보를 믿고 의사결정을 하였을 경우에는 큰 어려움을 겪기 때문이다. 확실치 않은 의료관광정보를 가지고 목적지를 이용하였을 때에는 기대값에 비해 만족도가 떨어질 뿐 만 아니라 경우에 따라서는 위험을 겪을 수도 있다. 그러므로 의료관광 목적지에 대해 잘 알지 못하는 경우 사전에 정확한 의료관광정보를 습득하는 것이 매우 중요하다.

특히 의료관광객은 치료나 시술 등을 목적으로 하므로 고객의 욕구가 더욱 개성적이고 주관적으로 이루어지고 있다. 이러한 의료관광객의 필요와 욕구에 대응하는 의료관광대상 및 목적지 환경(교통, 유입자 수, 각종 편의시설)에 대한 최신 정보를 정확하고 신속하게 제공하는 체제의 확립이 요구되고 있다.

또한 지금까지 알려지지 않았던 목적지에 대한 정보의 제공을 통하여 새로운 의료관광수요를 창출하여 목적지의 경제활성화에 기여하고 있다는 점에서 의료관광정보의 의의가 더욱 높아지고 있다.

의료관광정보의 정의는 관광정보에 대한 개념을 참고로 하여 정리할 수 있는데, 건(Gunn, 1979)은 “관광객을 유치하고 그들에게 정보를 제공하는 모든 프로그램과 물리적 개발사항들은 관광체계 내에서 매우 중요한 요소가 된다. 관광객이 관광루트, 관광대상, 서비스 및 시설들에 대해 알지 못하거나 그것들에 접근하는 방법을 모른다면 관광은 관광객 뿐 만 아니라 관광사업자들에게도 만족을 주지 못한다.”고 말하고 있다.

김천중(2001)은 관광정보란 “관광객에게 관광욕구를 충족시키고 관광행동 결정에 유익한 정보, 관광사업자와 관광기관에게 관광수요와 공급 그리고 관광객 행동에 관한 가치있는 정보”라고 정의하고 있다.

이명진(1994)은 관광정보를 “관광객들이 관광행동을 선택·결정하는데 필요로 하는 정보를 제공할 목적으로 관광경험에 관한 정보를 수집하고 가치를 평가하여 이를 근거로 관광지와 관광지 내에서의 여가활동에 대한 정확하고 유익한 정보를 제공하고 안내 및 시설을 통하여 관광객의 만족수준을 높임은 물론, 관광지의 관리도 용이하게 하는 것”이라고 정의하고 있다.

의료관광정보는 수요측면과 공급측면으로 나누어 정의할 수 있다. 수요측면에서의 의료관광정보란 “의료관광객의 욕구를 충족시키고 목적 지향적인 의료관광활동을 위해 가치 있는 형태로 처리·생산·전달되는 의료관광관련 정보”라 정의할 수 있으며, 공급측면에서 의료관광정보란 “의료관광객들이 의료관광행동을 선택·결정하는데 필요로 하는 정보를 제공할 목적으로 의료관광객들의 관광경험에 관한 정보와 가치를 평가하여 이를 근거로 목적지와 목적지 내에서의 의료활동 및 관광활동에 대한 정확하고 유익한 정보를 제공하고, 안내를 통해 의료관광객의 만족을 높임은 물론 목

적지의 관리도 용이하게 하는 것"이라 정의할 수 있다

따라서 의료관광정보의 개념을 정리하면, "의료관광이용자(수요자 및 공급자 포함)의 욕구를 충족시키는 의료관광활동에 대한 정확하고 유익한 정보로, 의료관광관련기업 및 기관, 의료관광객의 의사결정에 직접적인 영향을 주는 가치있는 정보"라 할 수 있다. 이는 의료관광객들의 의료관광목적에 부합되는 정보로 의료관광객과 대상을 연결하는 매개체라 할 수 있다.

2. 의료관광정보의 중요성

효과적인 의료관광정보 시스템 구축을 위해서는 의료관광정보 이용자와 제공자의 관점에서 정보의 중요성을 파악하고 이해하는 것이 필요하다. 지적 수준이 강하고 경험이 풍부한 의료관광객들은 목적지에 대해 상세하고 정확한 의료관광정보를 알려고 한다. 유용한 의료관광정보는 경험을 풍부하게 하고 목적지로의 접근을 용이하게 한다.

의료관광정보는 의료관광객들의 목적지향적인 선택활동을 하는데 있어 중요한 역할을 하는데, 이는 관광주체인 의료관광객과 관광객체인 의료시설 및 휴양시설, 관광자원 등의 관광대상을 연결시켜주는 관광매체로서의 의료관광체험 욕구를 충족시킨다.

특히 온라인 정보는 의료관광사업의 영역확대 측면에서도 중요한데, 인터넷을 통한 정보의 확산은 의료관광산업체와 타 산업에 미치는 영향이 크기 때문이다. 온라인 정보서비스는 의료관광정보 이용자와 제공자에게 비용감소의 효과와 정보선택의 다양성 효과를 가져 온다.

인터넷 관광정보의 중요성을 의료관광객 입장과 의료관광정보 제공자의 입장으로 나누어 생각해 볼 수 있는데, 우선 의료관광객 입장에서 의료관광정보의 중요성을 살펴보면 다음과 같다.

첫째, 의료관광객들은 인터넷 의료관광정보를 통하여 어떠한 기회가 존재하는지를 알 수 있고 또 그러한 기회를 어떻게 얻을 수 있는지를 알 수 있다. 이에 따라 의료관광경험에 대한 질을 높일 수 있는 것이다.

둘째, 의료관광정보는 의료관광객이 의사결정을 하는데 있어서 위험요인을 줄여줌으로써 올바른 판단을 내리게 해준다.

셋째. 의료관광정보는 의료관광에 필요한 모든 준비물을 계획하고 교통, 숙박, 음식 등에 관련된 정보를 획득하고 쉽게 예약을 할 수 있게 해준다.

넷째, 의료관광정보는 의료관광객이 목적지에 직접 가본 경험이 없더라도 간접적으로 체험할 수 있는 기회를 제공함으로써 목적지의 의료시설이나 관광자원을 깊이 이해하는데 도움을 준다.

다섯째, 인터넷을 통한 의료관광정보는 저렴한 비용으로 시간과 공간을 초월하여 어느 때나 필요한 정보를 획득할 수 있다.

이처럼 의료관광정보는 의료관광객에게 유익하게 사용되므로 의료관광정보에 대한 수요는 더욱 늘어날 것이다.

의료관광정보는 의료시설 및 목적지 등과 의료관광객을 연결시키는 매개역할을 하므로 잠재고객에게 의료시설 및 목적지의 매력물 등의 존재를 인식할 수 있는 기회를 제공한다. 또한 목적지를 결정하지 못한 사람들에게는 목적지의 여러 상품들에 대해서 호의적인 태도를 갖도록 유도함으로써 지역을 방문하는 의료관광객의 수를 늘릴 것이다.

의료관광정보제공자의 입장에서 의료관광정보의 중요성을 보면, 의료관광상품은 의료관광객에게 구매로 연결되어 체재일수를 늘린다는 것이다.

의료관광시장의 경쟁환경에서 경쟁우위를 유지하기 위해서는 의료관광객의 유치가 필수적인데, 의료관광객에게 유익하고 흥미 있는 관광정보를 제공함으로써 정보 자체가 경쟁력의 원천이 될 수 있다.

또한 의료관광정보 제공이 쌍방향으로 이루어지는 경우, 의료관광객들로부터 유익한 정보를 획득하여 의료관광시장의 특성을 알 수 있게 해주는데, 이는 의료관광객들로부터 얻은 정보를 통하여 문제점을 개선할 수 있고, 잠재 관광시장을 공략하는데 도움을 줄 수 있다.

한편, 인터넷상의 의료관광정보는 인쇄매체에 비교했을 때 적은 비용으로 구축할 수 있으므로 세계적인 유통망을 가지고 다양한 잠재고객에게 제공될 수 있다.

Ⅱ. 의료관광정보의 기능과 특성

1. 의료관광정보의 기능

의료관광정보는 절대적이거나 보편적인 가치를 가지는 것이 아니라 누가, 언제, 어떤 상황에서 사용하느냐에 따라 상대적인 가치를 가진다고 할 수 있다. 그러므로 의료관광정보는 이용자에게 정확하게 전달될 수 있도록 사전에 제공자와 이용자 간의 공통적인 커뮤니케이션 수단이 조성되어야 한다. 또한 정보의 양과 질의 균형적인 측면을 고려하여 생산된 정보라야 유용하게 활용될 수 있다.

의료관광정보는 주로 의료관광객의 의사결정을 지원하는 기능으로 인식되어 왔지만, 의료관광환경이 복잡해지고 욕구가 다양해짐에 따라 의료관광정보의 기능이 확장되고 있다. 의료관광정보의 기능은 의료관광객의 의사결정측면에서 볼 때, 중대한 영향을 미치는 직접적 기능과 의사결정 외의 다른 분야에도 영향을 미치는 간접적 기능으로 분류될 수 있다.

직접적 기능이란 의료관광정보가 의료관광행동 선택시 판단이나 예상의 자료가 됨으로써 의사결정에 따른 불확실성을 감소시켜주고, 합리성과 신속성을 제공하며, 의료관광객에게 욕구나 동기를 자극하여 잠재의료관광수요를 창출한다는 것을 의미한다. 이에는 마케팅 커뮤니케이션의 기능과 교육적 기능의 2가지 기능이 있다. 우선 마케팅 커뮤니케이션의 기능에 대해 살펴보면, 의료관광정보는 의료관광객들을 특정목적지로 끌어들이는데, 의료관광객들이 정보의 제공 및 이용 정도가 많을 경우에는 체재일수를 늘리는 촉매제가 되고 의료관광상품의 판매를 증가시킬 수 있으며, 목적지를 결정하지 못한 사람에게는 방문을 유도하는 역할을 한다. 그리고 교육적 기능에 대해 살펴보면, 의료관광객은 의료관광정보를 통하여 지료 및 시술, 목적지 및 관광자원에 대한 역사·문화·사회적 배경과 가치를 전달받게 되는데, 이는 교육적 역할을 한다. 의료관광정보는 지인, 안내책자, 컴퓨터를 통해 전달되는데, 정보탐색자도 경험이나 탐색된 정보를 타인에게 알려주기 때문에 정보탐색자들에 대한 효율적인 정보제공은 파급효과를 이끌어 낼 수 있다.

간접적 기능이란 의료관광기업이나 기관들이 제공하는 의료관광정보의 효용은 의료관광객의 의사결정에 절대적인 영향을 미칠 뿐 아니라 다른 분야에도 다양한 영향을 미친다는 것이다. 이들을 살펴보면, 첫째, 의료관광정보는 관련조직을 활성화시킨다는 것으로 의료관광정보 제공으로 인해 수요가 창출되고 이윤을 증대시키며 의료관광관련 조직구성원의 업무에 대한 욕구와 직무만족을 증진시킴으로써 조직의 활성화에 기여한다. 둘째, 의료관광정보는 의료관광산업의 경영합리화와 목적지 및 지역경제 활성화를 도모할 수 있고 잠재관광객들의 수요를 자극하여 관광을 창출하며 지역경제의 활성화를 가져온다. 셋째, 의료관광정보는 목적지의 혼

잡을 감소시키고 목적지 주민들과의 갈등을 감소시키며 의료관광의 위험을 최소화할 수 있다. 정확하고 상세한 관광정보는 의료관광객의 목적지에 대한 인식을 제고시킬 수 있으며, 현지사정에 대한 이해를 도와 만족스러운 의료관광활동에 기여한다.

2. 의료관광정보의 특성

의료관광정보는 일정한 형태를 지녔다고 할 수 없으며, 범위가 다양하다는 등 여러 가지 특성을 가지고 있다. 따라서 기존 관광정보의 특성을 바탕으로 의료관광정보의 특성을 제시할 수 있다.

첫째, 의료관광정보는 무형성을 지니고 있다. 의료관광정보는 목적지의 상황이나 정세에 대한 자세한 소식이나 자료로서 일반소비재와는 달리 손에 잡힐 수 있는 일정한 형태를 취하고 있지 않다.

둘째, 의료관광정보는 가치특정설을 지니고 있다. 의료관광정보는 행위를 수반하는 의사결정에 있어 그것을 필요로 하는 사람에게만 가치를 갖는 지식이므로, 관계없는 사람에게는 단순한 일반지식에 불과하고 큰 변화를 초래하지 않는다.

셋째, 의료관광정보는 비체계성을 지니고 있다. 의료관광정보는 주변의 제반 상황들과 관련이 있고, 어떻게 분석·해석·이해하느냐에 따라 가치가 달라진다. 따라서 의료관광정보를 효과적으로 이해하기 위해서는 해당 의료관광정보의 배경 또는 상황의 이해가 중요하다.

넷째, 의료관광정보는 가치체감성을 지니고 있다. 의료관광정보는 어떤 행위를 수반하는 의사결정을 위한 지식이기 때문에 그 역할이 열매 맺지 못하면 그 가치가 줄어드는 것은 당연하다. 특히 의료관광정보는 사회·경제적 변화에 매우 민감하며, 의료관광객의 욕구가 변화하기 때문에 적재적시에 알맞은 의료관광정보를 제공하지 못하면 그 가치는 당연히 감소하게 될 것이다. 따라서 이러한 모든 상황에 부응하는 효율적인 의료관광정보의 체계적인 관리가 필요하다.

다섯째, 의료관광정보는 매체의존성이 강하다. 의료관광정보는 각종 관련서적이나 광고 및 선전 등과 더불어 안내자료, 컴퓨터 통신망(PC통신, 인터넷) 등을 통하여 전달·제공되고 있어 매체에 대한 의존성이 높다.

여섯째, 의료관광정보는 변화성을 지니고 있다. 이는 다양한 주위상황의 변화와 정보의 다양화로 인해 수시로 정보가 변화하기 때문이다. 의료관광정보의 변화성 때문에 의료관광정보업체는 다양한 정보를 탐색하여 이에 대해 분석해야 한다.

일곱째, 의료관광정보는 컴퓨터 의존성을 지니고 있다. 의료관광정보업에 있어서 다양하고 방대한 인적정보 등은 컴퓨터 등에 의존하지 않고서는 불가능하다. 특히 의료관광에 대한 정보를 제공하고 저장하고 체계화시키는 것과 인터넷을 통한 다양한 정보 공유도 컴퓨터가 아니고서는 불가능하므로, 컴퓨터는 의료관광정보에 있어서 중요한 요소가 되었다.

Ⅲ. 의료관광정보의 제공형태

의료관광정보의 제공형태는 온라인(on-line)과 오프라인(off-line)의 2가지가 있다. 온라인을 통한 정보제공은 사이버 상에서의 정보제공을 말하고, 오프라인을 통한 정보제공은 신문, 잡지 등 인쇄매체를 이용하는 것과 TV, CD, 핸드폰 등 멀티미디어 매체를 이용하는 것, 그리고 의료관광객들의 구전, 직접체험 등이 있다.

1. 온라인 정보

1) 인터넷 정보서비스의 개념 및 특징

21세기에 접어들면서 본격적으로 지식정보화 사회로 변화함에 따라 인터넷은 목적지의 의료관광정보를 다양하게 제공하고 의료관광객을 유치하는 마케팅 도구로서의 큰 역할을 담당하고 있다. 인터넷을 통하지 않으면 의료관광정보를 미리 입수하는 것이 쉽지 않으며, 인터넷을 통한 의료관광정보 수집이 대중화되고 있기 때문에 인터넷을 통한 관광정보가 마케팅커뮤니케이션의 중요 수단으로 자리 잡고 있다.

인터넷은 사용하기 쉽고, 전 세계의 정보를 수집·검색하며, 이용자가 참여할 수 있는 쌍방향적인 개발형 네트워크라는 장점을 가지고 있기 때문에 전 세계적으로 매우 효과적인 정보제공수단으로 대두되었다.

인터넷을 통한 의료관광정보의 제공이나 수집은 다른 매체에 비하여 가격이 저렴하고, 신속하게 정보를 전달할 수 있다는 장점을 가지고 있다.

새로운 정보전달 매체로 각광받는 인터넷은 기존 매체와는 다른 새로운 특성을 가지고 있다. 인터넷 정보서비스의 특성을 요약해 보면 다음과 같다.

첫째, 정보서비스 대상이 무제한하므로 인터넷에 접근할 수 있는 시스템을 가진 전 세계인을 대상으로 정보서비스 제공이 가능하다.

둘째, 문자를 비롯한 동영상 및 음향 등 멀티미디어를 이용해서 무제한의 정보를 전달할 수 있다. 그러므로 인터넷은 시·공간의 제약을 거의 받지 않으므로 충분한 정보를 이용자에게 제공할 수 있다.

셋째, 표적집단에 대한 접근이 용이하여 이용자 개개인에게 개별서비스를 제공할 수 있다. 따라서 서버 관리자는 이용자들의 속성과 특성을 파악하여 그들이 관심있는 정보와 내용을 파악하고, 자신의 잠재적 고객인지 파악할 수 있다.

넷째, 쌍방향 커뮤니케이션을 가능하게 하여 송신자와 수신자의 일방적인 관계를 쌍방향적인 관계를 바꿔놓았다. 인터넷이란 가상공간을 통해서 이용자는 운용팀 또는 이용자와의 교류작용이 가능하다.

다섯째, 저렴한 비용으로 정보서비스가 제공된다는 점이다. 전세계인을 대상으로 정보를 제공하는 측면에서 볼 때 기존의 정보매체보다 비교적 경제적이라고 할 수 있다.

여섯째, 다양한 형식과 내용의 정보서비스가 제공되는 점이다. 기존의 매스미디어가 제한된 채널선택권을 이용자들에게 제공하는 반면 인터넷은 이용자들에게 무수하게 많은 채널을 제공한다. 이러한 다양성은 정보이용자들의 선택의 폭을 넓혀주고 욕구충족의 기회를 확장시켜준다.

인터넷은 1989년부터 급속히 증가하여 가장 효과적인 마케팅 도구로 인기를 유지하고 있다. 이용인구로 볼 때는 아시아가 41.2%, 유럽이 24.6%, 북미가 15.7%, 남미가 10.9%를 차지하였다.

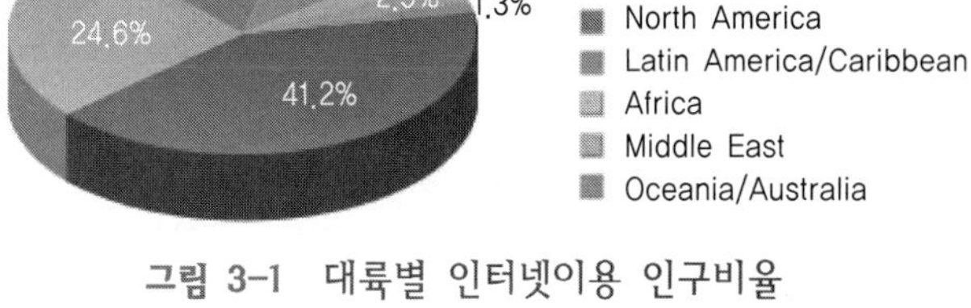

그림 3-1 대륙별 인터넷이용 인구비율

Source : Internet World Stats – www.internetworldstats.com/stats.htm
1,596,270,108 Internet users for March 31, 2009
Copyright©2009, Miniwatts Marketing Group

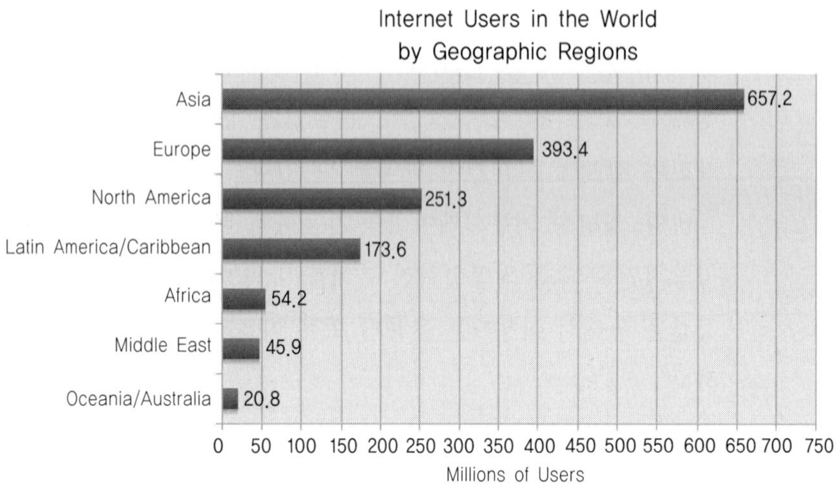

그림 3-2 대륙별 인터넷이용 인구수

Source : Internet World Stats - www.internetworldstats.com/stats.htm
Estimated Internet users are 1,596,270,108 for March 31, 2009

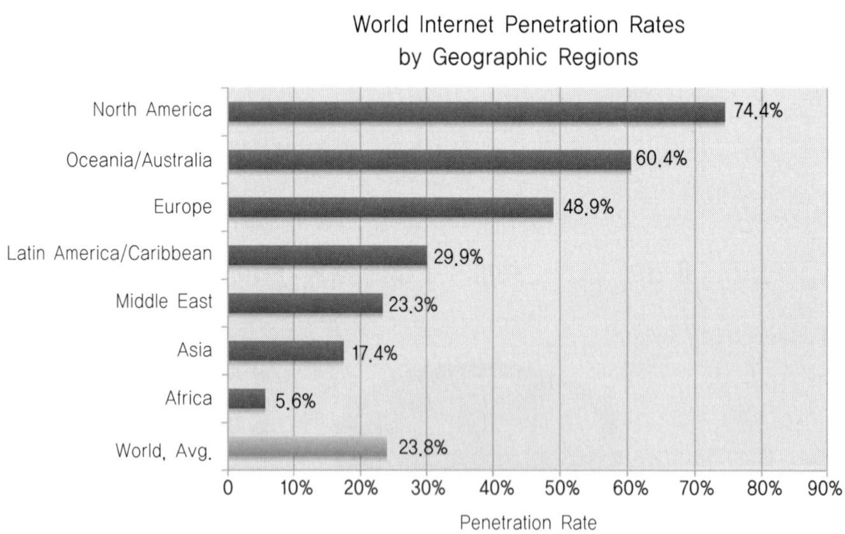

그림 3-3 대륙별 인터넷 이용률

Source : Internet World Stats - www.internetworldstats.com/stats.htm
Penetration Rates are based on a world population of 6,710,029,070 and 1,596,270,108 Estimated Internet users for March, 2009.

이용인구수로 보면 아시아가 657백만 명, 유럽이 393백만 명, 북미가 251백만 명, 남미가 174백만 명, 아프리카 54백만 명, 중동이 46백만 명, 대양주 21백만 명의 순이었다.

한편, 전 세계적으로는 인터넷 이용률은 23.8%이고, 북아메리카가 74.4%, 대양주 60.4%, 유럽 48.9%, 남미 29.9%, 중동 23.3%, 아시아 17.4%, 아프리카가 5.6%의 이용률을 보이고 있다.

국내 인터넷 사용자는 2009년 현재 3,680만 여명에 이르는 것으로 나타나 76.1%이상이 인터넷을 이용하는 것으로 나타났다. 일본(73.8%), 타이완(66.1%), 홍콩(69.5%)도 70% 내외의 인터넷 이용률을 보이고 있고, 중국(22.4%), 필리핀(21.5%), 태국(20.5%), 베트남(24.4%) 등은 20% 내외의 인터넷 이용률을 보이고 있다.

그러나 이용인구수로 보면 중국이 298백만 명, 일본이 94백만 명, 인도가 81백만 명, 한국이 37백만 명이 이용하는 등 아시아가 전 대륙의 인터넷 이용자 중 41.2%에 해당되는 이용률을 보이고 있다.

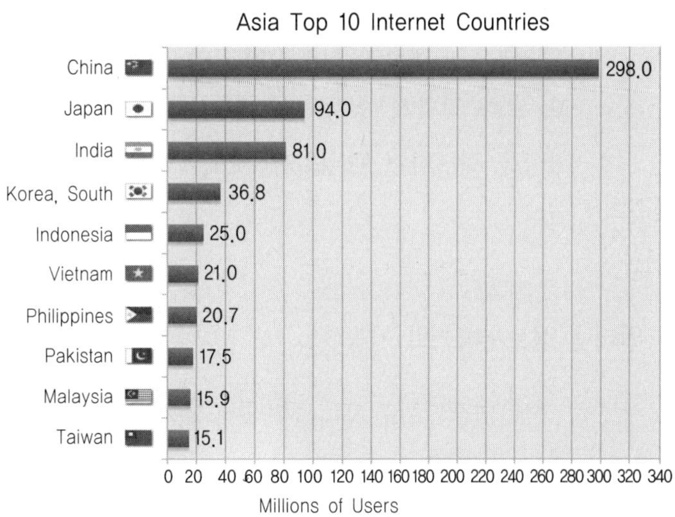

그림 3-4 아시아 국가별 인터넷이용 인구수

Source : Internet World Stats – www.internetworldstats.com/stats.htm
Estimated Asia Internet users 657,170,816 for 2009 Q1
Copyright©2009, Miniwatts Marketing Group

인터넷은 웹(web)을 중심으로 이루어지고 있다고 해도 과언이 아닐 정도이며, 인터넷에 있어서 사용의 편리성과 표현의 다양함, 그리고 관련기술의 역동적 개발속도 등으로 인하여 인터넷의 다른 많은 기능들 중에서 특별히 중요하고 대표적인 기능으로 웹이 인식되고 있으며, 실제로 인터넷 상의 인프라 역시 웹이 상당부분 차지하고 있다.

인터넷 웹의 특징은 다음과 같다.

첫째 정보의 양방향성이 가능하다. 그러므로 웹을 이용한 광고는 적극적·능동적인 수용자층의 만족을 위하여 정보 제공형, 흥미 유발형이어야 한다.

둘째, 맞춤광고·타깃광고가 가능하다. 그러므로 접속자나 수용자들의 성향을 데이터베이스화하여 사전에 파악하여야 한다.

셋째 표현양식이 다양하다. 또한 텍스트·그래픽·음성·동영상 등을 표현할 수 있으며 어떤 형태의 내용도 기능적으로 덧붙이는 것이 가능하다. 넷째, 정보종합화가 가능하다는 것이다. 따라서 하이퍼텍스트 개념을 이용하여 좁은 화면공간을 효율적으로 활용하고, 보다 적극적·능동적인 광고수용자들의 행동에 맞추어 축약된 화상을 제시하며 관심있는 세부적인 내용을 다음 화면에서 볼 수 있다.

2) 인터넷 정보서비스의 기능

인터넷은 이미 현대사회에서 큰 변화를 선도하는 가장 영향력 있는 매체로 자리 잡았다. 유비쿼터스 컴퓨팅시스템이 광범위하게 확산됨으로써 인터넷의 영향은 더욱 확산되고 있다. 인터넷은 고객이 최상의 서비스를 제공하는 기업을 비교하고 결정하는 능력을 제공할 뿐만 아니라 의료관광산업과 관련된 기업에게 아주 중요한 마케팅 도구로 등장하게 되었다. 그리고 의료관광홍보 및 의료관광상품과 서비스를 홍보하기 위해 인터넷과 웹사이트의 이용은 증가하고 있다.

한국의 경우 인터넷 사용자 중 온라인 쇼핑 이용비율은 세계 최고수준이고, 이는 판매와 시장에 있어 인터넷이 차지하는 비중이 매우 크다고 할 수 있다. 전 세계를 통틀어 시간과 공간의 제약이 없는 온라인시장을 통한 의료관광산업의 성장세가 가속화되고 있으며 향후의 시장규모는 예측할 수 없을 정도로 빠른 성장세를 나타낼 것이다. 이것은 의료관광상품이 가지는 무형성의 특성을 웹에서 가장 잘 표현할 수 있고, 의료관광산업 각 업종간의 상호보완적인 시스템 연계가 가능하여 업무능률의 효율성을 극대화시켜주므로 의료관광상품의 거래가 용이하기 때문이다.

또한 오늘날의 국제화·개방화에 대응하여 의료관광분야의 경쟁력을 키우기 위해서는 인터넷을 이용한 효과적인 정보시스템의 구축이 필수불가결한 조건이 될 것이다.

특히 정보화 지수가 높은 선진국에서는 잠재의료관광객들이 인터넷을 통해 의료관광정보를 입수하므로 다른 어떤 사업보다 의료관광산업에 있어 인터넷의 중요성은 높아진다.

의료관광분야에서 여러 종류의 정보시스템이 각 분야별로 개발·적용되어왔다. 초기의 의료관광정보시스템은 자사방문 고객들의 정보를 관리·제공하여 업무의 편익과 효율성을 도모하는 내부정보시스템이 주류를 이루었다.

의료관광분야의 급속한 성장으로 대규모 인증의료시설과 호텔이 발달했고 이들 대규모 업체들은 소속된 업체들과의 원활한 정보의 교류가 필요하게 되었다. 또한 개인의 개성적 욕구실현의 강도가 커지게 되자 의료관광시장은 의료관광을 통해 제공받는 기존의 서비스 내용 뿐 아니라 고도의 지적 전문성까지 필요하게 되어 일방적 커뮤니케이션 형태가 아닌 쌍방향적 커뮤니케이션 형태의 특징을 갖게 되었다.

따라서 다양한 고객들의 욕구변화에 보다 충실하게 대응할 필요성을 느끼게 되었는데, 이것은 정보통신기술의 발전에 따른 정보통신 분야의 지원으로 가능하게 되었다. 즉 PC통신과 인터넷 같은 쌍방향 커뮤니케이션들이 새로운 정보제공의 수단으로 활용되기 시작하였다.

오늘날에는 의료관광목적지 정보시스템의 구축이 이루어져야하며, 의료관광목적지 정보시스템은 그 적용범위와 대상이 국내·외를 포함하는 불특정 다수인에 의한 정보이기 때문에 다수의 전용단말기를 설치해야 한다.

이러한 문제들은 인터넷이 가지고 있는 광역성, 다양성, 경제성 등의 특성으로 일시에 해결할 수 있다. 결국 의료관광정보시스템에 인터넷이 도입되면서 의료관광사업자들은 시간적공간적 제약의 극복, 유통채널의 단축, 별도의 판매거점의 불필요, 마케팅 활동의 효율성 제고, 고객요구에 대한 신속한 대응, 소자본의 한계극복 등과 같은 여러가지 가능성을 제공하게 되었고, 관광객들에게는 다양한 상품정보를 제공하여 사전 간접경험과 기회를 주어 의료관광상품의 거래를 활성화하는 계기가 되었다.

3) 인터넷 의료관광정보

인터넷 의료관광정보란 "웹상에서 게시판, 이메일 서비스, 영상 및 동영상 등을 통해 각종 의료관광관련 정보를 접할 수 있도록 의료시설 등의 예약정보, 여행정보, 경험정보, 교통정보 등으로 체계화시켜 시청각으로 제공되는 정보"라고 할 수 있다.

의료관광정보를 탐색하는 의료관광객이 그 욕구를 충족시키기에 가장 빠른 수단이 인터넷 의료관광정보이다. 각 지방자치단체, 의료기관, 한국관광협회, 언론기관, 의료관광알선회사, 여행사, 항공사, 호텔 등 다양한 주체들은 홈페이지 등을 통해 의료관광정보를 제공하고 있다.

인터넷상에서 제공되는 의료관광정보의 내용은 〈표 3-1〉과 같이 요약·정리할 수 있다.

표 3-1 인터넷 의료관광정보의 유형과 내용

유형	내용
예약정보	의료시설 및 휴양지, 여행예약, 항공권, 숙박권, 각종 이벤트 입장권, 렌터카 관련 예약 및 취소 관련 정보
가격정보	의료시설 및 휴양지, 여행상품 가격, 항공권 및 숙박가격, 기타 할인 가격 정보 및 환율정보
의료정보	의료시설 및 휴양지, 의료진의 경력 및 수, 시설의 현대성 및 쾌적성 등
여행정보	의료관광자 정보, 문화재 유적, 자연경관, 이벤트 정보
교통정보	교통, 기차시간표 및 관광지 내의 모든 교통정보와 교통요금
경험정보	경험, 추천 의료관광지 관련정보

출처 : 관광정보 시스템구축을 위한 네티즌의 정보 선호도, 이태종 외 를 참고하여 저자작성

인터넷을 통해 접할 수 있는 의료관광정보의 범위는 매우 광범위하나, 실시간 접속이 가능한 체계를 갖추고 있으며, 각국의 관광청 및 병원, 항공사, 의료관광알선회사, 여행사, 호텔 및 지방자치단체에서 인터넷을 통해 홍보하고 있다.

의료관광관련 인터넷 웹사이트는 개인 컴퓨터에서 해당국가의 의료관광정보를 탐색할 수 있고, 이메일을 이용하여 자료의 요청과 질문이 가능하며, 예약 및 지불이 가능하다. 그리고 의료관광 웹사이트에서 의료관광활동, 의료관광목적지, 볼거리, 지도, 숙박, 식당, 쇼핑정보 및 이미지 정보 등도 구할 수 있다.

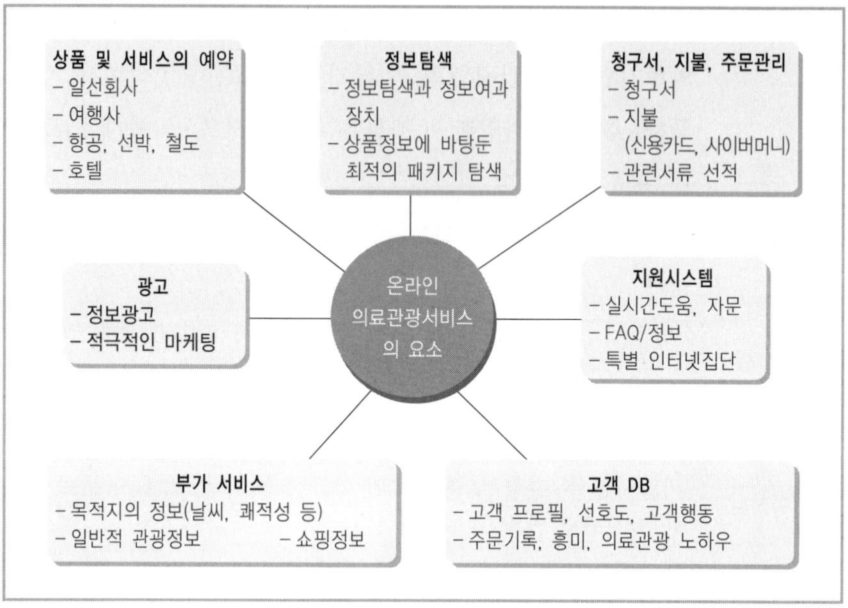

그림 3-5 인터넷 온라인 의료관광서비스

출처 : Klaus Weiermair, Threats & Opportunities of Information Technologies, OECD-Korea Conference, Ministry of Culture & Tourist Korea, November, 1998.

인터넷 의료관광정보는 공간적 · 시간적 제한을 받지 않고 쌍방향 커뮤니케이션이 가능하며, 정보전달을 위한 광고비가 저렴하다. 또한 광고 분량에 제한이 없으며 광고효과 측정에 용이하여 데이터베이스 마케팅이나 효과적인 다이렉트마케팅을 할 수 있는 기초자료가 될 수도 있다.

인터넷을 통한 의료관광정보의 획득이 보편화되고 있는 가운데, 인터넷 의료관광정보는 필요한 정보만을 선택하여 접할 수 있는 이용자 중심매체이다. 이는 정보방식이 웹을 통해 이뤄지기 때문인데, 웹을 통한 정보는 표현양식이 텍스트 뿐 만 아니라 그래픽, 음성, 동영상 등 매우 다양한 방식으로 지원이 가능하다.

그리고 정보를 쉽게 검색할 수 있는 검색엔진의 기능도 제공하고 있어서 이용자들의 다양한 정보욕구를 충족시켜주는 동시에 이용자들이 여러 표현방식으로 제공되는 현장감 있는 정보를 접할 수 있다. 따라서 다른 매체들보다 선호도가 높다고 할 수 있다.

따라서 웹사이트는 효율적으로 디자인되어 이용자들에게 가치 있는 정보를 제공하는 것이 중요하다. 인터넷 의료관광 홈페이지가 마케팅 커뮤니케이션에서 중요하게 대두되는 근본 이유는 2가지가 있는데, 첫째는 인터넷 외에는 지역의 의료관광정보를 떠나기 전에 입수하는 것이 매우 어려운 상황이고, 둘째는 인터넷을 통한 의료관광정보 탐색이 편리하기 때문이다.

인터넷을 이용한 의료관광정보의 효과는 다음과 같다.

- 웹페이지를 통한 의료관광기업 마케팅 및 홍보효과
- 웹을 통한 예약시스템 활용으로 매출 증대 효과(의료시설, 호텔 등)
- 회원제 도입 및 할용으로 잠재고객에게 지속적인 정보제공 효과(의료관광알선업체 및 여행사)
- 개인 홈페이지를 통한 경험담 등의 정보전달 및 습득효과
- 의료관광지 정보 및 환율, 기후 등에 관한 빠른 정보습득 및 제공효과
- 문화·정치·경제적 환경 등 관련정보의 습득을 통한 목적지 이해도모 효과
- 인터넷 동호 등을 통한 친목도모 및 정보전달 및 습득효과
- 웹서핑을 통한 가상경험 효과

2. 오프라인 정보

오프라인 정보는 직접체험, 구전, 인쇄 및 멀티미디어 매체, 전화상담 등으로 제공되는 정보를 말한다.

1) 직접체험

직접체험은 의료관광관련 정보취득의 가장 좋은 방법이라 할 수 있는데, 이는 의료관광목적지를 판단할 수 있는 훌륭한 기회가 된다. 예를 들어, 태국으로의 휴양목적 의료관광, 체코 프라하로의 치과목적 의료관광 등이 얼마나 안전하고 쾌적한지 등 의료시설, 숙박시설, 편의시설 등을 평가하는데 있어 직접적인 경험 이상의 것이 없다.

의료관광상품에 대한 직접적인 체험지식을 얻는데 유용한 수단으로는 시찰초대여행이 있다. 시찰초대여행은 의료시설, 호텔, 목적지 등 의료관광공급업자가 여행업자, 보도관계자, 의료관광알선업자 등을 초청해서 루트나 관광지, 의료관광시설, 의료관광대상 등을 시찰시키는 것이다. 의료관광공급자는 특정 목적지의 의료시설을 전문으로 판매하는 의료관광알선업자나 여행업자에게 시찰초대여행을 제공할 수 있다 의료관광공급자는 의료관광알선업자나 여행업자로 하여금 자사의 상품을 보다 많이 판매하도록 하기 위하여 이러한 여행을 기획한다. 관광공급자는 시찰초대여행에 소요되는 경비일체 또는 일부를 부담한다.

반면에 거기에 참가한 의료관광알선업자나 여행업자는 공급자에 의해서 기획된 곳을 시찰하고, 행사에 참가하고, 목적지에 대한 기록을 작성하고, 동료들과 함께 새롭게 느낀 점에 대해 의견을 나누도록 요구된다.

2) 구전

구전은 가장 영향력 있는 정보형태의 하나이다. 일반인들은 가족·친구·친지 등을 통하여 유용한 정보를 얻을 수 있고, 관련업에 종사하는 사람들은 고객이나 다른 경로를 통해 구전정보를 얻을 수 있다.

3) 인쇄·멀티미디어 의료관광정보

대표적인 형태로 지역에서 발간하는 의료관광안내 책자, CD- ROM, 도로·교통 지도책자, TV·신문·잡지 등 크게 네 가지로 분류할 수 있다(오익근, 1998). 이들 각 매체의 특성을 살펴보면 다음과 같다.

첫째, 인쇄정보의 대표적 형태인 안내책자는 의료관광지에 관심을 가지고 있는 의료관광객이 목적지 정보를 접할 수 있는 판촉물이다. 정보의 내용은 풍부하고 다양하지만 배포에 어려움이 많고, 일반인이 접하기도 어려운 점이 많아서 주로 특정 목적지에서 사용하는 홍보수단이다.

표 3-2 의료관광정보의 형태

	정적 유형	동적 유형
여행전	브로슈어, 안내책자 구전, CD-ROM	전화, 팩스, 이메일 의료관광알선회사 및 여행사, 인터넷
여행중	안내부스 안내책자 의료시설 및 호텔의 TV	전화, 팩스, 이메일 목적지 정보체계 인터넷, 직접체험

출처 : Sheldon, P.J, Tourism Information Techology, 1997, p.9.

둘째, CD-ROM을 통한 안내정보는 국내외 의료관광관련 정보가 CD에 수록되어 현지 의료관광정보와 동영상을 제공한다. 그리고 주요 목적지의 교통·명소·숙박시설·음식점·쇼핑·레크리에이션·기후 등의 안내정보도 대부분 수록하고 있다.

셋째, 도로·교통지도 책자는 자세한 도로망이 수록되어 있어서 주로 개인적으로 여행하는 의료관광객들에게 길잡이 역할을 한다.

넷째, 언론매체의 정보로 신문에서는 특집기사의 형식으로 의료관광방문 경험담을 소개하고, 잡지에서도 별책부록으로 목적지에 관한 정보를 제공할 수 있는데, 주로 생생한 경험담을 바탕으로 작성한 것이기 때문에 안내가 매우 자세하고 현장감이 있다는 장점이 있다.

(1) 신문

① 일간신문 광고

신문은 우리나라 여행업계에서 가장 비중이 큰 광고매체이며, 짧은 시간에 가장 광범위한 도달률을 성취할 수 있는 매체이다.

② 전문지 광고

전문지 광고는 여행사에서 특정세분시장을 대상으로 표적화된 광고를 시행할 수 있다는 점이 매우 매력적인 광고매체이다.

의료전문지나 여성전문지 등의 전문지를 통하여 목표 청중에 쉽게 접근할 수 있다.

③ 신문매체

〈장점〉

- 전 국민을 대상으로 할 수 있다.
- 상세한 설명이 가능하므로 설득력과 신뢰성이 있다.
- 대중소구가 가능하다.
- 동종업체 간의 공동광고가 가능하다.

〈단점〉

- 신문은 매일 발행되므로 광고의 수명이 짧다.
- 신문 구독자들은 모든 광고를 다 보는 것이 아니라 자신들이 관심 있는 분야의 광고만을 본다.
- 인쇄기술이 발달하였으나 아직 잡지에 비하면 인쇄효과가 떨어진다.
- 발행부수가 많은 신문에 광고를 할 경우 비용이 많이 든다.
- 다른 광고와 동시에 게재되는 경우가 많아 광고효과가 떨어지기 쉽다.

(2) 우편광고(DM)

우편광고(DM :Direct Mail) 는 다른 광고매체에 비하여 효과적으로 목표고객을 겨냥할 수 있다는 장점을 가지고 있다. DM은 개인적 접촉이 가능하며, 도달률이 높고, 인상의 잔상시간이 길다. 또한 시장세분화가 용이하며, 비용이 저렴하고, 신속하고 시기적절한 광고가 가능하다는 장점을 가지고 있다.

〈장점〉

- 정확한 표적시장을 선택할 수 있다.
- 자유로운 의사표현을 할 수 있고, 광고내용에 강력한 메시지를 담을 수 있다.
- 융통성이 많다.
- 경쟁사의 광고와 함께 게재되지 않으므로 주의와 관심을 집중하는 효과가 크다.

〈단점〉

- 표적시장의 청중에게 제대로 전달되었는지 확인하기 어렵다.

(3) TV

TV는 전 국민을 대상으로 광고를 할 수 있는 강력한 광고매체이다.

〈장점〉

- 메시지의 전달효과가 강하기 때문에 상품구매력을 높일 수 있다.
- 광고의 신뢰성이 크다.
- 광고의 소구층이 폭넓다.
- 시청각 자료로 구성되므로 현실감 있게 전달할 수 있다.
- 감정이입이 가능하다.

〈단점〉

- 다른 매체에 비해 광고료가 높다.

- 시간적인 한계성이 있다.
- 기록성이 결여되기 쉽다.
- 고학력의 상위층 소비자에게 도달하기 어렵다.
- 특정 대상층을 집중적으로 소구하기가 어렵다.

(4) 브로슈어

의료관광상품은 무형적이라는 특성을 가지고 있기 때문에 관광의 간접경험, 그리고 상품과 서비스의 장점을 잘 나타내줄 수 있는 브로슈어(brochure)가 필수적이다. 브로슈어는 의료관광관련 기업에서는 모두 제작하여 활용할 수 있다.

브로슈어는 의료관광관련기업의 마케팅 계획에서 가장 중요한 부분일 것이다. 왜냐하면 브로슈어는 광고매체이자 의료관광정보를 제공하는 중요한 자료이기 때문이다.

(5) CD-Title 및 UBS

정보통신기술의 급속한 발달과 멀티미티어 기술을 바탕으로 다양하고 방대한 양의 의료관광정보를 CD 및 USB에 담는 것이 수월해졌다. 이에 따라 전 세계적으로 주요한 의료관광지 및 시설의 자료를 고해상도의 사진과 동영상으로 고객에게 제공할 수 있게 되었다.

CD-Title 및 USB의 종류를 살펴보면 다음과 같다.

① 국가 홍보용 CD-Title 및 USB

의료관광도시, 휴양지 안내 사진과 동영상, 관광정보 소개, 축제 및 박람회 등

② 민간차원의 CD-Title 및 USB

의료관광알선회사 및 여행사 상품안내, 휴양시설 및 호텔의 각종 시설과 이용안내, 관광루트 등

Ⅳ. 의료관광정보 수집과 의료관광행동

의료관광객은 의료관광에 대한 욕구가 일어나면 이를 해결하기 위해 노력한다. 즉 언제 갈 것인가? 어디로 갈 것인가? 어떻게 목적지에 도착할 것인가? 어디에서 숙박을 하며 무엇을 먹을 것인지에 대해 여러 가지 고민을 하게 된다.

이러한 고민을 해결하기 위해서 의료관광객은 "대안적 행동방식을 체계적으로 평가한 후 의사결정을 내리게 되는데, 이를 위해 정보를 통한 특성 욕구를 충족시켜 줄 여러 제품과 서비스 유형 등을 학습함으로써 그의 당면문제를 해결할 방법을 모색하게 된다(박종찬, 1999).

사람들은 과거의 경험이나 학습을 통해 획득한 장기기억장치에 저장해 둔 정보를 문제해결에 이용하게 되는데, 이러한 정보탐색을 내부탐색이라고 한다. 내부탐색(internal search)을 통해 얻은 정보가 문제를 해결하거나 의사결정을 하는데 도움이 되지 않으면 의료관광객은 외부탐색(external search)을 통하여 추가적인 정보를 찾게 된다.

스네펜저(1993)는 외부정보의 원천을 가족이나 친구, 목적지 특정광고물, 대중매체, 여행 컨설턴트로 분류하였다. 즉 주위 동료나 친척, 책이나 잡지, TV, 관광업체, 인터넷, PC통신과 같은 외부정보원천으로부터 의료관광에 필요한 정보를 찾게 되는 것이다.

의료관광객들에게 특정 목적지의 방문은 대부분 처음 이루어지거나 오랜 시간이 소요되므로 정보에 대한 욕구가 크고, 의료관광상품은 다른 관광상품 및 일반상품과 비교하였을 경우 비용이 높고 안전을 요하는 편이어서 정보의 부족으로 잘못 선택하면 치명적이기 때문에 외부정보 탐색에 더욱 의존하게 된다.

이처럼 의료관광객은 내부탐색과 외부탐색으로 얻어진 정보를 기반으로 여러 대안을 생각하고 의사결정을 위한 평가를 하게 된다. 요즘은 외부정보의 원천으로 PC통신이나 인터넷을 통한 의료관광정보의 활용이 높아지고 있다.

또한 PC통신과 인터넷의 의료관광정보는 의료관광객에게 욕구가 생기도록 자극하는 촉매제 역할도 수행할 수 있다. 즉 의료관광객이 인터넷을 통해 의료관광목적지의 다양한 정보를 접하게 되면 그 목적지에 대해 관심을 가지게 되고, 그 정보로 인하여 방문을 결정하게 된다. 그리고 자신의 경험담을 다른 사람에게 전달하여 새로운 관광수요를 창출할 수도 있다.

의료관광정보를 의료관광행동과 관련해서 그 형태를 분류해 보면 관광정보의 분류를 참고하여 유발정보, 선택정보, 계획정보, 현지정보로 구분할 수 있다(김향자 · 손정환, 1999).

유발정보란 의료관광활동에 있어서 의료관광선택을 촉진하는 정보(의료관광 잠재욕구의 촉진)로, 의료관광의 선택결정을 지원하는 정보를 의미하는데, 주로 의료관광지 이미지를 어필하는 정보의 제공을 말한다.

선택정보란 의료관광 실행의 결정을 촉진하는 정보로, 목적지에 대한 구체적인 욕구를 실현하기 위한 결정을 지원하는 정보를 의미하며, 목적지나 시설정보, 이동방법, 소요시간 등에 관한 정보의 제공을 의미한다.

계획정보는 의료관광목적지 결정 후 루트 선택을 지원하는 정보로, 구체적인 목적지, 이용 교통기관 등의 선택을 지원하고, 목적지의 추천, 권장루트, 예산, 소요시간 정보, 시설의 안내정보, 숙박시설과 교통기관 등의 예약정보 등의 제공을 말한다.

현지정보는 현지도착 후의 이동시간, 음식, 산책코스 정보 등을 의미하는 것으로, 주로 목적지 내의 숙박시설, 상세 안내정보, 지도정보(교통, 주변안내), 시설영업 등의 정보제공을 말한다.

표 3-3 의료관광행동과정에 있어서 정보전달매체의 유효성

	유발정보	선택정보	계획정보	현지정보	정보교환
안내원	○	○	○	○	⊙
	직접면담을 통하여 정확한 정보 제공			가장 적합한 정보제공	1:1면담 통한 정보교환
인쇄물	⊙	○	△	×	×
	팸플릿, 포스터 등이 효과적	가이드북, 잡지가 효과적	조건검색불가	개별정보만 취득가능	
전화(ARS)	×	×	△	○	×
	음성은 부적합	음성은 부적합	재택예약 일부 가능	■ 정보량 제약 ■ 특화정보에는 적당	
PC통신	○	○	⊙	○	⊙
	메뉴에서 검색가능	개별직 접속 필요	■ 재택예약 일부가능 ■ 다양한 정보 입수 가능	■ 개별적으로 접속필요 ■ 입수정보 많음	전자게시판 전자메일
Fax	△	△	○	○	×
	유발용 미디어로는 부적당	정보단위의 검색이 되기 쉬움	교통 및 지도정보의 취득 가능	정보취득량 풍부	
인터넷	⊙	⊙	⊙	⊙	⊙
	동영상으로 현지정보 실시간가능	데이터베이스 정비 통해 제공	용이한 조건 검색기능 제공	장소·시간의 한계 초월한 이용 가능	통계·정보의 축적·검색

주 : ⊙매우우수, ○우수, △보통, ×불량
출처 : 김향자·손정환, 『관광안내 정보시스템 구축방안』, 1999

Ⅴ. 의료관광서비스의 접근경로

접근경로란 제품이나 서비스가 최종소비자에게 전달될 수 있도록 하는 과정과 일체의 상호의존적 조직 체계를 의미하는데, 현대사회가 복잡·다양화되면서 의료관광상품의 접근경로도 시장에서 생산자로부터 직접 소비자로 전달하는 원시단계에서부터 인터넷을 통한 사이버 시장에서의 전달경로까지 다양한 방법으로 진행되고 있다.

의료관광상품의 경우, 생산과 소비가 동시에 이루어진다고 해서 접근경로를 무시할 수 있는데, 적절하고 효과적인 접근경로시스템을 구사해야만 최대의 효과를 거둘 수 있다. 즉, 가장 일반적인 방법은 병원 및 여행사, 알선업체에 직접 방문 또는 전화로의 예약인데, 구매단계부터 여행 도·소매업자·정부의 관광기구·각종협회·인터넷 등의 다양한 경로가 존재하기 때문에 자사의 의료관광상품에 맞는 접근경로를 구축해야 한다.

일반적으로 접근경로란 특정제품이나 서비스가 생산자로부터 소비자에게 전달되는 과정을 용이하게 지원하는 활동으로 정의한다. 이러한 개념을 의료관광에 적용해보면 의료관광분야의 접근경로란 의료관광객들이 의료서비스 및 관광서비스를 원활하게 이용할 수 있도록 지원하는 활동들을 총칭하는 것으로 정의할 수 있다. 그러나 실제 의료관광서비스 접근경로와 관련된 논의는 의료관광객들이 의료관광을 이용하는 경로에 국한된 활동들을 지칭하는 경우가 많으며 이는 크게 2가지 분야로 구분해 볼 수 있다.

첫 번째 범주는 의료관광객이 의료기관과 관광지를 선택하고 방문하는 경우 의료기관 및 관광지에 대한 접근경로를 의미한다. 이는 다시 물리적 접근, 시간적 접근, 정보에 대한 접근의 3가지로 구분할 수 있는데, 최근 많은 의료기관과 목적지들이 관심을 가지고 개선노력을 기울이는 분야이며 향후 경쟁우위요소로서 그 중요성이 더욱 강조될 것으로 보인다.

두 번째 범주는 의료관광객이 거치게 되는 의료기관 및 목적지들과의 관계와 의료관광이용경로에 대한 관심으로써 의료관광시장 내에서의 접근경로인 조직단위의 접근경로가 이에 해당하는데, 환자의뢰체계, 프랜차이즈시스템, 집단개원, 병원합동관리제도, 분원시스템 등이 있다.

환자의뢰체계 등이 의료정책 차원에서 제도화되어 있기는 했으나 마케팅 전략 차원과는 다소 거리가 있었던 것이 현실이었다. 최근에는 경영전략차원에서 분원시스템 및 프랜차이즈 시스템이 도입되면서 이 분야에 대한 인식이 변하고 있으며 향후 경쟁이 심화될 경우 조직차원의 공격적인 접근경로 전략이 다양하게 시도될 것으로 전망된다.

의료관광서비스에서의 접근경로를 이해하기 위해서는 접근경로의 특성들을 살펴볼 필요가 있으며 의료관광서비스는 일반제품의 접근경로와 비교하여 다음과 같은 차이점을 가지고 있다. 첫째, 서비스 전달과 생산이 동시에 일어나며 이로 인해 접근경로가 짧고 재고가 존재하지 않기 때문에 창고기능이 필요 없는 접근경로 과정의 특성이 있다. 둘째, 유형제품의 경우 유통경로의 끝에서 제품을 구매하게 되지만, 의료관광서비스 소비자는 전달과정의 처음부터 끝까지 참여하고 때로는 의사결정을 하기도 한다. 셋째, 서비스는 소유될 수 없기 때문에 서비스제공자는 소비자가 서비스를 받는 각 경로를 통제할 수 없으며 여러 경로로 동시에 서비스를 제공할 수도 없게 된다. 넷째, 의료서비스의 공공재적 특성과 의료정보를 보호하자는 입장에서 서비스 접근과정에 정부의 정책적 규제가 작용하며 이러한 규제는 때때로 경쟁을 제한하는 결과를 초래하기도 한다. 마지막으로 의사의 주관적 판단에 따라 의료서비스 내용이 결정되기 때문에 1차 의료기관 의사들이 최종 서비스제공자인 병원에 대해 중간상의 의미를 갖는다고 볼 수 있다.

1. 의료관광서비스의 물리적 접근

1) 이용경로

의료관광객에게 의료 및 관광서비스를 제공하는 방식이나 유형을 서비스 이동경로라고 한다. 가볍고 완치기간이 짧은 경우에는 간단한 외래방문 후에 관광 및 휴양 또는 호텔투숙을 하고, 좀 더 심각하거나 충분한 진료가 필요할 경우에는 의료기관에 입원하여 진료 후에 관광 및 휴양 또는 호텔투숙을 하는 것이 일반적이었다. 그러나 최근에는 의료기관에 입원하여 수술서비스를 받아야 할 질병임에도 불구하고 외래서비스를 통해 단기간에 해결하고 관광 및 휴양 또는 호텔투숙을 하는 통원수술 서비스가 추세를 이루고 있다. 이는 의료서비스 내용의 변화인 동시에 의료관광객에 대한 서비스 제공방식의 변화를 의미한다. 또한 예약 및 상담에 있어서의 컴퓨터통신이나 인터넷, 전화, 원격진료시스템 등을 이용하는 것도 종전의 공간적 제약을 뛰어넘어 새롭게 대두되고 있는 서비스 이동경로의 사례들이다.

2) 의료기관의 위치

의료기관들이 적절한 입지조건에 대해 관심을 갖기 시작한 것은 마케팅에 대한 논의가 있기 전부터이다, 특히 의료기관의 입지조건이 진료성과와 밀접한 관련이 있으며 의료소비자를 대상으로 한

연구들에서 의료기관을 선택할 때 지역적인 편의성이 중요한 요건으로 제시되면서 의료기관의 입지조건 분석은 마케팅 전략의 핵심 주제로 대두되고 있다. 지역 내 의료기관 수의 증가로 경쟁강도가 심화되면서 과거와는 달리 개원을 준비하는 의사나 의료기관 경영자들은 의료기관의 위치나 주변여건에 대해 높은 관심을 보이고 있으며 제한된 자료를 이용하여 입지분석을 시도하는 경우들이 늘어나고 있다.

특히 의료관광객들은 의료서비스와 관광을 겸하고 있으므로 의료기관의 위치와 휴양시설 관광대상의 위치가 서로 가까운 위치에 있고 이들에 대한 정보접근이 용이하다면 더욱 효과적일 것이다.

3) 서비스 제공 장소로서의 물리적 시설

무형성이라는 특성을 안고 있는 의료관광서비스산업에 있어 물리적 시설은 서비스 유형화에 결정적인 역할을 할 수 있다. 시설에 대한 이미지나 운영에 있어 비교적 보수적인 입장을 가지고 있던 의료계에 고급스럽고 전통적인 병원이미지를 탈피한 인테리어 시도가 추세로 자리잡아가고 있다. 이러한 노력을 통해 병원이미지와 인지도가 향상되며 시설과 외형이 의료서비스에 대한 평가에 얼마나 중요한 역할을 하는지를 입증해주게 된다.

Bitner(2006)는 서비스산업에 있어 물리적 시설이나 환경의 중요성을 강조하면서 이를 '서비스 스케이프(service scape)'라고 명명한 바 있다. 서비스 스케이프란 "서비스가 제공되고 조직과 고객의 상호작용이 일어나는 환경으로 서비스의 제공·전달을 촉진하는 유형재"를 의미한다.

2. 의료관광서비스의 시간 접근성

전통적으로 접근경로에서는 주로 공간적인 문제가 관심사가 되어 왔으나 현대사회에서 시간비용의 중요성이 높아지면서 신속성, 즉 원할 때 이용할 수 있는 시간적 적절성이 접근경로 전략의 중요한 과제로 대두되고 있다.

1) 진료시간

의료관광은 중증치료일 경우에는 시간의 제한이 있게 되고 경미한 시술이나 심미적 수술일 경우에는 휴가나 여가를 이용하게 된다. 진료시간은 주로 의료공급자의 근로시간 제한과 의료기관의 경영상의 이유로 인해 제한되어 왔으며 의료공급자 입장에서 진료시간대가 정해져 온 것이 현실이었다. 그러나 불가피하게 정규 진료시간을 활용할 수 없는 의료관광객들이 늘어나면서 이들의 편의를 위해 진료시간을 연장하는 의료기관이 증가하고 있다.

특히 진료시간의 변경은 의료시장 점유율을 증대시키려는 경영전략의 일환으로 시행되는 경우가 많으며 야간진료서비스는 물론이고 아침에 조기진료를 하는 의료기관도 출현하고 있다. 이러한 전략은 서비스의 특성 중 저장 불가능성으로 인해 수요가 집중되는 것을 분산시키려는 효과와도 시행되어 더욱 활성화될 것으로 보인다. 또한 시간적 접근과 공간적 접근을 높이기 위한 전략으로 24시간 전화정보서비스를 통해 고객의 접근 편이성을 높이는 전략도 모색되고 있다.

2) 대기시간 및 예약시간

의료기관을 이용하는 환자들이 이구동성으로 지적하는 '3시간

대기, 3분 진료' 얘기는 그동안 의료서비스에 대해 소비자가 가장 불만족해하는 문제가 무엇인지를 단적으로 보여주는 말이다. 의료기관에서는 이러한 소비자들의 인식을 심각한 문제로 받아들이고 대기시간 단축을 위한 여러 가지 방안들을 모색해 왔으며 그 결과 최근에는 대기시간이 점차 감소하는 추세에 있다.

영국의 경우에도 NHS 대기시간의 연장으로 인해 동유럽 등 해외로 의료관광을 하는 경우가 많이 있다. 이들은 대기시간을 감소하는 방안으로 의료관광을 이용하고 있는데, 의료관광목적지의 의료기관은 이를 위해 예약시스템을 활용할 수 있으며 그 외에 탄력적인 공급인력 배치(예 : 수요가 집중되는 시간대에 진료의사 수 확대), 업무과정의 자동화(예 : 약국 자동화, 수속절차의 전산화), 시설의 분산화(예 : 검사시설의 층별 배치) 등이 있다.

그 외에 '서비스에서의 대기시간 관리전략'은 첫째, 대기고객을 차별화하는 방안으로서 단골고객이나 중요한 고객들에게 서비스의 우선권을 부여하거나, 차별화된 가격에 따라 우선권을 부여하는 방안 등이 있다. 둘째, 절대적인 시간관리 외에 환자들의 심리적인 대기시간을 관리하는 방안이다.

3. 의료관광서비스의 정보 접근성

정보기술의 발달로 정보의 전달경로나 유형이 다양화되면서 보다 손쉽게 소비자에게 정보를 전달할 수 있는 마케팅 전략들이 활발하게 활용되고 있다. 의료관광목적지 병원들의 텔레마케팅은 소비자들에게 전화를 걸어 적절한 시기에 필요할 것으로 예상되는 의료정보를 안내해주는 방법이다. 이러한 정보의 제공은 환자의 정보접근성을 용이하게 함으로써 의료기관에 대한 친밀성과 신뢰성을 높이는 부수적 효과를 기대할 수 있어 중요한 마케팅 기법으로 관심을 끌고 있다.

그러나 의료기관이 소비자에게 전화로 접근하는 방식은 의료관광객들의 사생활을 침해한다는 부정적인 측면을 야기하게 될 것이기 때문에 의료기관에서는 의료관광객이 의료기관에 전화를 걸도록 유도하는 방식으로 전환하고 있다.

1) 의사에 대한 정보제공

의료관광객에게 의사의 전공분야나 예약가능 시간 등의 정보를 제공해주는 서비스이다. 미국에서는 병원들이 이러한 서비스를 전문용역업체에 의뢰, 환자예약체계와 연계·운영함으로써 전화한 사람의 25~30%를 예약환자로 확보하는 효과를 거두기도 한다.

2) 건강상담서비스

의료관광을 위해 선진국에서는 의사 및 간호사 등으로 구성된 의료관광컨설팅회사 및 의료관광알선회사를 설립하여 의료관광정보를 제공하거나 해외치료를 주선하고 있다. 또한 의료관광과는 직접적 관련은 없지만, 미국 성빈센트 병원에서는 건강문제로 의료에 조언을 얻고자 하는 사람들을 위하여 '간호사에게 물어보세요'라는 프로그램을 마련하여 간호사가 환자들의 전화상담을 받으면서 의료정보를 제공하고 있다. 이 사업이 시작된 이후 9,000건의 상담을 받았으며, 초음파나 내시경 검사를 포함한 여러 검사들에 대한 안내를 녹음하여 24시간 제공하는 서비스도 실시하고 있다.

CHAPTER

04

의료관광정보시스템과 정보통신기술

CHAPTER

04

의료관광정보시스템과 정보통신기술

Ⅰ. 의료관광정보시스템의 이해

1. 의료관광정보시스템의 정의

의료관광정보시스템에 대한 정의는 기존 정보시스템 및 관광정보시스템의 정의를 토대로 살펴보고자 한다.

정보시스템에 대한 정의는 매우 다양하고 명확한 정의가 내려져 있지는 않지만 이응규(1996)의 경우는 광의와 협의의 개념으로 구분하여 설명하고 있다. 광의의 개념이란 조직의 운영관리 및 의사결정 지원을 위해 정보를 제공하는 사용자와 기계의 통합시스템으로 컴퓨터의 하드웨어, 소프트웨어, 분석·계획·통제 및 의사결정을 위한 모형, 그리고 모델 베이스를 활용한 시스템을 의미한다. 협의의 개념은 필요한 자료를 수집·분석·가공·저장하여 중간관리층의 현재와 미래의 반구조적 의사결정을 지원하는 시스템으로 볼 수 있다.

즉 정보시스템이란 컴퓨터와 정보통신기술을 바탕으로 데이터를 수집·입력·가공·분석하여 놓았다가 의사결정과 같은 기업의 중대한 사항이나 이용자들의 목적에 맞는 적합한 정보자료를 지원하는 시스템이라고 할 수 있다.

관광정보시스템은 여행목적지에서 일정 작성에 이르기까지 서비스를 특정 통신망을 이용하여 제공받고, 여러 여행상품과 사전에 비교하여 보다 효율적인 여행이 가능하도록 유도하는 시스템으로 정의할 수 있다(박종찬, 1999).

이러한 맥락에서 의료관광정보시스템의 정의를 살펴보면 다음과 같다. 의료관광정보시스템은 "의료관광객·종사자·경영자에게 필요한 의료관광정보와 부수정보를 데이터베이스로 구축한 컴퓨터시스템이며, 목적지, 의료시설, 교통, 숙박, 예약, 여행일정, 가격, 문화, 기후, 환율, 고객정보, 관련회사 정보, 매출액, 이익 등에 관한 총체적 자료"라고 할 수 있다.

의료관광정보시스템은 의료관광수요의 고도화와 다양화에 적극적이고 능동적으로 대처하기 위해 이용자들에게 의료관광환경과 관련된 의료관광현상에 대한 적응력을 향상시켜 줄 뿐만 아니라 의료관광수요를 새롭게 창출하여 의료관광목적지의 지역경제를 활성화시키는데 그 목적을 두고 있다.

2. 의료관광정보시스템의 기능

인간의 기억능력은 한계가 있으므로 필요한 정보를 찾기 위해서는 신문, 팸플릿, 설명서 등의 관련서적을 이용해 왔다. 그러나 이러한 매체들을 통해 필요한 정보를 찾아보는 것은 많은 시간과 비용이 소모되고 보관과 관리에도 어려움이 있었다. 따라서 오늘날과 같은 정보화 사회에서는 정보통신과 컴퓨터시스템의 발달로 필요한 정보를 신속하고 정확하게 제공받을 수 있게 되었다.

정보기술과 컴퓨터시스템의 발달로 인해 의료관광정보시스템은 정보를 단순히 보관·저장하는 기억매체로서의 역할뿐만 아니라 시간 관리에 이르기까지 그 기능을 확대하고 있는데, 예약문화에 대한 습관과 교통수단의 혼란 등 이질적인 상황에 대한 대처능력을 수행함으로써 여행의 가치를 보다 더 증대시키고 있다.

의료관광객들은 고비용 및 대기시간의 증가, 그리고 고기술 등의 이유로 인해 의료관광을 고려하게 되는데, 이때 의료관광정보시스템은 그 사람의 특성, 즉 기간·예산·취향·건강상태 등에 맞추어 의료관광정보를 제공할 뿐만 아니라 예약사항에 대한 정보와 교통 혼잡도를 감안한 정보까지도 제공하여 전문적인 안내인의 역할까지 수행하고 있다.

또한 이용자들은 의료관광정보시스템에 직접 연결하여 수집된 자료를 선택하고 정보를 살펴보기 때문에 안내직원이 행하는 여행상담보다 더 광범위하고 객관적인 정보를 접할 수가 있다.

중증치료를 하는 의료관광객들을 제외한 의료시술 및 치료대상자들은 휴양과 요양 뿐 아니라 다양한 레저·문화 활동에 참가할 수 있다. 따라서 이러한 의료관광객의 욕구에 대처할 수 있는 의료관광지 환경을 조성하고 이에 대한 최신 정보를 정확하고 신속하게 제공하는 체제의 확립이 필요하다.

또한 새로운 목적지에 대한 정보의 제공을 통하여 의료관광수요의 창출과 지역경제 활성화를 도모할 수 있다는 점에서 의료관광정보시스템 개발은 그 중요성을 부여하고 있다.

의료관광정보의 구성요소는 정보공급자, 정보생산자, 정보이용자로 구분할 수 있고 의료관광정보 시스템의 하부구조로 각 구성요소 간에 의료관광정보를 흐르게 하는 의료관광정보시스템 네트워크가 있다.

정보공급자는 국내와 환경적인 요소, 즉 정치·경제적 요소, 사회·문화적 요소, 생태적 요소, 과학·기술적 요소와 정보이용자의 내적 측면, 즉 가치관 내지는 라이프스타일을 정확히 파악하여 제공해야 한다.

그리고 정보생산자는 수집된 각종 정보를 축적·가공·처리를 담당하는 시스템운영자로서 전문적인 컴퓨터 프로그래머와 의료관광이라는 특수한 분야의 정보를 처리할 수 있는 능력을 갖추어야 한다. 또한 정보이용자는 의료관광객, 의료관광기업, 지역사회, 공공단체, 국가의 의료관광정책 결정자, 의료학계 및 관광학계 등이 포함된다.

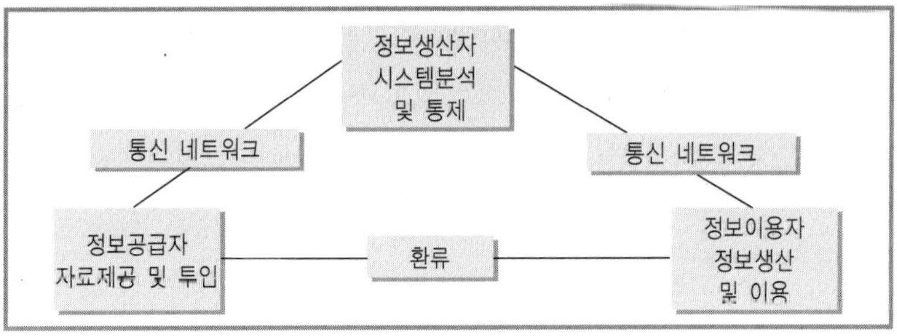

그림 4-1 의료관광정보시스템의 구성요소

출처: 이준호·박희일(1995) 참고하여 저자작성

3. 의료관광정보시스템의 개발효과

의료관광정보시스템은 과거의 업무 효율성을 위한 부분적인 내부정보시스템의 범위를 벗어나 현재는 원활한 정보교류를 위해 각 업체들 간의 연계로 인한 정보시스템의 활성화가 이루어지고 있다.

그러나 이들 시스템만으로는 감당하기 힘들 정도로 의료관광의 변화와 발전은 급속하게 진전되었다. 즉 개인의 욕구 실현의 강도가 커지게 되자 의료관광시장은 의료 등의 고도의 전문성과 관광 등의 서비스 내용까지 필요하게 되었는데, 이는 정보통신 분야의 지원으로 가능하게 되어 PC통신과 인터넷과 같은 쌍방향 커뮤니케이션들이 새로운 정보제공의 수단으로 활용되기 시작하였다.

의료관광목적지 정보시스템의 구축이 이루어지고, 의료관광목적지 정보시스템은 그 적용범위와 대상이 국내 · 외를 포함하는 불특정 다수인에 대한 정보이기 때문에 인터넷을 이용하여 해결할 수 있는데, 이것은 인터넷이 가지고 있는 광역성, 다양성, 경제성 등의 특성들 때문이다.

의료관광정보시스템에 인터넷이 도입되면서 의료관광사업자들에게는 시간적·공간적 제약의 극복, 유통채널의 단축, 별도의 판매거점 불필요, 마케팅 활동의 효율성 제고, 고객 요구에 대한 신속한 대응, 소자본 한계 극복 등과 같은 여러 가지 가능성을 제공하게 되고, 의료관광객들에게는 다양한 상품 및 서비스를 제공하여 사전 간접경험과 기회를 주어 의료관광상품 및 서비스의 거래를 활성화시키는 계기가 된다.

의료관광산업에서 인터넷을 활용한 정보시스템 개발로 인하여 얻을 수 있는 효과로는 의료관광산업 분야의 효과, 의료관광객의 효과 그리고 사회적 효과로 세분화할 수 있는데 그 내용은 〈표 4-1〉과 같다.

표 4-1 의료관광정보시스템의 개발효과

구분	내용
의료관광산업 분야의 효과	• 의료관광객과 의료관광업체간의 유통단계 축소 • 의료관광상품의 가격경쟁력 제고 • 유통비와 건물 임대료 절감 • 의료관광업체의 유연성 증진으로 의료관광산업 구조 변화 • 무형의 상품과 서비스에 대한 거래 증대
의료관광객의 효과	• 실시간 의료관광상품 구매 가능 • 중간마진을 줄여 저렴한 가격에 의료관광상품 구입 • 다양한 검색으로 의료관광상품의 선택폭이 넓어짐
사회적 효과	• 의료관광상품의 조회와 구매가 가능하여 의료관광객들의 이동시간이 줄고 교통체증과 주차난 감소 • 사회 각 부문에 정보화 마인드 확산

출처 : 김천중(2004) 참고하여 저자작성

Ⅱ. 의료관광기업의 정보시스템

유통체계와 관련해서 정보기술은 의료관광산업의 정보전달방법을 급진적으로 변화시켜 왔다. 예약과정과 신속한 시장반응의 측면에서 여러 가지 긍정적인 효과를 가져 온 반면에 여러 가지 문제도 초래하고 있다. 의료관광산업의 핵심은 기업의 형태가 여러 가지 다른 분야의 집합체이거나 규모에 있어서 다양한 형태를 가지고 있다. 따라서 부서나 기업 간에 통신수단이 필요하게 된다.

의료관광알선업자 및 여행업자, 호텔 및 항공사 등의 프린서팔(principal)들은 상품을 효율적으로 판매하기 위해 정보가 필요하다. 의료관광알선업자, 여행업자들은 효과적인 판매를 위해 상품의 정보를 알려고 하는데, 여기에 관련된 정보는 상품의 가격이나 항공권의 할인가격 및 예약방법 등과 관련된 규정이나 규칙에 관한 것들이다. 또한 그들은 판매목표에 적합한 여러 가지 자료를 검토하는 것이 필요하다.

잠재고객들도 여러 가지 다양한 정보가 필요하다. 의료시설 현황, 항공스케줄, 티켓의 형태, 좌석의 등급, 호텔 및 휴양지 등의 경우에 여러 가지 조건에 가장 적당한 것을 고르기 위해서는 여러 가지 정보가 필요하게 된다.

융통성 및 다양성, 개인주의에 바탕을 둔 의료관광의 대두는 보다 다양한 정보를 필요로 한다. 의료관광정보의 주요원천은 의료관광알선업체 및 여행대리점에 의존하여 왔지만 전파매체의 발전은 이러한 방법을 변화시키고 있다. 직접접촉(대면접촉)은 아직까지도 소비자와 연결하는 중요한 정보수단이지만, 그 범위가 한정되어 있다. 정보통신기술이 발전의 초기단계에서는 전화와 우편이 중요한 역할을 하였다.

그러나 의료관광산업의 성장 및 중요성의 증가와 함께 여러 부문 사이의 효과적이고 효율적인 교류가 강조되고 있다. 정보는 신속성, 정확성, 신뢰성의 확보가 중요하기 때문에 정보를 전달하는데 사용되는 체계는 매우 중요한 것이다.

정보통신기술은 가장 효과적인 체계로, 정보를 습득하고, 가공하고, 분석하고, 정리하고, 전달한다. 대규모 회사들이 내부정보기술을 갖추고 있는 반면에 그 시스템들은 회사의 특별한 필요에 대해 맞춘다. 소규모 회사들은 외부에서 만든 시스템에 적합한 시스템을 고르는 것이다. 의료관광산업은 의료관광알선회사나 여행사 등 소규모 기업들이 협동하여 이러한 것을 이루어낼 수 있다.

시스템의 또 다른 형태는 내부조직시스템(inter-organizational)이다. 이것은 유통체계에서 서로 다른 부분사이에 교류를 포함한다. 예를 들어 의료관광알선업자나 여행업자는 상품에 대한 정보가 필요하고 예약을 할 수 있다. 즉 의료관광알선업자나 여행업자는 프린서팔과 패키지를 협조할 필요로 의료관광을 예약하려고 하고, 항공사와 호텔들은 요금변경, 특별가격제공과 예약확인을 목적으로 의료관광알선업자나 여행업자와 통신체계가 필요하다.

CRS(컴퓨터 예약 시스템)는 의료관광알선업자나 여행업자와 항공사, 호텔, 렌트카회사를 연결하는 주요통신경로이고 목적지 마케팅 시스템(DMS)은 예약과 소비자 지향적인 정보를 제공하고 있다.

CRS(Computer Reservation System : 컴퓨터 예약 시스템)가 관광산업에 있어서 가장 기술적으로 진전된 소프트웨어의 하나라는 것은 논의의 여지가 없다. CRS는 의료관광알선업자나 여행업자가 여러 프린서팔의 컴퓨터와 연결하여 항공좌석, 렌트카, 호텔룸 등 많은 정보와 예약서비스를 받을 수 있다. 오늘날 CRS는 관광사업자와 항공사 소유자들에게 중요한 도구가 되었다.

목적지 마케팅시스템(Destination Marketing System : DMS)은 정

보와 예약을 포함하고 국가적·지역적·전 세계 수준으로 운영된다. 어떤 것은 도착 전 정보, 도착 후 정보, 예약과 상품 데이터베이스와 같은 특별한 정보를 제공한다.

한편 의료기관은 정보기술과 전자기술 응용기기 등을 이용하여 환자, 의료진을 포함한 모든 사람들에게 의료서비스 등을 제공하고 있다. 이에는 전자, 의료환기록 시스템(EMR), 처방정보전달시스템(OC), 의료환영상 저장통신시스템(PACS), 원격의료, POC환서비스 등과 같은 의료종합시스템들로 구성된다.

1. 전통적인 정보통신기술의 이용

1) 사무실내

의료관광상품의 판매업무는 점차로 자동화될 것이다. 의료관광 알선업체 및 여행사업무의 대부분은 컴퓨터 예약 시스템에 의존하고 있다. 첨단기기의 발전 분야는 변화가 빠르기 때문에 의료관광 전문가는 모든 산업부문에 있어서 이러한 기술의 발전에 따라 가야 한다. 이러한 기술발전이 상품의 판매방법에 영향을 미치기 때문이다. 재판매의 가능성을 증가시키고자 할 때 판매자는 그들의 서비스 수준을 향상시킬 수 있는 새로운 기술을 도입해야만 한다.

의료관광상품 판매자는 항공 스케줄 확인, 전화를 이용한 송장 발부, 고객에게 편지를 보내기 위하여 팩시밀리를 사용하였다. 항공 티켓을 팩스로 보냄으로써 상거래가 보다 빠르고 저렴하게 이뤄졌다. 팩스를 이용한 통신은 전화통신 만큼 빠르고 편리할 뿐만 아니라 서면서류 작성시 발생하는 오해를 감소시켜 준다.

CD나 비디오 카세트 레코더(VCR)는 스텝진을 교육시키는데 사용될 뿐만 아니라 고객에게 여행목적지 정보를 제공하는데 이용되었다. 때때로 비디오는 판매의 수단으로서 브로셔를 대신하였다. 고객은 비디오 및 동영상를 통해 관람한 후에야 비로소 의료시설 및 목적지에 대해 많은 정보를 알게 되었다고 느낀다. 비디오 및 동영상은 판매자가 정보를 전달해 주는 시간을 절약해 준다. 잠재 고객은 비디오를 주변사람들과 함께 본 후에 의료관광 여부 및 목적지를 결정하기도 한다.

또한 고객에게 정보를 제공하거나 내부에서 정보를 처리하는 방법에 영향을 주는 방법으로 디지털 비디오 시스템, ISDN 전화 시스템, 프린터 등이 있다. 디지털 비디오 시스템은 특정한 단말기와 비디오 디스크를 사용하는 것으로, 판매자는 고객에게 의료시설, 호텔의 객실 및 유람선의 선실, 의료관광내용 등을 담은 비디오를 보여 주며 의료관광상품에 관한 여러 정보를 프린트해 줄 수 있다. ISDN(Intergrated Services Digital Network) 전화 시스템은 판매자가 전화를 받기 전에 누구로부터 걸려 온 전화인지를 알려 주며, 의료관광알선업체 및 여행사 직원이 시간을 절약할 수 있도록 고객명부가 자동적으로 컴퓨터 단말기에 나타난다. 또한 프린터는 컬러로 된 브로셔를 프린트할 수 있기 때문에 수백장의 브로셔를 저장하기 위한 공간을 마련할 필요가 없다.

2) 사무실 외

새로운 기술의 개발은 사무실 내에서뿐만 아니라 사무실 외의 여러 장소에서 의료관광상품을 판매하는 데 효과적이다. 비디오 키오스크(video kiosks), 비디오 텍스트(videotext) 및 의료관광상품을 고객이 직접 구매할 수 있는 기타 기기에 의해 고객은 직접 예약을 할 수 있다. 그러나 경쟁이 격심하고 복잡한 의료관광상품시장의 경우 정도의 차이는 있지만 판매자의 조언에 의존하는 경향은 변하지 않을 것이다.

비디오 키오스크는 '자동예약판매'를 위해 공항이나 쇼핑몰과 같이 보행자가 많은 곳에 비디오 키오스크를 설치할 경우 이는 새로운 시장개발과 더불어 제공회사에 대한 광고효과도 가져다준다.

비디오 키오스크는 비디오 단말기가 설치되어 있으며, 작은 뉴스 스탠드와 모양이 비슷하다. 고객은 다양한 휴가지, 여행지, 패키지 여행상품을 보여주는 총천연색이고 빠르게 움직이는 기행영화를 보기 위하여 키오스크 앞으로 접근한다. 그들이 특별히 관심있는 어떤 것을 보았을 경우, 그들은 예약부분에 표시된 스크린의 키를 선택하여 누를 수 있다. 스크린상의 나레이터 또는 안내문은 고객에게 관광상품의 전과정을 알려 준다. 비디오 키오스크는 전화기를 설치하여 이용자가 제공하는 회사에 전화를 걸어 보다 상세한 정보를 얻을 수 있게 하고 있다. 대부분의 키오스크에는 원하는 스케줄과 예약확인 및 기타 정보를 인쇄해 주는 프린터가 있다.

비디오 텍스트는 총천연색 그래픽과 PC의 스크린이 합쳐진 형태로 관광상품을 구매하려고 여행사에 들르는 것이 힘든 사람을 위하여 PC를 통해 가정에서 직접 상품을 구매하는 방법이다.

비디오 텍스트의 작동은 어떤 점에서 유선 TV와 유사하다. 고객은 먼저 비디오 텍스트 회사가 제공하는 홈 쇼핑 서비스를 신청하여야 한다. 이 서비스는 전화선을 통해 가정의 컴퓨터에 연결된다. 신청자는 '메뉴 선택'으로부터 관광상품을 포함한 다양한 상품을 선택할 수 있다. 그들은 뉴스와 기후에 대한 정보, 최신주식의 평균가, 저녁식사주문 등의 다양한 서비스를 제공받을 수 있다. 그들은 개인적인 메시지를 제공받을 수 있으며, 수표의 잔액을 알아보거나 가격을 지불할 수 있다. 쇼핑을 원하는 사람은 가정에서 주문을 하고 신용카드로 지불이 가능하다. 티켓과 기타 서류는 공항에 운송된다.

2. 병원정보시스템

1) 병원정보시스템의 개요

의료정보는 「의료행위와 관련된 정보」를 말하며, 이러한 정보를 관리하는 것으로 광의의 의료정보시스템은 「조직화된 의료행위의 실천을 목적으로 하는 전산환경을 이용하는 시스템」으로 정리할 수 있다.

병원정보시스템(HIS)은 병원을 비롯한 의료기관을 운영, 분석하고 나아가 의료의 질을 높이는데 핵심적인 역할을 수행하는 것이다. 병원정보시스템의 구성은 크게 처방전달시스템(OCS : Order Communication Sysem)과 영상정보 그리고 사무자동화(OA : Office Automation) 등 3가지 구조로 분류해 볼 수 있다.

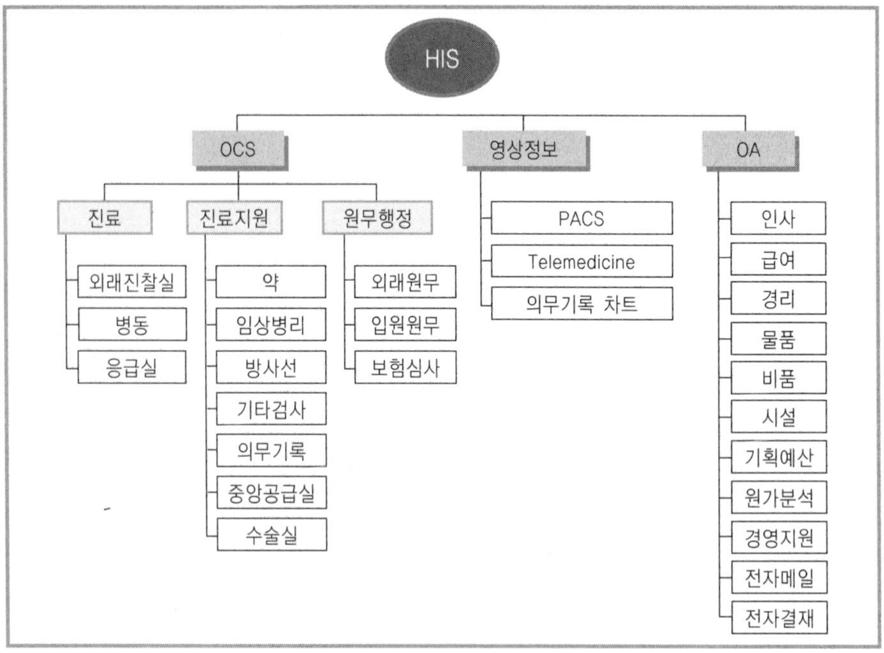

그림 4-2 병원정보시스템의 분류

출처 : 박종선 외, 2008

OCS는 환자에게 발생되는 처방을 중심으로 진료와 진료지원 및 원무행정부서간에 전달되는 과정을 전산화 한 시스템이라 할 수 있으며, 영상정보는 병원에서 발생하는 영상정보 즉, X-ray, CT, MRI, 초음파 등 영상장비에서 나오는 그래픽 데이터를 전산화하여 저장하고 검색할 수 있는 영상정보전송시스템을 말한다. 그리고 OA는 OCS에서 발생되는 정보를 기본으로 인사급여, 경리와 물품관리 및 원가분석, 경영지원에 이르기까지 병원경영에 필요한 시스템을 정보화한 것이라 할 수 있다. 여기서 PACS(의료영상저장전송시스템 : Picture Archiving & Communication System)는 주로 병원내부에서 LAN을 통해 정보가 전달되는 시스템을 의미하고, 원격진료는 병원과 타 의료기관 또는 기타지역 등 외부 통신망을 통해 원격으로 정보가 전달되는 시스템을 의미한다.

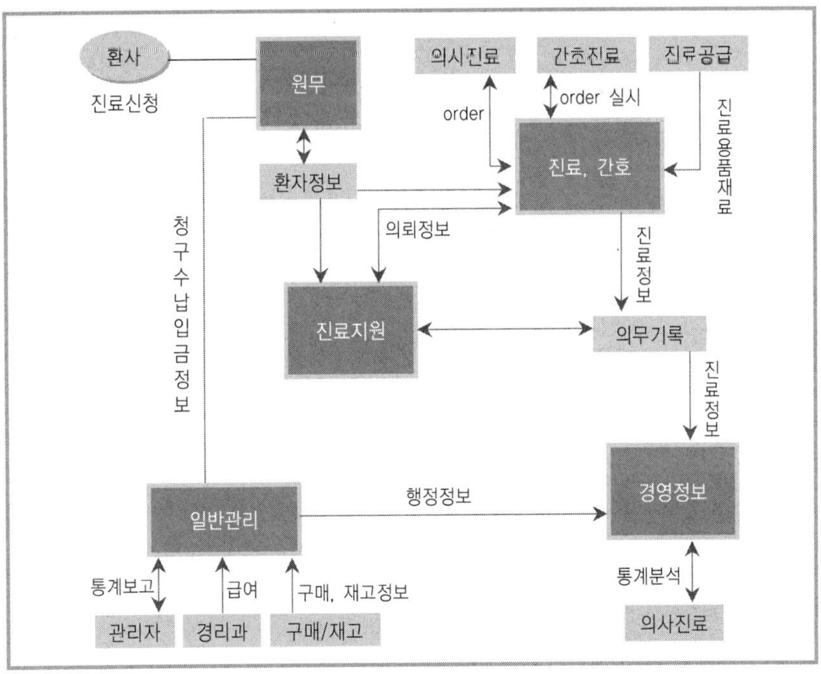

그림 4-3 병원정보시스템의 개요도

출처 : 박종선 외, 2008

병원은 의료서비스 제공에 있어서 중심적인 역할을 수행하는 관계로 정보시스템 도입의 필요성을 일찍부터 인식하고 있었는데, 그 직접적인 동기는 대략 3가지로 요약할 수 있다.

첫째, 병원정보의 신속하고 합리적인 처리이다. 현대 병원의 기능이 분화되고 전문화되어 있기 때문에 발생장소가 분산되어 있고 정보자체도 다양한 흐름을 갖고 있다. 따라서 병원내의 정보흐름을 신속하고 합리적인 처리를 기하기 위해서는 컴퓨터를 통한 병원정보시스템의 도입이 필요하다.

둘째, 병원정보의 대량적인 생산에 대비한다. 오늘날 병원에서 처리해야 하는 정보는 대량으로 증가하고 있으므로 이와 같이 많은 정보 가운데 필요한 정보를 효과적으로 환자 진료에 이용하기 위해서는 정보시스템의 도입이 필수적이다.

셋째, 환자의 진료에 관한 의료기술의 발달에 기인한다. 의료정보의 양적인 팽창과 함께 다변량분석법, 시뮬레이션 기법, 화상처리 등의 자료처리 기술이 환자진료나 의학교육에 이용되고 있다. 각종의 검사나 진단기술 등의 진보에 따라 의료데이터도 복잡해지고 그 처리 방법의 고도화가 요구됨에 따라 자료에 대한 컴퓨터처리의 필요성이 높아졌다.

현재는 거의 대부분의 병원들이 진료접수, 진료비계산, 건강보험 진료비 청구 등 원무 행정에 치중하여 전산화를 하였으며, 그 중에서도 대형병원들은 전반적인 병원업무를 전산화하고 있는 실정이다.

최근에는 대형병원들이 진료정보시스템, 관리행정시스템 및 경영지원시스템에 중점을 두고 처방전달시스템(OCS : Order Communication System), 의료영상저장전송시스템(PACS : Picture Archiving & Communication System), 의무기록영상관리시스템, 계열병원 연결시스템 등을 구축 및 시행 중에 있다.

2) 병원정보시스템의 구축 방안 및 효과

21세기 정보의 혁명은 의료기술에도 많은 변화를 초래하였으며, 의료계 전반의 정보통신기술의 이용은 의료계에도 영향을 끼쳐 빠른 의사소통과 정보교환이 가능하게 되어 병원의 환경뿐만 아니라 의료소비자의 의식에도 많은 변화가 있게 되었다. 따라서 의료서비스의 요구도 점차 변화하게 되어, 의료의 정보체계에도 병원정보시스템(HIS)은 새로운 체계가 도입되어 많은 네트워크 형태의 시스템들이 운영되게 되었다. 이러한 네트워크 형태의 분산처리 방식은 의료정보의 정확성을 보장하고 보완하기 위하여 등장한 것이 클라이언트/서버 방식 분산처리 구조이다.

병원정보시스템의 구축은 병원조직을 효율적으로 운영하기 위한 정보를 수집하고, 이를 활용하여 병원의 여러 업무를 수행하는데 필요한 정보를 신속하고 정확하게 제공하는 여러 형태의 하위 시스템들의 종합정보시스템으로 정의할 수 있다.

표 4-2 병원정보시스템 구축시 고려사항

고려사항	의 미
정 확 성	원하는 장소에서 다른 원하는 장소로 오차 없이 전송
안 전 성	전산망 고장을 최소화할 수 있는 전산망의 선정이 필수
보 안 성	의사, 간호사, 사무원, 경영자 등 사용자에 따라 정보의 접근 권한이 명백
경 제 성	구축당시 의료정보의 성격에 따라 연결되어야 하는 PC 수, 전산망 장비 및 사용자 수를 최대한 고려
공 간 성	전산망 설치시에는 최단거리에 가능하면 중앙집중식으로 설치할 수 있는 공간 확보

병원정보시스템을 도입함으로써 기대되는 효과로는 의료진의 효율적이고 정확한 의사소통과 병원의 각 분야에서 요구되는 많은 집계와 분석 그리고 경영 파악을 짧은 시간에 정확하게 파악하여

경영의 합리화를 이룰 수 있다. 환자에게는 대기시간의 단축, 효율적이고 질적인 서비스 제공을 할 수 있으며, 병원에서는 병원내부에서 발생하는 제반 내용들을 모니터링하고 조절하는 효과를 기대하고 있다.

그러나 병원정보시스템은 병원 내에 모든 업무가 정보화의 대상이 되고 정보화된 업무상호간의 연결로서 여러 업무관계가 자료의 교환처리가 필요해짐에 따라 기존과 같이 각 업무부서별로 독립적으로 수행되던 병원들의 정보시스템 계획 및 개발은 장래 타 업무와의 통합시 문제점이 발생할 소지가 있다.

업무전반에 대한 정보화는 궁극적으로 조직의 최상위(5단계)레벨에서의 병원전략 및 의사결정을 위한 병원정보시스템으로 수렴하게 되므로 장기적인 정보화 계획에 관한 조직적인 접근 방법과 일관성 있는 개발계획 수립이 무엇보다도 중요한 요건으로 등장하게 되었다.

Ⅲ. 의료관광정보와 정보통신기술

인터넷을 통한 의료관광정보는 무한하여 국내 및 해외관광정보를 실시간으로 인터넷을 통해 접할 수 있다. 세계 의료관광대국의 관광청 홍보사이트를 비롯하여 의료시설 및 알선업체, 항공사·여행사·호텔 및 지방자치단체 등의 사이트가 많이 있다. 특히 인터넷 이용자가 급증함에 따라 홈페이지 개설자도 증가하여 인터넷에서의 정보는 무한하다고 할 수 있다.

현재 의료관광관련 인터넷 웹사이트는 개인 컴퓨터에서 인터넷에 접속하여 세계 각국의 모든 의료관광정보를 접할 수 있고 필요한 경우에는 E-mail을 이용하여 자료의 요청이나 질문 등을 할 수도 있으며, 특히 항공사의 CRS와 같은 컴퓨터 예약 시스템 기능을 응용한 웹사이트 상에서의 예약도 가능하다.

인터넷 관련도구들의 발달로 WWW(월드와이드웹)에서 각종 의료관광관련정보를 영상 및 동영상 또는 음성 등이 포함된 시청각적으로 접할 수 있기 때문에 현장감과 생동감이 넘치는 가상체험을 즐길 수도 있다.

1. 정보통신기술의 발전과 의료관광정보

현대의 의료관광정보는 의료관광서비스의 공급자 뿐 만 아니라 의료관광객도 이용의 주체가 되는 의료관광 이용 전반에 관한 정보를 말한다. 인터넷을 비롯한 정보통신기술의 발달은 경제·사회·문화 등 모든 분야에 영향을 미치고 있으며 의료관광서비스 분야에도 영향을 미쳐 소비자 입장에서 접근하기 어려웠던 정보들을 보다 쉽게 찾고 얻을 수 있게 해 주었다.

인터넷 상에서 의료관광정보는 개인이나 기관 등의 웹사이트에 HTML이나 동영상 등으로 구축되어 다양한 형태의 의료정보가 제공되고 있으며, 특히 멀티미디어 데이터베이스에 의한 의료정보의 제공과 검색이 가장 많이 이루어지고 있다.

인터넷 상에서 정보를 검색하려면 검색엔진들의 특성을 파악하고 검색엔진 등에서 주어지는 확장검사방법을 익혀두어야 하며, 때로는 도메인 주소자체를 외워두는 것이 훨씬 수월하다.

의료관광에 관련된 전문가가 되려면 의료관광정보의 검색 뿐 아니라 각종 웹사이트의 질문코너에 올려진 의료 및 의료관광상담 내용파악, 이메일 기능 중 자신의 필요정보만을 보내주는 의학포탈사이트들의 맞춤이메일 기능, 의학 및 의료관광정보를 인터넷상에서 스스로 구축하는 방법 등 보다 체계적인 이해가 필요하다.

정보통신기술의 발전은 의료관광산업의 의료관광정보체계에 많은 영향을 미치고 있다. 일상생활 모든 면에서 컴퓨터의 발전으로 인해 세계는 정보 초고속도로의 시대를 이루고, 세계는 광대한 컴퓨터들과 결합하는 능력을 제공하는 네트워크 프로그램을 제안한다. 이것은 단순한 의미에서 전달의 능력을 의미하는 광범위체계에 의하여 설치되는데, 대부분의 실질적인 고속도로는 전화선·광섬유·인공위성과 셀룰러 네트워크(인터넷에 의하여 대표되어진다)의 형태로 존재한다. 정보 초고속도로의 중요성은 정보가 전달되는 방법뿐만 아니라, 개인으로써 매일의 삶을 영위하는 방법을 개혁한다.

또 하나의 중요한 정보통신기술의 발전은 멀티미디어 기술의 발전이다. 멀티미디어의 발전은 그래픽·그림·비디오와 소리를 포함한 다양한 다른 미디어와 함께 발전하고 있다. 이런 미디어의 하나 또는 그 이상은 일반적으로 하나의 개인용 컴퓨터를 사용하는 텍스트와 결합한다. 정보 초고속도로와 결합된 이러한 형태의 기술은 화상회의·홈쇼핑·가상현실 등의 발전을 가져 온 기술적 기반을 이루고 있다.

화상회의는 멀티미디어 기술의 혼성물이며 정보 초고속도로이다. 이것은 대화하고 있는 상대방을 개인용 컴퓨터를 통해 보면서 사용자들의 살아 있는 이미지를 보여 주는 실시간 비디오와 오디오 전달을 사용한다. 이러한 대면 미팅은 실제적인 방문 없이 원거리 사람과 이루어질 수 있다는 점에서 시장잠재력은 무한하다. 잠재 의료관광객은 실제적 방문이 없으므로 의료관광에 드는 비용을 절약할 수 있다. 그러나 화상회의는 기술면에서 비교적 이미지가 고르지 못하고 오디오가 동시에 이루어지지 못한다는 한계가 있다.

의료관광상품은 보여질 수 없기 때문에 사기 전에 상품을 비교할 수 있는 유일한 방법은 정보에 의한 것이다. 이러한 정보는 집에서 쉽게 이용되어질 수 있는데, 홈쇼핑은 정보를 읽고, 이해하고, 주변 사람들과 관점을 비교할 수 있어 선호되어질 수 있다. 의료관광은 포함된 비용과 상대적으로 빈번하지 않은 경험으로 소비를 하기 전에 심사숙고해야 하는데, 이는 기술적 부분에서 소리·그래픽·그림·비디오와 빠르게 큰 덩어리의 정보를 전송할 수 있는 광섬유 케이블을 가진 스크린의 텍스트와 결합된 멀티미디어가 많은 부분을 해결해줄 것이다. 결합된 기술은 의료관광을 결정하는 기초가 되는 필요한 모든 정보를 소비자에게 제공할 것이다.

가상현실(VR: Virtual Reality)은 현실을 닮은 또는 모방한 어떤 것으로, 실질적인 것 없이 사실의 인상을 제공한다. 특히 3차원에서 가상 이미지를 창조하기 위하여 사용되는 시각과 청각을 결합한 멀티미디어 기술인 HMD(Head Mounred Display) 기술이다. 이에는 이머즌과 상호작용의 2가지 기술이 VR의 기술을 결정한다.

이머즌((immersion)은 사람이 실질적으로 거기에 있다는 느낌을 조성하는 것을 말하는데, 이는 오디오에 기초한 기술과 가시적 활동과의 결합에 의해 창출된 가상현실을 말한다. 특히 감각측면의 이머즌에 있어서의 이론적 발전에는 온도·냄새·촉각 등의 기술이 포함되어 있다.

상호작용(interactivity)은 경험에 있어서 개인이 가지고 있는 정도로, 수동적·모험적 그리고 상호작용적 세 가지 수준이 있다(Mc-Clure, 1994). 수동적 시스템은 사람이 제안된 이미지를 조절할 수 없는 것이다. 파노라믹 스크린으로 구성된 OMNIMAX극장(일반적으로 주제공원에서 발견되는)은 그러한 하나의 예이다. 모험형 시스템은 컴퓨터에게 명령함으로써 사람이 가상상황 하에서 움직일 수 있도록 한다. 마지막으로 상호작용적 시스템은 예를 들어 사물을 선택함으로써 사람이 그 상황과 상호작용할 수 있게 한다. 이러한 발전이 이루어짐으로써 VR기술이 의료관광사업에 다양하게 적용되어질 수가 있다.

그러나 VR에서의 움직임은 제한되기 때문에 믿을 만한 경험보다는 더 적고, 사실이 아니기 때문에 실질상황에서의 후각·청각 그리고 시각을 전적으로 대신할 수 없다는 한계를 가지고 있다.

화상회의·홈쇼핑·VR에서의 발전은 급격히 의료관광산업에 영향을 미칠 잠재력을 가지고 있다.

2. 정보통신기술의 범위와 의료관광정보체계

정보와 전화통신기술의 발전과 컴퓨터 예약 시스템의 발전은 의심의 여지없이 경영현장과 전략에 많은 변화를 주었고, 의료관광산업도 예외없이 이러한 영향을 받는다고 할 수 있다. IT(Information Technology)는 국제관광무대에서 중소관광기업의 경쟁적인 위치를 강화하기 위한 잠재전략도구를 제시되고 있는데, 특히 CRS는 의료관광산업에서 가장 많은 영향을 주면서 현대의 문제에 선도적인 역할을 하고 있다. 그러나 IT의 적용이 중소관광기업이 목적지에 협조를 위한 전자 네트워크를 만드는 것에 의하여 큰 혜택을 성취할 수 있을지라도 조직이 구조 하에서의 효율성을 높이는 데로 집중하여 왔다. 그리하여 지역통합 컴퓨터 정보예약 시스템의 아이디어가 창조되었다.

의료괸광은 정보 집중적인 활동을 필요로 한다. 활동의 몇 가지 영역은 창조하고, 정보를 수집하고 처리하는 등의 정보의 통신에 관련된 것이라 할 만큼 의료관광산업에서 정보통신기술은 아주 중요한 실정이다.

무형적인 의료관광 서비스는 유형적으로 보여질 수 없고, 구매 전에 판매시점을 조사할 수가 없다. 의료관광 서비스는 생산과 소비의 동시성, 무형성 등으로 인해 인쇄물이나 시청각형태의 시연이나 정보로 묘사되어진다. 그리하여 통신과 정보전환도구들은 의료관광산업과 불가분의 관계에 놓여 있다.

의료관광수요측면에서 의료관광객들은 안전, 저비용, 대기시간 단축 등의 의료관광목적지와 특별한 경험을 찾고 있다. 의료관광객들은 그 지역에 대한 넓고 다양하고 특별한 정보·접근성·시설·매력 그리고 목적지에서의 다양한 행동을 요구한다. 의료관광객의 욕구에 부응하려는 적시적이고 정확한 정보는 의료관광객 수요의 성공적인 만족의 열쇠이다.

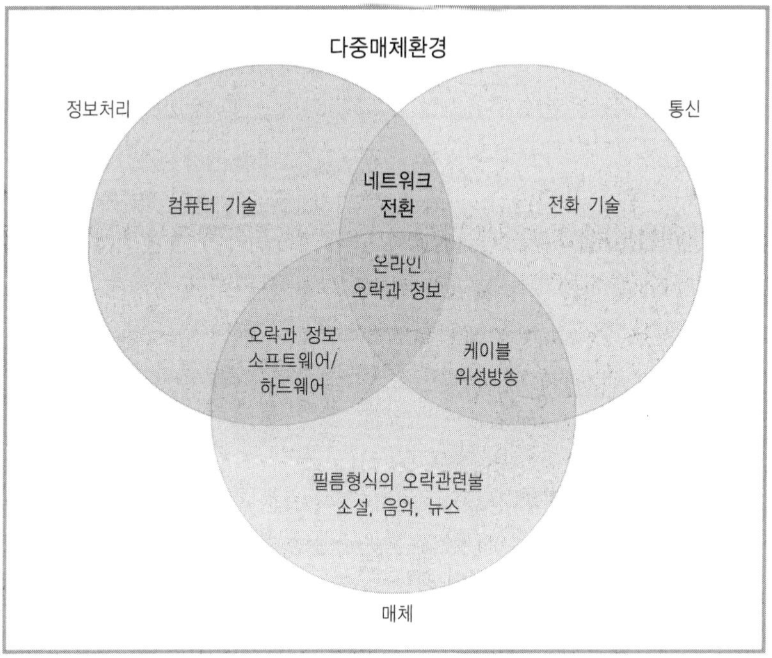

그림 4-4 멀티미디어의 상호관계

출처 : Buhalis, 1993

궁극적으로 가정의 컴퓨터와 상호관련 시스템을 경유하여 의료관광고객에 의한 직접예약이 실현되어 고객이 보다 풍부한 정보를 얻게 되고, 고객욕구에 대응하는 결과를 얻을 수 있다. 의료관광목적지·호텔·관광지·지역환경에 대한 비디오나 음악과 같은 유형적 수단의 등장은 '무형성'을 보완해 줄 수 있다. 게다가 IT는 그들의 휴가에 대하여 의논하고 예약하기 위하여 불편한 시간의 낭비나 불편한 위치에 있는 의료관광알선업체나 여행사를 방문하지 않아도 될 수 있는 보다 큰 장점을 제공한다.

의료관광목적지들은 중소기업의 네트워크로 구성되어 있고, 그들은 독립적으로 준비된 서비스의 혼합형태를 제공하며, 의료관광경험이라는 통합된 상품을 생산하기 위하여 결합되어졌다. 의료관광산업은 하나의 행동의 실행이 비용과 다른 행동의 효과에 영향을 주고 높은 부가가치를 제공하는 연결고리로 간주되고 있다.

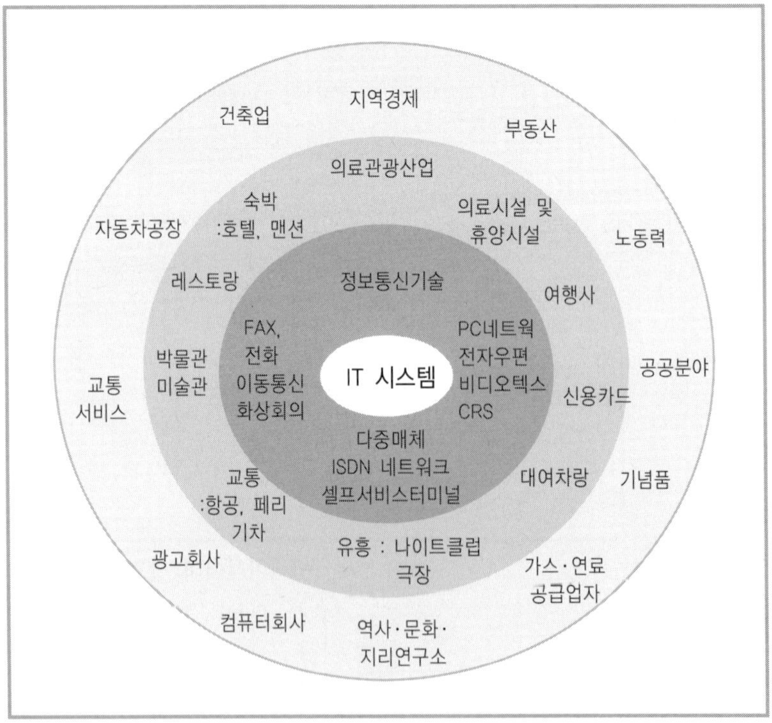

그림 4-5 의료관광산업과 정보통신기술의 관계

출처 : Buhalis(1993)참고하여 저자작성

많은 산업분야에서 사람이 시스템을 연결하고, 적합하게 하며, 기업내부에서 많은 활동을 하고, 기술적 한계를 극복하고 있다. IT는 의료관광산업에서 내부관계에서 비롯된 복잡성을 해결하고 관리하는 것에 있어서 역할을 효과적으로 수행할 것이다.

3. 정보통신기술 발전과 의료정보

1) 국내 주요 인터넷 망

국내에서는 KORnet(한국 통신), KOLnet(한국 PC 통신), NOWcomNET (나우콤) 등 인터넷 서비스 제공 업체(ISP)의 영리망이 있는데, 영리망은 인터넷을 전문적으로 이용하는 사용자들에게 유리하다.

기존 PC망을 통하는 경우는 완벽한 인터넷 서비스를 이용하지 못하며, 전문 업체를 이용하게 되면 인터넷에 연결된 호스트를 직접 사용하기 때문에 거의 제한 없이 사용이 가능하다. 그리고 교육 전산망(KREN), 연구 전산망(KREONet) 등의 비영리망이 있다. 비영리망을 통한 인터넷을 이용하는 방법은 각 기관의 LAN이 이들 망에 직접 접속되는 경우로 LAN의 사용자는 제한 없이 인터넷을 사용할 수 있다.

국내의 통신망에 의료관련 정보가 실린 것은 1988년부터이다. 초기에 XT급 컴퓨터와 2,400bps속도의 모뎀을 통하여 한국경제신문사의 KETEL과 데이컴의 천리안을 통하여 보급되기 시작하였다.

KETEL은 초창기부터 무료서비스로 시작하여 KORTEL 및 HiTEL이라는 명칭으로 변경되어 현재의 HiTEL로 남아있다. KETEL시절 가정의학 동호회가 우리나라에서는 처음으로 통신상에서 건강상담의 시초이다.

1998년 이후 조금씩 의학정보와 의료정보가 인터넷 웹상에 구축되기 시작하였고, 비교적 풍부한 정보를 구축하려고 힘쓴 곳은 서울대학 병원, 길병원과 회사로는 메디다스의 건강샘, 하이닥, 케어캠프, 보건복지부 및 한국보건사회연구원 운영하는 건강길라잡이 등이며, 그 후 인터넷의 특성상 정보의 구축 역시 누구나 손쉽게 할 수 있다는 장점 때문에 개원하고 있는 전문의들에 의해 구축되는 의료정보의 질과 양이 계속적으로 발전하고 있는 추세이다.

2) 인터넷 접속 방식

인터넷이 제공하는 접속 서비스는 크게 IP(Internet Protocol) 접속과 UUCP(UNIX to UNIX copy) 접속으로 나누어지며, IP 접속에는 모뎀을 통한 전용선 IP 접속과 다이얼 IP 접속이 있다.

(1) 전용선 IP 접속

전용선 IP 접속은 IP에 의해 인터넷에 전용 회선을 이용하여 직접 접속하는 방식으로 게이트웨이를 통한 직접 접속 방식과 ISP(ISP: Internet Service Provider)를 이용하여 접속하는 방식이 있다. 게이트웨이를 이용하여 접속하는 방식은 인터넷을 연결하는 백본에 직접 인터넷 전용 컴퓨터를 연결하여 사용하는 것을 말한다.

게이트웨이 접속을 위해서는 일반 전화선이 아닌 고속의 데이터 전송을 위한 전용 회선을 사용하게 된다. 게이트웨이는 항상 온라인 상태를 유지하며, 게이트웨이에 연결된 네트워크를 통하여 전자 메일과 파일 전송, 리무트 로그인 등 인터넷이 제공하는 모든 서비스를 받게 된다. 인터넷 서비스 업체(ISP)를 이용한 접속 방식은 개인이나 단체가 인터넷 서비스를 제공하는 업체에 접속하여 인터넷 서비스를 제공받는 것이다.

(2) 다이얼 업 IP 접속

다이얼 업(dial-up) IP 접속은 대부분의 PC 통신 이용자가 사용하는 방식으로서 전화선을 이용하여 호스트 컴퓨터에 접속한 후 호스트 컴퓨터의 터미널로 사용하거나, 인터넷 서비스 제공 업체에 연결하여 독자적인 IP 주소를 부여받아서 호스트 역할을 하기도 한다. 이러한 접속 방법에는 전화를 걸어서 전화가 연결된 시점으로부터 접속이 가능한 방법과 전용선을 설치하여 항상 연결 상태를 유지하는 방법이다.

최근에는 ISDN 전화 네트워크 등의 공중망을 이용해서 인터넷에 접속하는 경우도 있으며, 전화선을 이용하여 접속하여 사용되는 대표적인 프로토콜은 다음과 같다.

- SLIP(Serial Line Internet Protocol) : 사용자의 컴퓨터를 인터넷에 지접 연결된 컴퓨터로 사용하게 해준다. 현재는 이 방식을 많이 사용하지 않는다.
- PPP(Point-to Point Protocol) : SLIP 장점을 갖고 있으면서 현재 사용되는 것 중에 가장 효과적인 프로토콜이다. PPP를 통해 네트워크에 접속된 클라이언트 컴퓨터가 있다면 IPX, TCP/IP, NetBEUI 프로토콜과도 연결할 수 있다.

SLIP와 PPP는 모뎀을 통한 TCP/IP 프로토콜 접속이 가능하도록 해주는 것으로 차이점 비교는 다음 〈표 4-3〉과 같다.

표 4-3 SLIP와 PPP의 차이점 비교

구 분	SLIP	PPP
압축	• CSLIP라는 압축 형태를 제공	• 기본적으로 압축 제공 (HDLC방식 사용)
오류 검사	• 사용자가 인터넷 프로토콜의 변수를 지정하여 오루 검출을 수행	• 자동 오류 검사
프로토콜	• 인터넷 프로토콜 지원	• 인터넷 프로토콜 지원 • 인터네트워크 패킷 교환
전송 방식	• 비동기 방식	• 비동기 및 동기 방식

(3) UUCP 접속

UUCP 접속은 인터넷 경유에 의해 UNIX 머신(machine) 사이에서 파일 전송을 하는 경우에 접속 방법이다. UUCP 접속에서는 ISDN과 전화 네트워크 등의 공중망에 의해 전자 메일과 네트워크 뉴스 서비스 밖에 받을 수 없다. 이 경우, UUCP 소프트웨어가 필요하다.

3) 인터넷 서비스 분야

인터넷은 모든 사람을 위한 것이며, 따라서 인터넷을 사용하는 사람들은 도서 관리자, 교사, 과학자, 엔지니어, 학생 등 개인으로부터 영리를 목적으로 하는 기업, 학교 및 정부에 이르기까지 매우 다양한 계층에서 사용을 하고 있다.

인터넷을 사용하는 가장 중요한 목적의 하나는 통신과 정보 교환이며, 또는 아이디어를 교환하거나 혹은 지식을 개발할 때 인터넷을 대화의 장으로 이용할 수 있다. 이와 같이 정보교환을 하기 위해 인터넷에서 사용하는 여러 가지 기능들을 간단히 살펴보면 〈그림 4-6〉과 같다.

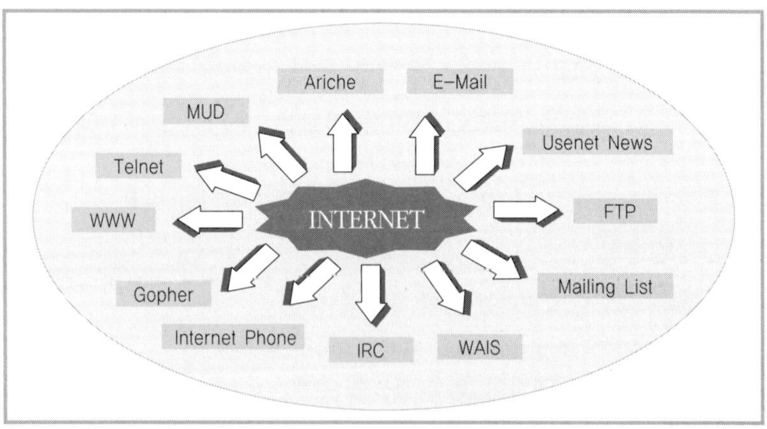

그림 4-6 인터넷의 다양한 서비스

출처 : 박종선 외, 2008

(1) 전자우편(E-Mail)

전자 우편은 다양한 인터넷 서비스 중에서 많은 사람들이 전자 메일 서비스 자체를 인터넷으로 생각하고 있을 정도로 가장 많이 사용되는 서비스이다. 전자 우편은 컴퓨터 네트워크 상에서 우편 또는 컴퓨터 네트워크 상에서 메시지 교환 서비스라고 할 수 있다.

전자 우편은 일반 편지와는 달리 인터넷을 통해 수백명의 사람들에게 동시에 메일을 보낼 수도 있고, 전에 받은 편지의 내용을 일일이 자신의 메일에 포함시켜서 같이 보낼 수도 있다. 더불어 전송 시간도 수초에서 수분 정도이며, 거의 실시간에 가까운 정보 교환이 가능하다.

이와 같은 전자 우편의 편리함 때문에 현재 전세계적으로 이 서비스를 많이 이용하고 있다.

전자 우편은 인터넷에서 가장 기초적이고 애용되는 인터넷 서비스이며, 이것을 이용하면 지구촌 이느 곳이든 e-mail 주소만 알면 수초 내에 편지를 보낼 수 있나. 덱스트뿐만 아니라 그래픽 자료나 음성파일, 이진 파일도 함께 주고받을 수 있으므로 사용할 수 있다.

전자 우편을 이용하기 위해서는 수신자의 전자 우편 주소를 알아야 하는데, 전자 우편 주소는 발신자와 수신자를 명시 또는 식별하는데 이용된다. 이것은 우편과 비교하면 주소와 성명에 해당한 것이다. 현재 사용하고 있는 전자 우편의 주소 체계는 도메인 명을 이용하고 있다.

(2) 파일전송(FTP)

우리는 인터넷의 어느 곳에서든지 파일을 찾아볼 수가 있으며 필요한 데이터 혹은 프로그램 파일을 자신의 컴퓨터로 가져올 수가 있다. 인터넷상에서의 원격 컴퓨터의 파일을 가져올 때 이용되는 프로토콜이 FTP(File Transfer Protocol)라 불린다.

인터넷 사용자들은 이 서비스를 이용하여 인터넷상의 컴퓨터의 파일을 가져올 수 있으며, FTP 서비스를 제공하는 서버가 어떤 운영체제를 사용하든 또 어떤 종류의 컴퓨터이든지 관계없이 접속할 수 있다.

FTP를 사용하기 위해서는 호스트에 계정을 가지고 있어야 하면 파일을 송수신할 상대 호스트에 접속하고 그리고 그 호스트의 계정과 패스워드를 알고 있어야 한다. 일단 상대 호스트의 특정 계정으로 접속하면 FTP의 여러 명령을 이용 파일을 송수신할 수 있다. 하지만 인터넷에 자신의 계정이 없이도 접속할 수 있는 서버들이 많다. 이렇게 계정이 없어도 파일을 송수신 할 수 있도록 하는 FTP를 anonymous FTP라 한다.

(3) 원격접속(Telnet)

원격접속은 원격지 컴퓨터 시스템을 현재 자신이 이용하고 있는 로컬 컴퓨터처럼 사용할 수 있도록 해주는 서비스 기능으로 인터넷 표준 서비스의 하나이다. 이 서비스는 사용자가 다른 곳에 위치한 컴퓨터를 원격으로 접속하는 서비스로 FTP와 개념은 유사하지만 FTP가 주로 파일을 송수신할 때 사용된다면 이 telnet은 인터넷상에 연결되어 있는 컴퓨터에 접속하여 일정한 작업을 할 때 사용된다.

일단 원격지 컴퓨터와 연결되면 마치 하드웨어적으로 직접 연결된 단말기에서 연결한 것처럼 원격 컴퓨터를 사용할 수 있다. 이러한 telnet 서비스는 시스템간의 호환성 때문에 자신의 로컬 시스댐에서 이용할 수 없는 프로그램을 원격지 컴퓨터에서 이용할 수도 있다.

대부분의 경우 원격 접속을 하기 위해선 접속하려는 호스트의 ID를 가지고 있어야 하지만, ID 없이 접속하여 다양한 도서 데이터베이스와 여러 대학의 정보 시스템, 문자 전용 데이터베이스, 데이터 파일 및 기타 다양한 온라인 서비스를 받을 수 있는 호스트도 있다.

(4) 파일검색(Archie, Gopher)

인터넷상의 Archie 및 Gopher 등의 여러 가지 시스템을 이용하면, 자신이 원하는 파일을 전 세계의 수 천대의 컴퓨터 및 데이터베이스로부터 검색할 수가 있다.

(5) 주제토론(USENET, LISTSERV)

인터넷이 수백만 명의 사람들에 의해 사용되고 있기 때문에 자신의 관심사와 동일한 관심사를 갖고 있는 사람과 토론하여 의사소통을 할 수 있는 것이 USENET 및 LISTSERV를 사용한다. USENET은 UNIX 사용 집단과의 정보교환을 위한 목적으로 학계에서 시작되었기 때문에 상업망이 아니다.

뉴스 그룹을 생성하고 유지하는 자발적인 관리 집단과 이러한 규칙을 자발적으로 준수하고 사용하는 사용자 집단을 USENET이라 할 수 있다. USENET의 주요 뉴스 범주는 다음 〈표 4-4〉와 같이 7가지로 분류할 수 있다.

표 4-4 USENET의 주요 뉴스 분류

뉴스	내용
comp	컴퓨터 과학 및 연관 주제 그룹, 하드웨어/소프트웨어에 대한 정보와 일반 관심사를 토론
news	네트워크 뉴스와 소프트웨어 뉴스에 연관된 그룹
rec	취미 활동, 오락, 예술 등을 토의하는 그룹
sci	과학적 연구, 응용을 토의하는 그룹
soc	사회 문제를 토의하는 그룹
talk	토론 주제에 관해 논쟁하는 그룹
misc	위 분류에 포함되지 않은 사항(구직, 법률 분야 등을 포함)

(6) WWW(World Wide Web)

WWW은 FTP, Archie, Gopher 등이 제공하는 모든 서비스를 통합된 형태로 제공할 뿐 아니라 문자, 정지 영상 및 동영상, 음성 정보 등의 멀티미디어 정보 및 하이퍼텍스트 기능을 제공하는 것을 말한다. 따라서 본격적인 멀티미디어 통신 시대가 열렸으며, 아직까지는 통신망을 이루는 선로의 속도 문제, 소프트웨어의 완벽한 지원이 이루어지지 않아서 기초적인 단계에 머무르고 있지만, 2000년대에 들어서면 그러한 문제들이 해결됨으로써 지구촌에 있는 모든 사람들이 장소, 시간에 구애 없이 멀티미디어를 통한 상호 정보 교환이 가능해지고 있다.

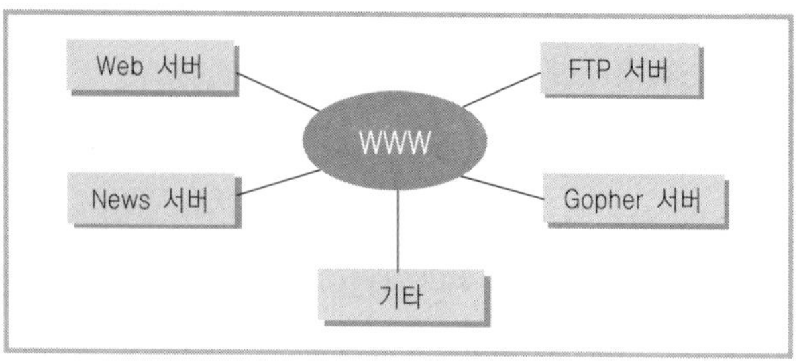

그림 4-7 WWW의 개념

WWW은 1989년에 CERN(Conseil European Research Nuclear)의 Tim Berners-Lee 등에 의해 제안된 하이퍼텍스트 개념에 기반을 가지는 분산형 정보처리 시스템이라 할 수 있으며, CERN과 MIT가 1994년 10월에 설립한 W3C(World Wide Web Consortium)와 IETE(Internet Engineering Task Force)가 향후 WWW 발전 방향을 움직일 것으로 보고 있다. 특히 IETE는 인터넷의 표준화에 관한 중심적인 역할을 하고 있으며, WWW의 기능 중심은 HTTP(Hypertext Transfer Protocol), HTML(Hypertext Markup Language), URL(Uniform Resource Locator), CGI(Common Gateway Interface) 등의 표준화

를 진행하여 인터넷상에 있는 정보를 공유할 수 있도록 하고 있다. WWW의 주요 특징은 다음과 같다.

- 인터넷에 분산되어 있는 정보를 하이퍼텍스트 개념으로 정리하고 연결시켜 준다.
- 하이퍼텍스트 기능을 처리할 수 있는 수단을 제공한다.
- 멀티미디어와 같은 다양한 정보 자원을 처리하기 위한 통일된 수단을 제공한다.

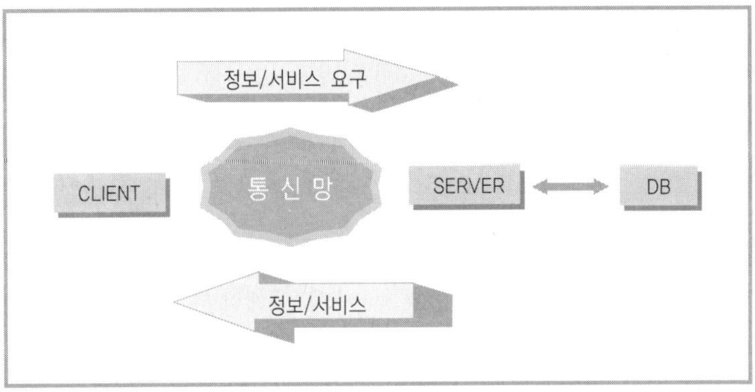

그림 4-8 WWW 시스템 구성과 동작

WWW 시스템 구성은 클라이언트(client)/서버(server)로 구성되어 통신망에서 웹 브라우저와 웹 서버간의 연계에 의한 서비스로 가장 기본적인 것 중의 하나가 자원의 공유이며, 컴퓨터가 일반화되기 이전에 자원 공유는 주 컴퓨터에 여러 터미널을 접속시켜 여러 사람이 주 컴퓨터의 CPU를 사용하는 형태였다. 그러나 컴퓨터가 더욱 발전되어 기능뿐 만 아니라 자체에 CPU를 장착하여 연산 기능을 갖게 되므로 통신을 바탕으로 한 서비스가 고도화되었으며, 그 중 대표적인 기술이 WWW 시스템 구성에서 서버(Server)와 클라이언트(Client) 개념이다.

클라이언트 프로그램은 분산된 구조를 사용됨으로써 서버와는 전혀 별개의 기계에서 동작하며, 도큐멘테이션의 저장은 서버에 맡겨져 있고, 프리젠테이션은 클라이언트에게 맡겨져 있기 때문에 각각의 프로그램은 독립적으로 발전되어 사용할 수 있다. 이러한 자원의 공유는 별개의 두 프로그램에 의해 구현되는 경우가 많으며, 하나가 자원을 제공하는 서버이고 또 다른 하나는 제공되는 자원을 사용하는 클라이언트이다.

특정 서비스를 위해서는 하위 계층의 기본적인 통신 프로토콜을 바탕으로 고유의 프로토콜을 가지고 있어야 하는데 TELNET, FTP, WEB, Gopher 등 많은 서비스가 별도의 프로토콜을 갖고 클라이언트/서버 구조로 동작하고 있다.

우리가 흔히 웹브라우저(web browser)라고 부르는 프로그램들은 클라이언트 프로그램이며, 이에 접속하여 자료를 검색할 수 있는 컴퓨터는 서버 프로그램이 동작하고 있는 것이다. 인터넷 기본 개념은 클라이언트 서버의 관계에서 수많은 이 기종의 컴퓨터들을 통신망으로 연결하여 인터넷의 기본 프로토콜인 TCP/IP가 직접 액세스를 가능하게 하고 있다.

(7) 인터넷 채팅(IRC)

PC통신을 하는 사람이라면 적어도 한 번 이상 채팅을 해 본 경험이 있을 것이다. 인터넷에서도 여러 사람들과 대화를 나눌 수 있는 채팅이 가능하다.

(8) 전자 상거래

전자 상거래는 쇼핑, 금융 등 인터넷 가상공간(cyberspace)을 통해 시간적, 공간적 한계를 뛰어 넘어 실현되기 때문에 실물 위주의 경제 체제에 혁명적 변화를 불러 올 것이다. 일반적으로 자주 사용되는 쇼핑몰 용어는 다른 사람과 상호 작용할 수 IT는 상점이라는 의미이다. 즉, 거리를 걸어 다니면서 가계의 상품을 보는 개념을 인터넷에 적용하고자 하는 것이다.

21세기 의료 경영에 있어서도 인터넷을 통한 의료 전자상거래를 의료 경영 전략에 적극적으로 활용할 것이다. 국내 제약 유통 산업의 경쟁력의 강화를 위해 의약품 유통 구조의 현대화 방안을 강구하고, 물류처리비 절감, 의료비 부담 경감을 위한 의약품 거래 전산화 방안을 위하여 개발되어 병의원, 약국과 공급업체 간의 다양한 비즈니스 모델을 수용하여 의약품 전자상거래가 이루어지고 있다.

4) 인터넷 의료정보 사이트

인터넷 의료정보의 구축은 인터넷 웹상의 홈페이지 구축을 의미한다. 홈페이지 구축을 위한 에디터는 나모에디터와 이와 같은 자료를 웹 사이트에 전송시키는 FTP 프로그램의 사용법, HTML의 이해, 기본적인 CGI이해, PDF 파일과 동영상 파일의 제작법 등 포괄적인 컴퓨터 학습이 이루어져야 앞으로 의료 전문가로서 의료정보의 구축 및 원격진료와 교육 등에서 활용할 수 있을 것이다.

인터넷에서 자기에 필요한 의료정보를 찾아낸다는 것은 생각보다 쉽지 않다. 건강과 관련된 WWW 구축사이트만 1만개를 넘는데다 관련 모임도 수천 개이다. 인터넷 의료정보 구축된 사이트로는 권하고 싶은 것은 http://www.yahoo.com/health로 2천 개 이상의 사이트에서 많은 정보를 얻을 수 있다. 미국의 3대 상용 통신망업체인 아메리카 온라인, 컴퓨서브, 프로디지 등은 광범위한 의료정보를 제공하는 업체로 유명하다.

일반정보 또는 의료정보 등을 구축할 때에는 자신의 노력과 공신력이 있는 정보만을 구축하도록 하는 정보 윤리가 필요하다.

5) e-Health

(1) e-Health의 정의

인터넷은 기업의 경제활동은 물론 개인에게서도 필수적인 생활 도구가 되고 있어 인간의 삶과 경제에 커다란 변화를 가져왔다. 21세기 지식기반 디지털 경제에서 인터넷은 생산, 구매, 물류, 재고관리, 고객관리 등 모든 분야에 폭넓게 활용되는 등 경제활동 방식을 변화시키는 원동력으로 작용하고 있으며 이러한 인터넷을 기반으로 하는 용어 중에 하나가 보건의료 분야의 e-Health이다.

1960년대 전자자료교환시스템(EDI : Electronic Data Interchange) 이후 CALS(Commerce At Light Speed)가 도입되면서 전자상거래가 활성화되었고, 급속한 인터넷의 확산으로 e-Business가 광의의 전자상거래 개념으로 일반화됨에 따라 기업 내, 기업 대 기업(B2B), 기업대 소비자(B2C), 정부 대 기업(G2B), 정부 대 소비자(G2C), 소비자 대 소비자(C2C), 개인 대 개인(P2P) 등에서 상품과 서비스의 거래, 정보의 교환과 보급을 효율화하는 것은 물론 비즈니스 조직까지 변화시키는 활동이 활발히 진행되고 있다.

인터넷은 병원과 환자, 병원 대 병원, 병원과 의약 및 의료기기 부문 내부조직의 구조수단으로 자리함에 따라 보건의료환경에서도 e-Business의 바람이 불고 있다. 특히 21세기 보건의료분야의 e-Business는 의료시장의 개방, 의료보험제도의 변화, 의약분업, 환자들의 기대 수준 향상, 노령인구의 증가, 정보기술의 발전으로 상당히 많은 변화와 도전을 경험할 것으로 본다.

Joseph M. Deluca, Fache & Rebecca Enmark 등은 e-Health의 정의를 보건의료조직 전반의 보건의료데이터와 정보를 전자적으로 교환하는 것으로 시민, 환자, 보건의료 제공자(의사, 간호사 포함) 및 제공기관(병원, 약국, 보험지불기관 포함), 연구소, 보건의료 정보기술 제공기관, 보건의료 vendor 등에서 전자적으로 보건의료 정보를 교환하는 것으로 정의하고 있다. 이러한 e-Health는 보건의료 광고, 온라인 쇼핑(의료기기, 의료물품, 건강상품 등), 가상진료실(온라인 건강상담 및 원격진료), 전자의무기록 및 교환 등 새로운 보건의료 전달체계를 창출함에 따라 공중보건과 보건의료서비스 제공과정 그리고 보건의료비용 감소 및 보건의료의 질 향상에 지대한 영향을 미치게 될 것으로 보고 있다.

일반적으로 e-Health의 소비자는 건강정보 획득, 보건의료와 관련된 경제활동 수행, 의사결정에 필요한 보건의료 전문가와 접촉을 위해 인터넷을 사용하는 사람들로 정의할 수 있다. e-Health 소비자들이 원하는 것은 가격 절감보다는 서비스 향상, 더 유용한 정보, 유사한 생각을 가진 사람들끼리 자유로운 정보를 교환할 수 있는 공동체, 윤리적이고 안전한 온라인 환경에서의 지위 향상에 있다.

이러한 e-Health 소비자는 현재 보건의료계에 영향을 미치는 강력한 세력으로 급부상하여 점차 적극적이고 더 많은 권한을 가지게 되었으며 도서관, 보건의료 관련 잡지, 웹 사이트나 온라인 채팅 등으로부터 자신의 병의 증세를 연구하고 이전에는 특정 관련자에게만 제공되었던 임상결과나 기타 관련정보를 습득함으로써 보건의료 관련 의사결정에 참여하기를 원하고 있다.

e-Health의 소비자 출현은 인구통계학적 변화, 컴퓨터 사용능력 향상, 현 보건의료체계의 문제점 등에서 기인하며, 현재 e-Health 소비자 수나 활동 범위는 초보적인 단계에 있으나 점차적으로 더 많은 보건의료 관련 비용을 부담함에 따라 자신의 권한을 향상시키려고 할 것이다. 그리고 보건의료서비스 제공자와 함께 e-Health 소비자는 온라인 서비스의 창조 및 사용에 있어 정확한 판단과 온라인 보건의료정보와 제품, 서비스에 대한 피드백을 제공함으로써 인터넷 보건의료의 가치와 완전성을 보장할 책임을 분담하고 있다.

이러한 시점에 e-Health 소비자들이 관련 사업에 변화를 몰고 올 것이라는 데에는 의심의 여지가 없으며 누가 그들을 가장 잘 이해하고, 가장 효과적으로 대처하는가 하는 것이 중요하다고 할 수 있다.

(2) e-Health 기능 및 기술

e-Health의 많은 기술들은 EDI와 같은 과거의 기술들로부터 발전해 왔으며, 오늘날 인터넷과 인트라넷, 엑스트라넷, 컴퓨터와 전화의 통합, IVR(Interactive Voice Response), 그리고 무선통신기술은 e-Health 산업 발전의 원동력을 제공하고 있다. e-Health의 대상별 및 지원기술 형태는 〈표 4-5〉와 같다.

표 4-5 e-Health 관련 기능 및 지원기술

구 분	산 업	임 상	소비자
기능	• 전자청구서제출/송금 통지 • 전자적 자금 전달 • 원료 및 공급망 관리 • 전자적 의뢰 및 위임 절차 • 정기적 보고	• 질병관리 • 전자의무기록 • 약제 서비스 • 원격의료, 온라인 자문	• 보건의료정보 검색 • 환자교육자료 이용 • 공급자/환자메시지장치 이용 • 개인건강기록 관리 • Health Plan 등록 • 수당(Benefit)관리 • 의사목록 조회
지원기술	• EDI • 인터넷/인트라넷/엑스트라넷	• 임상자료 저장 • 인터넷/인트라넷/엑스트라넷 • IVR/Fax back • 무선/pen-based 기술	• 인터넷 • 스마트 카드 • 데이터 저장소 • 전자메일 • 보안메시지 장치 • IVR/Fax back

오늘날 e-Health 시스템의 기반구조는 핵심 데이터시스템, 인트라넷, 엑스트라넷, 인터넷/웹이 서로 통합된 형태로 e-Health application을 지원하고 있다. 핵심 데이터시스템은 보건의료 정보기술의 전통적인 관점과 유사하며, 이 단계에서는 보건의료시스템의 일상적인 업무가 수행된다.

인트라넷 단계에서는 조직의 생산성을 향상시킬 수 있는 통신 인프라 구축에 초점을 두고 있으며 엑스트라넷 단계는 조직을 넘어서 핵심시스템과 인트라넷을 확장시키고 특수 개인과 단체에 대한 조직 외적인 통신 목표로 하는 새로운 application을 추가한다.

인터넷/웹 단계는 보편적인 접근을 가능하게 하면서 제공자가 불명확한 수준의 데이터와 그 데이터의 기능을 규명하고 엑스트라넷으로 제공된 부가가치를 일반 대중에게 증가시킴으로써 조직의 범위를 확장시킨다.

(3) e-Health의 현황 및 문제점

보건의료는 국가 경쟁력을 제고시키고 국민의 생명과 건강 등 삶의질 향상에 기여하는 인간 중심의 산업으로 의료기기, 의료정보, 신약 등 첨단기술을 토대로 하는 대표적인 미래형 고부가가치의 지식기반산업이다.

e-Health의 가장 중요한 발전은 온라인 소비자들이 실제로 인터넷을 통해 건강정보를 검색하고, 건강관련 정보를 타인과 공유하며, 온라인상에서 약품 및 기타 건강상품을 구매하며, 나아가 치료를 받는 데까지 사용하는 것이다.

e-Health는 인터넷 및 정보통신기술을 이용해 오프라인뿐만 아니라, 온라인을 통해 의료서비스를 제공하고, 의료정보를 교환하는 것으로 최근 정부와 의료계, 산업계를 중심으로 실용화 움직임이 빨라지고 있다. 일반적으로 e-Health 분야에서 상용화가 가장 빨리 추진되고 있는 것이 원격진료다.

Harris Interactive의 연구에 의하면 인터넷 사용자 중 많은 사람들이 건강정보를 검색하고 건강관련 사이트를 방문한다고 보고하고 있다. 앞으로 우리나라도 의약분업 실시와 함께 보건의료분야에서 인터넷 활용이 급진전할 것으로 예상된다.

초기의 e-Health는 병원이나 의사 개인의 홍보 및 의약품 광고가 많았으나 점차 의약상담, 원격진료, 의료품구매 등 적극적인 e-Business 형태로 발전하였다. 그리고 우리나라의 e-Health는 선진국과는 달리 B2C 위주로 발전하고 있으며, 대학병원들이 직접 개입하는 B2B 형태의 전자상거래를 구축하고 있다.

인터넷상에서는 개인이나 기관이 수많은 개인들의 세세한 정보를 손쉽게 다룰 수 있는 기회를 가지게 됨으로써 개인의 정보가 타인에게 유출, 활용될 수 있는 위험성과 함께 보건의료정보에 대한 보안문제, 윤리성, 자료의 신뢰성 등의 많은 문제점을 안고 있다.

또한 인터넷상에서 제공되는 보건의료정보, 제품, 서비스들은 건강을 증진시키기도 하지만 해를 끼칠 개연성이 있으므로 인터넷에 정보를 제공하는 기관과 개인들은 보건의료에 있어서 온라인 사업과 전문적인 서비스를 위해 사람들이 신뢰할 수 있는 양질의 정보를 제공해야 하며, 사용자의 사생활을 보호하는 원칙을 준수해야 한다.

세계 모든 사람들이 자신의 건강증진을 위해 인터넷을 안전하게 사용할 수 있도록 하고, 또한 인터넷의 보건의료정보 질 향상을 위한 국제 비영리단체인 인터넷보건의료연합(Internet Healthcare Coalition)은 e-Health Code of Ethics라는 윤리강령 8개의 원칙을 제시하고 있다.

윤리강령 8개 원칙에는 공정(candor), 정직(honesty), 질(quality), 사전 동의(informed consent), 사생활(privacy), 온라인 보건의료에 있어서 전문가 정신(professionalism in online healthcare), 책임있는 파트너(responsible partner), 책임(accountability) 등이다. 한편 국내에서도 현재 한국보건사회연구원을 중심으로 인터넷 건강정보의 인증제도 도입에 관한 연구가 활발히 진행되고 있다.

6) 원격의료시스템

(1) 원격의료의 정의 및 필요성

정보통신 기술의 발전은 의료분야에도 적극적으로 활용되어 가고 있으며, 이러한 기술적 배경에 의하여 활성화되고 있는 대표적인 분야가 원격의료 및 재택 진료이다. 환자가 진료를 받는 시점에 병원 등의 현장에 있어야 한다는 공간적 시간적 제약조건을 해소시켜주는 새로운 형태의 진료 방법으로, 지료체계의 커다란 변화와 함께 그 범위를 크게 넓힐 것으로 예상되고 있다.

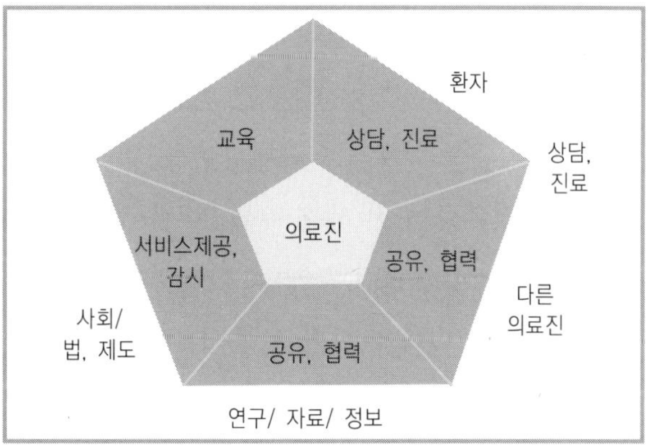

출처 : 박종선 외, 2008

그림 4-9 원격의료의 개념

환자의 지역적인 분포와 의료진의 분포가 크게 차이가 나고 있는 이른바 수요자와 공급자 간의 불균등한 분포가 의료분야에도 존재하고 있는 것이다. 컴퓨터와 정보통신기술의 지속적 발전은 의료진료 환자의 이러한 분포의 불균등성을 점차 극복하여 나아갈 것이다. 원격진료 및 재택진료는 의료서비스의 많은 부분들에서 지리적인 종속성을 극복하여 이러한 문제점을 해결하여 나아가고 있다.

이러한 원격의료가 오늘날에 있어 새롭게 부각되기 시작한 것은 원격의료를 뒷받침해주는 정보통신기술의 발달과 더불어 의료서비스에 대한 제공자와 수요자들의 진료체계의 변화에 대한 새로운 인식의 결과라 할 수 있다. 원격의료가 발달한 미국에서 활발하게 응용되고 있는 예는 다음과 같다.

① 재택 진료소 등에 원격의료를 적용하여 환자이동 및 운송에 필요한 시간과 비용을 크게 절감하고 있다.

② 벽지의 응급상황의 환자데이터를 큰 종합병원의 전문가에서 전송하여, 진단과 치료를 할 수 있게 되었다.

③ 의사들이 지역적 종속성을 벗어나 환자기록과 진단영상을 서로 교류함으로써 공동 의학연구나 토론 등이 가능해졌다.

④ 정보통신망을 이용한 의료종사자들에 대한 교육으로 시간과 공간의 제약을 극복하여 교육의 폭을 확대시키고 있다.

원격의료는 전 세계 수많은 사람들의 삶의 질을 바꾸어줄 수 있는 잠재력을 지니고 있다. 전문의료 서비스를 받기 위해 멀리 떨어진 병원에 가야만 하는 환자들에게 전문적인 의료서비스를 보다 편리하게 받을 수 있는 과거에는 전혀 생각하지 못했던 새로운 수단을 제공한다. 응급상황에서는 이러한 접근수단은 삶과 죽음을 갈라놓는 결과를 발생하기도 한다.

원격의료는 정보통신기술을 활용하여 의사가 원격지의 환자에게 의료서비스를 제공하거나 먼 거리의 서로 다른 장소의 의사간에 의료정보와 교환에 의한 의료서비스 실시 또는 교육을 하는 것으로 정의할 수 있다.

의료법상 원격의료의 정의는 “의료인 가운데서 의사와 치과의사, 그리고 한의사가 컴퓨터 화상통신 등 정보통신 기술을 활용하여 원격지원 의료인에 대하여 의료지식 또는 기술을 지원하는 것”을 의미한다.

원격의료는 텔레비전, 통신, 컴퓨터, 공학 등의 기술, 즉 정보통신의 다양한 기술들과 의료서비스가 융합된 응용분야라고 할 수 있다. 의료서비스는 여러 종류의 장비와 결합된 정보통신기술을 통해 전달된다. 넓은 의미에서 원격의료는 의학영상, 소리, 동영상, 환자기록과 같은 전자화 된 의료데이터를 한 지점에서 다른 지점으로 주고받는 것을 의미한다. 이러한 데이터 전송은 전화선, ISDN, 네트워크 전용선, ATM, 인터넷, 인트라넷 그리고 인공위성 등을 이용하여 의료 데이터 전송이 이루어질 수 있을 것이다.

원격의료는 현재에도 Dermatology, Oncology, Rediology, Surgery, Cardiology, Psychiatry 그리고 재택진료 등 많은 분야에서 실용화가 진행되고 있으며, 앞으로 더욱 발전할 것이다. 원격진료의 가장 대표적인 한 부분은 재택진료라고 할 수 있으며, 만성질환자의 지속적 관리, 재택 노령자의 관리를 위하여서는 환자의 상태를 집에서 수시로 모니터링 할 필요성이 발생한다.

환자가 병원에 가는 횟수를 줄이기 위하여, 의료 인력이 환자를 방문하는 횟수를 줄이기 위하여, 환자의 상태를 신속하게 모니터링하고 지속적으로 모니터링하기 위하여 재택진료의 필요성은 점차 크게 인식되고 있다. 특히 급속하게 증가하는 고령인구의 증가와 함께 상대적으로 이들을 관리할 의료인력층의 감소를 의미하고 있다.

원격의료는 환자로부터 의료정보를 계측하는 진료기술과 발생된 의료정보를 적절하게 전송하고 관리하는 기술을 결합한 것이다. 기존의 진료방법과 다른 원격의료의 필요성을 요약하면 다음과 같다.

첫 번째, 의료의 위치 종속성을 극복할 수 있다. 기존의 진료는 환자가 병원 등의 의료기관을 방문하여 그곳에서 진찰과 여러 가지 검사 등을 통하여 의료정보를 만들어내고 이에 따라서 치료를 한다. 즉, 환자는 의사와 각종 의료기기가 있는 병원 등에 가지 않고는 진료 받는 것이 불가능했다. 그러나 의료기술의 발전과 의료기기의 광범위한 보급으로 의료정보를 발생하는 위치와 이것을 이용하여 진단을 내리는 의사의 위치가 반드시 같아야 할 필요성이 없어졌다. 단지 의사가 치료를 위한 결정을 내릴 수 있도록 적절한 시간 내에 필요한 정보가 전송되기만 하면 되는 것이다.

즉, 통신의 기능을 이용하여 의사와 의료기기 또는 환자가 항상 같은 곳에 있어야 한다는 위치의 종속성을 극복할 수 있다. 이와 같은 위치의 종속성 극복 이외에 전송된 정보의 실시간 처리가 반드시 필요하지 않은 경우에는 서로 다른 시간에 원격진료시스템을 사용할 수 있어 환자와 의사가 반드시 같은 시점에 정보를 교류해야 하는 시간적 종속성을 해결하여 나아가고 있다.

두 번째, 필요한 의료정보를 정확하고, 신속하며, 편리하게 얻을 수 있다. 의료정보는 대부분 환자의 생명과 건강을 다루기 때문에 신속한 정보의 전송을 필요로 한다. 예를 들어, 응급환자가 소규모 병원에서 진단 후에 수술이 필요하여 종합병원으로 이송되는 경우를 생각하여 보자, 환자가 후송되는 동안에 환자에 대한 임상 검사 결과, X선 촬영사진 등의 각종 의료정보가 환자가 가고 있는 종합병원으로 전송된다면, 종합병원에서는 이미 환자가 도착하기 전에 환자에 관한 정확한 정보를 파악하고 수술에 필요한 모든 준비를 마칠 수 있어 환자가 도착하는 즉시 바로 수술에 들어갈 수 있다.

집에서 거주하는 만성 환자의 경우에는 환자의 상태를 지속적으로 모니터링하여 병원으로 보내면, 환자가 스스로 악화된 상태를 느끼기 전에 병원에서 지속적으로 전송되어온 환자의 진료정보에 근거하여 환자를 병원에 오게 할 수 있어 환자의 이상을 조기에 처치 및 치료할 수 있다.

세 번째, 의료의 범위를 확대한다. 현재의 의료의 범위는 대부분 병원 또는 의료기관 내에서 이루어지는 것으로 인식되고 있다. 그러나 환자 및 건강 상태가 좋지 않은 사람들은 우리의 생활 주변 곳곳에 존재하고 있으며, 이들이 병원에 오지 않고도 건강 상태 및 이상 유무를 측정할 수 있다면, 진료를 위한 공간을 집, 사무실, 자동차 등의 이동 공간과 같은 우리의 생활 주변까지 확대할 수 있다.

(2) 원격의료의 유형

원격의료는 전달정보의 종류, 정보의 전달 이유 또는 목적에 의한 기능적 분류, 정보가 전달되는 원격의료 실시시점에 따른 분류 방법 등에 따라 그 유형을 구분할 수 있다.

① 정보의 종류에 의한 분류

원격의료는 오늘날 대부분 텍스트, 음향, 동영상 등의 모든 데이터를 포함하는 멀티미디어 자료의 형태로 제공된다. 오늘날의 원격의료가 전통적인 원격의료보다 가치가 있는 것은 임상정보 및 영상자료를 전달할 수 있으며, 이러한 정보를 이동컴퓨터 및 통신장치를 활용하여 시간과 공간을 초월하여 의료정보를 교환하여 원격의료를 실시할 수 있다.

② 원격의료의 기능적 분류

원격의료의 기능적 분류는 다음 〈표 4-6〉과 같은 다양한 분야에서 활용될 수 있다.

최근 미국에서는 방사선과, 심장내과, 외과, 피부과 등의 전문의들이 원격의료를 도입하는 경향이 증가하고 있으며, 미국원격의료연합회(American Telemedicine Association)에서는 교도소 재소자, 군인 또는 우주인 등에 대한 보건의료서비스를 원격의료 활동의 영역으로 고려하고 있다.

표 4-6 원격의료의 기능적 분류

구 분	의 미
원격상담에 의한 진료	원격지 의사가 정보통신망을 통하여 현지 의사에 대한 의료지식 또는 기술에 대한 상담(1:1 또는 1:N 상담)을 하는 것
원격검진에 의한 진료 및 처방	심전도, 혈압, 맥박, 체지방, 혈당 등의 원격측정 결과를 의사가 정보통신망을 통하여 분석하고 그 결과에 따라 원격지의 환자를 진료 및 처방을 실시하는 것
원격상담	의사가 정보통신망을 원격지의 환자에게 상담하는 것
원격수술	원격지 의사가 현지의 의사에게 상담 또는 지시를 하여 현지 환자의 수술을 실시하는 것
원격처치	원격지 의사가 현지에 의사 또는 의료인을 통하여 처치를 실시하는 것
원격의사교육	원격지 의사의 강의, 원격지 의사의 수술 등을 정보통신 기술을 활용하여 의사 및 의대생에 대해 의학교육을 실시하는 것
원격간호	원격지 간호사가 현지의 간병인 또는 보호자를 통하여 상담 또는 환자에게 간호를 실시하는 것

③ 원격의료의 실시시점에 의한 분류

원격의료는 실시간(real-time) 방식 및 비동기식(asynchronous) 방식으로 가능하다. 실시간 원격진료는 의사와 환자 상호간에 비디오 의한 실시간 상담을 통하여 가능하며, 이 때 의사는 원격의료를 위하여 실재 하여야 한다. 그러나 비동기식 방식의 원격의료는 저장 및 전달(store-and-forward) 기술을 활용하여 오디오, 비디오, 정지화상, 데이터 등을 송신하거나 수신하는 시점이 서로 다를 수 있으며 이러한 방식은 실시간 원격의료의 방식보다 시간을 절약하고 비용 효과적으로 의료 서비스를 제공할 수 있는 장점이 있다.

이상과 같은 여러 가지 유형으로 가능한 원격의료의 실행은 다음 〈그림 4-10〉과 같이 계층적인 형태로 표현할 수 있다. 즉, 하드웨어 및 네트워크 하부구조 위에서 정보통신 기술서비스가 의료의 각 분야별(심장내과, 피부과, 방사선과 등)로 다양한 형태의 필요한 정보를 상호간에 실시간 또는 비동기식으로 전달함으로써 원격의료가 실행될 수 있다.

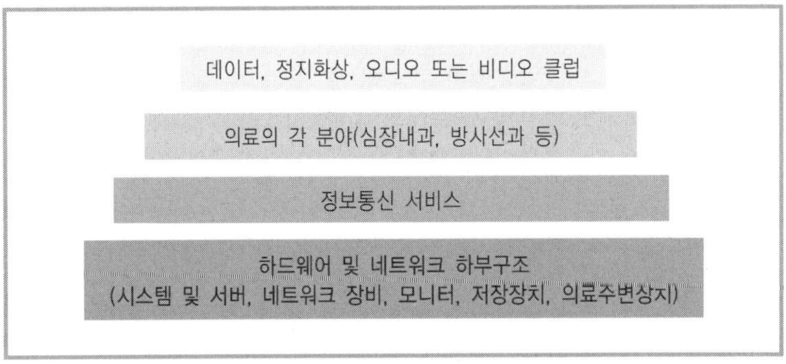

그림 4-10 원격의료의 계층적인 환경

(3) 원격의료의 효과 및 장점

기존 의료체계에 원격의료가 도입됨으로 해서 얻어지는 기대 효과는 환자, 의료기관, 국가의 입장에서 살펴볼 수 있다. 환자의 진료 접근성 향상에 따라 진료상의 편의를 확보할 수 있으며, 의료제공자는 의료서비스의 시간과 지리적 영역을 확대 및 환자들의 새로운 욕구충족, 국가는 국민의료비 절감, 의료자원 이용의 효율성 제고, 국민건강 수준 향상 등의 효과를 얻을 수 있다. 구체적인 효과는 〈표 4-7〉과 같다.

지역 내의 환자에 대한 일반적인 진료는 일반의가 담당하는데, 환자의 증상이 특이하거나, 혼자의 판단이 어려운 경우에는 원격진료를 이용하여 진료 정보를 교환하여 원거리의 전문의와 의견을 교환할 수 있다.

표 4-7 원격의료의 기대 효과

구 분	효 과
국 가	• 국민전체의 건강수준 향상 • 의료보험재정 절감 • 국가차원의 의료자원 이용의 효율성 증대
환 자	• 진료 접근성 향상 • 방문검진 및 입원 없이 조기진단 가능 • 조기퇴원 • 불안감해소 • 의사의 진료계획에 대한 순응도 증가 • 거동 불편한 환자 및 노령 환자의 진료가 용이 • 환자의 원거리 여행 해소(교통비 및 이동상의 불편 해소)
의료제공자	• 환자수의 증가 • 의료서비스 제공에 지리적 범위 확대 • 환자들과 보다 양질의 진료시간 우대 • 환자에 접근성 향상 • 환자에 대한 감시능력 향상 • 임상진료시간의 사용 효율성 증가 • 의료서비스 전달의 비용 효과성 증가 • 보건의료전달체계의 새로운 수단 제공 및 긍정의 효과 유발

이와 같은 과정은 진단에서 오진의 확률을 줄일 수 있으며 환자에게 정확한 진단과 보다 적절한 치료 방법을 제공하여 의료의 질적 향상을 기대할 수 있다. 또한 원격의료는 지속적으로 의학교육의 기회를 제공한다. 특히 개업 후 의료현장에 종사하는 과정에서 상대적으로 취득하기 어려운 최신 의료정보 및 의학계의 동향에 대한 최신 지식 등을 체계적인 과정을 통하여서 지속적으로 학습받을 수 있다.

원격의료 및 재택진료는 여러 가지 각도에서 지출되는 의료비용을 줄일 수 있다. 환자가 병원을 방문함으로서 발생하는 이동 및 후송비용 등의 관련 비용을 줄일 수 있으며, 경증 환자 및 만성질 환자에 대하여서는 병원에 계속 입원시키는 집에서 관리하게 되어 입원기간을 단축시켜 비용을 절감할 수 있다. 의료진이 환자를 방문하는 경우에도 재택진료를 이용한 지속적인 모니터링을 통하여 의사 또는 간호사 등의 인력방문 횟수를 줄일 수 있다.

원격의료에 의한 재택진료의 장점은 도서지역과 산간벽지 등의 의료진들에게는 새로운 정보에 쉽게 접근할 수 있도록 해주며, 환자들은 시간과 공간을 초월하여 진료를 받을 수 있다는 것이다.

원격의료의 장점은 의사와 환자 측면에서 살펴보면 다음 〈표 4-8〉과 같다.

표 4-8 원격의료의 장점

의 사 측	환 자 측
• 의료인의 효율적인 시간 활용 • 진료영역의 확대 • 지속적인 진료 • 영상자료데이터베이스 구축 • 신속, 편리한 진료의뢰 및 자문 • 자료의 공유	• 전문의사와 신속한 접촉 • 시간절약 • 지속적인 진료 • 진료 자문이 용이 • 조기진단 • 의료비의 절감

(4) 원격의료의 활성화 및 활용

원격의료를 도입하여 활성화 하는데 있어서 그 요인으로는 기술적 요인, 경제적 요인, 제도적 요인, 사회·문화적 요인으로 구분하여 살펴볼 수 있다. 기술적 요인으로는 원격의료를 위한 정보통신 기술의 발전 즉, 인터넷 통신망, PACS, 처방전달시스템, 무선 및 이동통신 기술 등과 이들의 유기적인 결합에 의한 하부 구조 마련, 의료정보 전달매체의 품질 및 표준화, 보안성 등이 제시되고 있다.

경제적 요인으로는 정보통신 기술의 비용, 원격의료의 가격 수준, 통신비용 및 일반관리비용의 부담수준, 원격의료의 투지수익률 등이 제시되고 있다. 그러나 최근 통신비용의 부담수준은 점진적으로 완화되고 있는 실정이다.

제도적 요인으로는 원격의료 결과에 대한 책임소재, 원격의료 이용에 대한 관련기관들의 지침, 원격의료 이용에 따른 개인의 비밀유지 등이 제시되고 있다.

사회·문화적 요인으로는 환자의 수용자세, 의사의 수용자세, 의료기관의 원격의료를 위한 조직적 차원의 배려 및 수용자세 등이 중요한 것으로 나타났다.

원격의료는 원격진단. 원격치료, 원격회의, 원격자문, 원격수술, 재택진료 등의 형태로 활용분야가 다양하다. 이러한 원격의료는 의료인을 중심으로 한 형태이고 그 외에도 일반 사람들이 직접 활용할 수 있는 의료서비스 제공도 원격의료에 포함시킬 수 있을 것이다.

전문의료서비스를 받기 위해 멀리 떨어진 병원에 가야만 하는 환자들에게 전문적인 의료서비스를 보다 편리하게 받을 수 있는 과거에는 전려 생각하지 못했던 새로운 수단을 제공한다.

원격의료의 활용분야를 나누어 보면 다음과 같다

- 응급환자의 초기 평가와 진단, 이송단계에서의 자료 전송
- 치료, 진단 및 수술환자의 추적조사, 투여약물 검사
- 전문의가 없는 지역 환자에 대한 진료 및 상담
- 환자 병력에 의한 일상적인 건강상담 및 검사
- 진단 의료 영상의 전송
- 만성질환의 관리
- 의료정보의 전송
- 공중보건, 예방의학 및 환자교육

① 재택진료

재택진료는 원격의료의 가장 대표적인 부문으로 원격진료시스템을 활용하여 환자가 집안에서 진단에 필요한 각종 생체 정보를 계측하여 전송함으로서 의료 기관의 진료를 받는 것이다.

별도의 장비가 필요 없는 가장 간단한 형태는 인터넷상의 사이버 병원 또는 가상 병원을 통한 재택진료이다.

의료기관의 의사를 직접 연결하여 진료를 받는 대신에 가상병원에서 제공하는 각종 의료정보를 활용하는 것이다.

가상병원의 형태는 초기의 단순 문자형 정보 제공에서 멀티미디어 의료정보 제공 및 상호 교환적 정보 제공의 수준으로 발전하고 있으며, 생체 신호 등 다양한 형태의 진료의 방법을 개발하여 나아가고 있다.

의료기관에서 진단과 수술 등 치료를 받은 다음에 계속적인 치료에 재택진료 시스템을 활용하는 분야가 일차적으로 가장 널리 활용될 것이다. 특히 진료의 '상담'부분은 원격 상담형 재택진료로 소화할 수 있을 것이다.

이를 위한 기기로는 의사의 경우 데이터베이스 서버 및 컨퍼런스 소프트웨어와 비디오 캡처 보드가 장착되고 마이크가 장착된 오디오 헤드셋 등을 갖춘 진료용 PC와 컬러 비디오카메라 등이, 환자 쪽에는 컨퍼런스 소프트웨어와 마이크가 장착된 오디오 헤드셋 등을 갖춘 환자용 PC 정도이다.

② 원격진료 회의

원격진료회의는 음성과 동영상으로 상대방의 얼굴을 보면서 동시에 의견을 나눌 수 있는 원격 화상회의를 의료분야에 적용한 것이다. 원격의료에 있어서 회의를 통해 어떤 일을 수행할 것인지를 결정해야 하는데, 원격진료시스템을 통하여 화상회의만 수행할 것인지 아니면 진단에 필요한 의료정보의 교환을 함께 할 것인지 결정하고 알맞은 기능의 진료회의 도구를 사용해야 한다.

최근에는 개인용 컴퓨터에 장착된 화상회의시스템을 이용하여 원격진료회의를 시행하기도 한다.

③ WEB PACS

PACS(picture Archiving and Communications System)는 DICOM 규격에 따라 이미지 데이터를 저장, 관리하고 있으며 10Mbps와 100Mbps급의 Ethernet을 통해 의료영상획득기기들, 진단방사선과, 각 임상 의사들을 하나로 연결하는 시스템이다. PACS는 관계형 데이터베이스를 이용하여 의료영상을 저장하거나 요청에 따라 검색하여 전송해주는 일을 한다.

Web PACS는 인터넷을 통하여 다 지역 간의 의학영상의 저장 및 전송을 가능하게 하는 시스템이다. 방사선 전문의가 자신의 병원에서 촬영한 환자의 영상을 자신의 진료실뿐만 아니라 집이나 혹은 타 지역에 방문 시에는 볼 수 있게 해주는 시스템이다. 또한 단계별 진료 기관간의 환자 이송이나, 지역적으로 떨어진 분원형태의 의료기관과의 긴밀한 컨설팅을 위하여서는 WAN(Wide Area Network)을 통해 의료영상과 의료정보를 교환해야하는 경우가 빈번히 발생하므로 최근에는 원격 PACS까지를 PACS에 포함하여 개발하고 있는 추세이다.

④ 원격영상진단

원격영상진단(Teleradiology)은 원격 PACS를 이용하여 정보통신망을 통해 한 곳에서 촬영한 환자의 영상을 다른 곳으로 전송하여 진단하는 방식이다. 영상진단 장비만 있고, 방사선과 전문의가 없는 경우에 영상을 방사선과 전문의에게 전송하여 판독하는 경우가 대표적인 경우해 한 전문 영상 진단 장비를 갖추지 않은 병원에 영상을 촬영하여 보내는 영상 촬영 전문 병원의 경우도 이를 적극적으로 도 이를 경우라고 할 수 있다.

원격영상진단이 확산되려면 일반적으로 기관 내에 원격 PACS가 미리 설치되어 있어야 하며, 데이터교환기관 간의 데이터 프로토콜이 일치해야 한다. 또한 의료기관간의 의료수가가 우선 제정되어 있어야 한다. 원격영상진단에는 진단방사선분야가 가장 활발하고 피부영상 및 내시경 영상을 이용한 다른 임상 분야로도 많이 확대 되어 가고 있다.

⑤ 원격교육

원격교육은 지역의료인들에 대해서 상대적으로 높은 수준의 전문가들의 원격의료시스템을 통해 재교육을 실시하는 시스템이다. 원격교육은 양방향일 필요는 없지만 일 대 다 접속의 통신 시스템이 필요하다. 지속적인 원격교육을 통해 의료 수준의 불균형과 지역 의료시설의 활성화를 이룰 수 있게 된다. 최근에는 인터넷의 발달로 화상회의 형식이나 기타 다양한 원격교육 방식의 의료관련 웹 사이트가 많이 활용되고 있다.

⑥ 인터넷 가상병원

인터넷 사용이 일반화 되면서 보통 사람들이 가상병원을 이용한 원격의료가 누구나 쉽게 활용할 수 있다는 점에서 가장 활용도가 높은 원격의료 형태이다. 가상병원을 접할 대상은 투석 환자, 심장 질환자, 암 환자, 수술 후 환자 등이다.

인터넷의 인기 속에 각 병원들은 증상에 대한 간단한 설명과 함께 환자들이 전자메일을 통한 상담에도 응답해준다. 현재 대부분의 가상병원에는 가장 기본적인 상담만이 이루어지고 있고 가정의학적인 정보들을 싣거나 고혈압, 당뇨, 신장병 등에 대한 기초적인 교육 등이 이루어지고 있다.

(5) 원격의료시스템의 기술

원격의료시스템이란 환자 및 정보가 먼 거리로 떨어져 있거나 시간적으로 많은 차이가 발생하는 등 여러 가지 문제로 이해 도달할 수 없는 경우 의료정보 및 전문적 조언의 제공을 가능하게 하여주는 전자적 시스템이라고 할 수 있다.

이러한 원격의료는 고해상도 모니터, 카메라, 전자청진기 및 각종 생체 계측 장치를 형태로 구성되어 있어, 의사와 환자 간 쌍방향 음성, 화상 및 진료 정보의 교환을 통하여 진료를 지원한다.

표 4-9 원격진료시스템을 구축하기 위한 기술

원격의료에서 이용되는 기술	원격의료시스템의 응용기술
• 환자의 의료정보를 수집하기 위한 생체정보 계측 기술 • 자료기록용 컴퓨터 하드웨어 및 소프트웨어 이용 기술 • 자료전송용 통신 시스템, 통신망 및 위성이용 기술 • 의사 및 전문가의 자료해석을 위한 컴퓨터장비 이용기술	• 임상기술(clinical) • 의료교육(medical education) • 정보관리(information management) • 의료행정서비스(administrative service)

① 정보전송의 하드웨어

원격의료의 핵심은 원격지의 데이터를 전송하는 것이다. 데이터의 전송을 위하여서는 정보의 제공자 역할을 하는 서버 또는 중앙장치와 이것에 접속하여 정보를 입력하거나 관찰하려는 데이터 단말기에 해당하는 장치 및 이들 간을 연결하여 주는 정보통신망이 필요하다.

전송하고자하는 데이터는 데이터의 단말장치를 통하여서 입력되고, 데이터의 전송회선을 통하여서 전송되어 서버 또는 센터 장치로 보내지게 된다.

ⓐ 데이터 단말장치

데이터 단말장치는 주전산기를 사용하는 경우에 데이터의 입력과 출력을 위하여 접속하여 사용하던 입출력장치를 말하는 것이다.

ⓑ 서버

서버(server)는 단말장치에서 보내온 데이터를 처리하여 다시 전송하거나, 보관하여 주는 역할을 하는 장치를 말하며, 또는 중앙처리 장치라고 한다. 정보통신망 기술의 발달로 종전의 호스트라고 불리는 중앙집중처리장치에서 요구되었던 기능보다는 서버의 부담은 많이 줄어들었다. 부가적으로 통신기능을 갖는 시스템이 서버 또는 중앙처리 시스템으로 적합하다.

ⓒ 정보통신망

정보통신망(information networks)은 단말장치부터 서버까지, 또는 단말장치 간에 데이터를 주고받기 위해서는 이들 장치 간에 전송회선이 설치되어야 한다. 데이터를 전송하는 전송회선은 모뎀과 전화선을 이용하는 경우도 있으나, 별도로 설치된 전용의 통신망을 이용하는 경우가 대부분이다.

원격의료를 통해 전달되는 정보의 종류에는 음성, 문자, 비디오, 팩스, 생체신호, 정지영상 및 동영상 등의 멀티미디어정보로 전송된다. 정보의 전달 방식은 상호작용방식과 저장전송방식으로 구분할 수 있는데 상호작용방식은 실시간에 이루어지고, 저장전송방식은 실시간의 제한을 받지 않는 것이다. 의료분야의 PACS, 원격방사선, 원격병리는 모두 이 방식을 주로 사용한다.

② 원격의료시스템의 구성요소

가장 기본적인 원격의료서비스에서는 전화기와 직접 연결할 수 있는 인터페이스 장비를 이용하여 일반적인 전화선을 통해 오디오와 정지영상을 송수신 한다.

핸드셋, 캠코터, 카메라, 모니터 정도의 장비가 사용된다. 인터넷 또한 데이터와 텍스트, 정지영상 그리고 제한적이기는 하지만 동영상비디오를 송수신할 수 있도록 해준다.

표 4-10 데이터의 종류 및 수집장치

정지영상	동영상	소리	텍스트
스캐너	비디오카메라	마이크	스캐너
스틸카메라	비디오 플레이어	CD Player	키보드
CD Reader	LD Player DVD Player	Audio Player	-

원격의료시스템은 서비스의 종류나 사용 목적에 따라 매우 다양한 형태로 구성될 수 있지만 기본적인 원격의료시스템의 구성요소는 비슷하다. 최근에는 멀티미디어 기술의 발전으로 단말장치에서, 음성, 그래픽, 화상 데이터의 입출력이 가능하게 되었으며 의료 정보의 특성에 맞는 정보의 표현이 가능하게 되어, 데이터의 입력과 출력이 보다 쉽고, 사용하기 편리하게 되어가고 있다.

출력장치로는 프린터, 필름 프린터, CRT모니터. 액정모니터, 플로터(plotter), 스피커 등이 있고, 저장 또는 재생 장치로는 하드디스크, 플로피디스크, Zip디스크, Jazz디스크, 디지털오디오테이프(DAT), Compact Disk, MOD, DVD 등이 있다.

X-선 사진과 같은 필름형태의 정보는 X-선 스캐너와 같은 디지타이저를 이용하여 획득하며, 동영상과 오디오는 고해상도의 비디오카메라와 비디오, 오디오 레코더, 마이크 등을 이용하여 획득된다.

이미지 또는 오디오와 같이 밴드 폭과 용량이 큰 데이터는 전송과 저장의 편의를 위해 CODEC이라는 하드웨어 시스템을 이용하여 압축을 하거나 압축된 데이터를 재생할 수 있다. 원격의료의 한

분야인 원격회의나 영상조작은 최근에는 대부분 비디오폰이 장착된 컴퓨터시스템을 이용하여 쉽게 해결할 수 있게 되었다. 원격지의 의사가 환자 데이터를 원격지에서 직접 수집하기 위해서 수많은 장치가 원격의료시스템에 포함될 수 있다.

(6) 원격의료 현황 및 전망

의료행위는 환자에게 수집한 여러가지 의학자료를 관찰하고, 이를 바탕으로 추론하여 진단. 치료하는 의사결정 과정을 거쳐 행위가 이루어진다. 의료행위 과정에서 상당한 부분은 정보를 다루는 작업이며, 또한 의료행위 자체가 많은 정보를 발생시킨다.

의료정보의 특징 중의 하나가 시의성이 강하는 것이며, 필요한 정보가 필요할 때 신속히 활용될 수 있어야 한다는 것이다. 이런 특징을 살려 의료정보가 의료 발전에 활용되려면 정보 전달체계의 혁명적 발전이 필요하고 이것이 초고속망이다.

즉, 의료에서 발생되는 정보는 어느 것이나 초고속망을 통해 필요한 사람에게 전달될 수 있다면 이는 의료의 혁명적 발전을 가져올 수 있다. 현재의 정보통신 기술의 발전이 이를 가능하도록 하고 있으며, 특히 의료에서 중요한 데이터의 많은 부분이 영상 데이터인데, 이 영상 데이터까지 초고속정보망을 통해 어려움 없이 전달될 수 있다는 것이다.

현재 원격의료가 활발히 추진되고 있는 미국 등 선진국에서는 원격의료가 실용화 단계에 있으며, 미국의 경우 20여개 주(洲)에서 원격의료 프로젝트를 수행하고 있다. 그 중 오클라오마주에서 1995년부터 50개의 농촌지역 병원과 대도시지역 병원을 연결하여 세계에서 가장 큰 규모의 원격의료서비스를 시행하고 있다. 또한 VISTAnet 및 MICA(Medical Information Communication Application) 프로젝트를 수행한 캘리포니아 샌프란시스코 대학에서도 부속병원 간에 X선 영상을 송수신하는 광통신망을 구축하였다.

메이요 클리닉의 원격의료는 3개 지역(플로리다주 잭슨빌, 아리조나주 소콧대일, 미네소타주 로체스터)의 의사, 연구자, 교육자 그리고 행정가의 상호통신을 위한 위성비디오시스템의 설치로 시작하였으며, 1995년에는 원격의료시스템을 통하여 3개 지역간 700건 이상의 심장수술자문을 실시하였다.

일본에서는 1973년 나가사키와 이쯔시마에 심전도영상을 전송하여 의학적으로 판단하는 실험수준의 노력을 실시하였으며, 그 후 낙도와 본토의 의사간에 원격의료를 정보 슈퍼하이웨이 구축의 일환으로 정보화 추진 연대본부를 정부 내에 설치하여 병원과 가정을 통신으로 연결하는「재택의료시스템」계획과 의원 및 전문병원을 연결하여 CT 등의 의료영상을 전문의가 원격으로 판독하려는「원격방사선진단시스템」계획을 추진하였다.

오늘날 정보통신 기술 및 사회경제의 여건이 호전되면서 대부분의 3차 종합병원을 중심으로 PACS를 도입하여 활용하고 있으며, 2002년 월드컵 축구대회에서는 세브란스병원이 한국통신과 정보통신부에서 지원하여 개발한 HMRET(High quality Multimedia Real time Emergency Telemedicine)를 이용하여 상암동 주경기장과 응급진료센터간에 화상을 통한 원격의료서비스를 실시한 바 있다.

또한 초고속정보통신망을 활용하여 국가전산망계획 하에 보건복지망을 설치하자는 것이며, 정부는 이 망을 활용하여 보건의료분야의 정보화를 조속히 확산시키기 위한 사업을 시행하고 있다.

최근에는 차별화된 진료서비스를 위하여 어디서나 환자정보에 접근하여 신속·정확하게 진료 받을 수 있도록 하는 모바일 환경의 진료지원 서비스를 수행하기도 한다. 기존의 병원정보시스템은 진료가 이루어지는 의료현장과 떨어진 별도의 데스크탑 PC에서 진료정보의 조회와 이를 출력한 자료를 이용하여 진료가 이루어졌으나, 모바일 진료지원시스템은 다양한 인프라와 PDA 단말기를 이용하여 진료현장의 환자 바로 곁에서 항상 최신의 자료로 정확한 진료를 수행할 수 있게 하는 최적의 진료환경을 제공하는 것이다.

2005년 이후 개방된 의료시장 환경 하에서 원격의료서비스는 환자의 원격의료 수요의 유형 및 규모 등에 따라 활용되어 그 경쟁이 치열하여 질 것으로 전망된다. 그리고 국가간 원격의료의 경쟁력은 의료의 특성상 의료지식 및 기술의 우월성이 우선적으로 작용할 것이며, 이를 지원하는 정보통신 기술 및 서비스 능력은 차순위의 경쟁력 요소라 할 수 있다. 이러한 관점에서 볼 때 개방된 의료시장 하에서는 기존의 의료시장에서 경쟁력을 가진 의료기관들이 세계시장을 신점할 것이라는 전망이 나오고 있다. 또한 원격의료를 통한 해외 시장 진출은 의료기술, 축적된 의료정보 및 지식 등에 의한 경쟁력, 진출국가의 원격의료 수요의 형태, 규모, 내용, 의료사회의 문화, 법 및 제도, 대상국가의 정보통신기술 기반 및 활용 수준 등을 충분히 분석하여 철저히게 대비해야 할 것이다.

CHAPTER

05

의료관광정보와 상담

Ⅰ. 의료관광상담의 필요성

Ⅱ. 의료관광목적지 선택과정

1. 지각(perception)과정
2. 정보의 원천 및 민감성
3. 지각적 편견 및 지각방법
4. 편익세분화

Ⅲ. 의료관광 상담시스템

1. 의료관광전문가
2. 의료관광 알선회사

Ⅳ. 의료관광컨벤션

1. 컨벤션의 정의
2. 의료관광국제회의 참가
3. 의료관광국제회의 개최

CHAPTER

05

의료관광정보와 상담

Ⅰ. 의료관광상담의 필요성

의료관광알선업의 성패는 양질의 정보를 생산·판매하는데 있다고 해도 과언이 아니다. 특히 의료관광알선업자는 정보의 축적을 통하여 효과적인 상담의 기능을 제공하고 상담료를 수수하는 전문분야로의 성장을 목표로 하고 있다. 또한 훌륭한 의료관광상품에 대한 지식은 훌륭한 정보에서 나오고 훌륭한 분석방법의 채택이 필요하다.

전 세계의 모든 참고자료도 연구되지 않고 정보분석 능력을 갖고 있지 않은 중개업자에게는 효용가치가 없는 것이다. 따라서 우리나라의 의료관광업계는 정보시스템 구축의 중요성을 재인식하여 업무효율성과 경쟁성을 제고하고 전 직원의 정보마인드 형성을 위하여 많은 노력을 기울여야 한다. 특히 정보체계 구축의 초기비용의 부담을 줄이기 위하여 각 병원 및 알선업체의 실정에 맞게 마케팅 부분을 중심으로 개발에 임하고 자체 경영정보시스템을 개발하는 것이 효과적이다.

병원 및 의료관광알선업체의 경영에 있어 상담의 기능은 매우 중요하다. 유형재의 경우에는 소비자가 구입한 물건에 대하여 외형적으로 정보를 보유하고 있기 때문에 정형화되어 있지만 의료관광상품의 경우에는 개별적인 소비자의 욕구에 따라 재가공을 할 수 있기 때문에 소비자의 요구에 즉시 반응할 수 있는 상담의 기능은 매우 중요하다. 특히 전통적인 정보체계인 구전이나 광고전단 등의 방법은 점점 소비자들의 다양한 욕구를 충족시키기에는 부족하다. 따라서 이를 적절하게 수용하기 위해서는 전문가 시스템(expert system)과 검색 시스템(retrieval system)의 활용이 유용할 것이다.

Ⅱ. 의료관광목적지 선택과정

1. 지각(perception)과정

대부분의 상품을 구매할 때에는 제공된 정보에 입각해서 하는 것이 아니라 정보를 지각하는 방법에 의해서 이루어진다. 특정제품과 목적지를 선호함에 있어 일련의 학습된 의사결정기준을 거쳐 제시되는 대체안이 동기와 연동되어 행동으로 연결되기 때문이다.

선호의식이 강화되면 새로운 대안에 대한 지각과 타 대안을 인식하는 방법에 영향을 미친다. 그 예로서 휴양 및 의료관광을 자주 하는 특정개인이 목적지에 대해 잘 알고 있다면, 기후조건, 기술 및 문화수준 등의 평가기준이 점차 개발된다는 것이다. 이는 특정목적지에 대한 마음의 기울임(inclination)이 강화되고, 그 결과, ① 새로운 목적지에 대한 정보를 더 이상 추구하려하지 않고, ② 선호하는 목적지를 계속 선호하게 되며, ③ 선호목적지에 대한 선호의식이 강화됨으로써 해당목적지에 대한 부정적인 요소는 합리화 되거나 낮게 평가되게 된다.

이러한 경향은 병원의 특실이나 항공기의 일등객실(first class) 이용을 선호하는 고객을 대상으로 행한 지각조사에서 나타나는데, 그들은 요금분야에 대해서는 별 차이를 나타내지 않으나 편안함, 쾌적함, 고급 서비스 및 음식물의 제공 때문에 특실이나 일등석을 적극적으로 지각한다는 것이다.

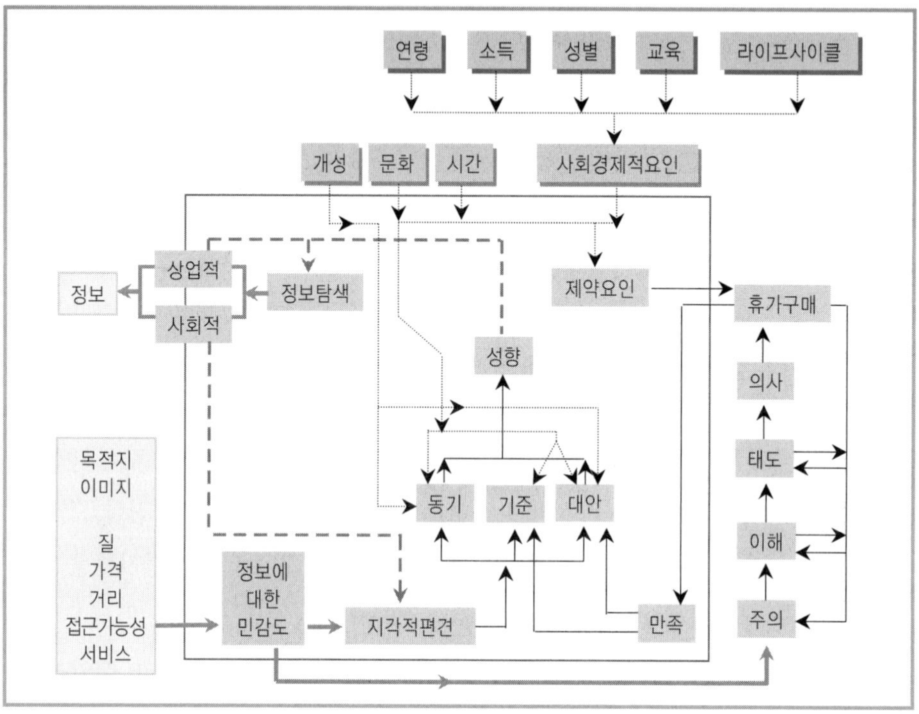

그림 5-1 목적지 선택과정에서 의료관광정보의 민감성

출처 : Mill & Morrison, 1992: 35

정보는 두 가지의 정보원(information sources), 즉 상업적인 환경과 사회적인 환경으로부터 획득된다. 전자는 병원 및 기업, 목적지, 그리고 의료관광관련산업 등으로부터 얻은 정보와 관련하는

것으로, 이 정보는 의료관광객에게 상품을 구매하도록 설득하고, 일단 구매가 이루어지면 그로 인한 이익창출에 관심을 갖는 기업과 조직에 의해 이루어진다.

한편 친지나 동료 등의 준거집단(reference group)의 특징을 갖는 후자는 의료관광상품의 구매에도 불구하고 아무런 물질적 수혜가 수반되지 않으므로 정보나 조언은 보다 객관적이고 신뢰성이 높다. 이에 따라 의료관광객은 목적지에 관한 의사결정시에 이러한 준거집단의 건의와 조언을 수용하려는 경향이 있다.

사람들은 의료관광상품 구매시 필수적인 과정인 외부환경 탐색과정(external search)에서 대체로 많은 시간을 소비하게 되는데, 구매액이 크면 클수록 탐색소요시간은 증가된다. 그 첫째 이유는 의료관광상품의 구매에는 많은 돈과 시간이 필요함은 물론이고, 여러가지 위험이 내재하므로 품질이나 내용이 기대에 미치지 못한다고 인식하면 구매를 포기하고 다음 기회의 것을 기대하기 때문이다. 둘째 이유는 의료관광상품의 구매가 의료관광객이 그것을 사전에 이용해 볼 수 없는 무형상품을 구매하는 까닭에 2차 또는 3차 정보원에 의존하는 구매탐색과정을 거치기 때문이다. 그렇기 때문에 의료관광객이 목적지를 달리 선택하려는 성향과 함께 보다 많은 정보탐색을 시도함으로써 적절한 선택을 할 수 있도록 성실히 지원해주어야 할 것이다.

2. 정보의 원천 및 민감성

의료관광 목적지의 선택시 활용되는 정보원천 중 친지 및 친구, 가족이라는 사회적 환경이 유용한 수단이 된다. 그러나 상업적인 환경이 이용가능한 의료관광목적지를 알려주는 정보제공적인 기능(information function)을 가지는 것에 비해서 사회적 환경은 잠재관광객들에게 대체지를 평가하는 수단으로서의 기능을 한다.

잠재의료관광객들의 정보추구방법을 마케터가 정확히 파악한다면 시장세분화와 표적시장에 효과적으로 도달할 수 있는 전략개발이 가능해진다. 다양한 세분시장이 존재한다는 사실은 곧 다양한 정보원천이 필요하고 그것이 유용하게 활용되고 있음을 시사해준다.

정보는 잠재의료관광객들이 원할 때 가장 유용해지는데, 계획을 전혀 생각하지 않을 때와 이미 결정한 뒤에 제시되는 목적지 광고(destination advertising)는 광고효과가 나타나지 않으므로 광고시기가 중요하다는 것이다.

다양한 정보원천을 활용하면서 오랫동안 정보수집활동을 하는 의료관광객은 의료관광계획을 수립하려는 자, 의료시술 후 관광을 통해 흥분과 즐거움을 추구하려는 자, 그리고 장기간의 휴양 및 요양을 예정하고 있는 사람들에게 찾을 수 있다.

의료관광객이 의료관광알선업체와 여행사를 이용한다고 간주할 수 없지만, 장거리와 항공이용 관광객의 증가추세에 따라 의료관광알선업체와 여행사에 의한 정보원천으로서의 기능과 역할이 더욱 중시되어 가고 있다.

그러나 사회적 환경 또는 상업적 환경으로부터 얻는 정보는 잠재고객들이 그것에 예민하게 반응할 때만이 수집 가능해진다. 여기서 민감성이란 수많은 정보에 대해 그것을 수용하려는 마음으로 기울어지는 일차적인 기능을 의미하는 것으로, 의료관광에 관심을 가지고 그에 관한 정보에 귀 기울이는 성향을 일컫는다. 만약 특정지역에 의료관광을 계획하고 있다면 그 곳의 기후, 물가 그리고 의료 및 사회상황 등에 관한 정보에 관심이 집중될 것이지만, 의료관광계획이 없는 사람에게는 이러한 정보에 대한 민감성은 둔화되거나 무시될 것이다.

정보에 대한 민감성은 양면적인 기능을 가지고 있다. 따라서 만일 정보가 이미 알고 있는 것과 유사하면 너무 단순하거나 간단한 것으로 취급되어 무시되고, 또 광고나 개인 의견 등의 정보가 수용하기 어려울 정도로 혼란스럽거나 애매모호할 때는 자기방위의식이 발동되듯 그 정보는 회피되고 관심을 끌지 못하게 된다. 이 과정이 바로 정보량의 통제과정이다. 정리하여 말하자면 정보가 잠재의료관광객의 관심을 유발시키려는 수용력(capacity of absorb)에 적합한 것이어야 한다.

3. 지각적 편견 및 지각방법

정보수신과정(information receiving)은 수용될 정보의 양을 조절하지만, 수용될 정보의 양은 정보를 지각하는 방법에 따라서 왜곡될 수도 있다. 이는 동일한 광고를 접하는 사람마다 서로 다르게 인식하는 경우에서 나타난다. 예를 들면 광고를 긍정적으로 수용하는 사람이 있는가 하면 부정적으로 인식하는 사람도 있다.

동기로부터 기인하는 피드백, 대안 그리고 평가기준 등이 수신된 정보의 이미지에 영향을 미치게 되는데, 예를 들어 특정 목적지를 방문하거나 특정 의료시설 및 호텔에 머문다는 사실은 해당 목적지와 의료시설 및 호텔에 대한 이미지를 긍정적으로 변화시킨다.

휴양을 위해 번잡함을 피해서 조용한 곳에서 쉬고 싶어 제주도를 선택했으나 제주도민들이 문화행사에 참가하는 장면을 담은 광고를 보여주면, 잠재의료관광객들의 동기에 부적합하여 부정적으로 인지되고 말 것이며, 또 화려한 장면을 광고하는 것도 이들의 동기와 무관한 것이어서 긍정적으로 인지되기 어렵다.

사회적·상업적 환경으로부터 전달되는 정보는 왜곡될 수 있으나, 개인으로부터 수집되는 정보는 지각적 편견(perceptual bias)의 정도가 적다. 그것은 정보를 수용하는 개인당사자가 사회적 환경으로부터 얻은 정보를 더 신뢰하고 친지 등의 준거집단, 즉 사회적 환경이 제공하는 정보는 전달되기 전에 이미 가치관에 의해 여과되었기 때문이다. 지인들이 권유 및 추천하는 방문지는 취향에 부합되거나 경험상 만족스러웠을 때에만 가능하다.

정보는 적극적으로 추구할 때 왜곡의 정도가 감소한다. 의료관광객이 어떤 형태가 만족스러운 경험을 많이 제공해 줄 것인가를 확신하지 못할 때와 특정 목적지에 대한 선호도가 낮을 때에는 정보를 지각하는 방법에 거의 차이가 나지 않는다. 이와 동시에 다양한 대안에 만족하지 못하며 만약 의료관광의 구매가 중요할 때는 사회적 환경의 정보를 더 중시하게 되고, 이에 크게 의존한다. 한편 저렴한 가격의 상품을 탐문하던 중 요금을 조금만 더 지불하면 많은 편익을 제공받을 수 있다는 정보를 접하면 이 사실을 중시해서 최염가 지향의 의사결정기준이 변화될 수도 있다. 지각과 행동 간에는 연관성이 있기 때문에 획득한 정보에 대한 지각에 기초해서 상품구매를 결정하게 되는 것이다.

일반적으로 제품과 서비스는 편익 또는 속성의 묶음으로 생각되는데, 특정상표에 대한 일반적인 선호도와 그 상표가 갖는 속성에 기초해서 형성되는 심리적인 연상관념은 항공사의 선정과 목적지의 결정 그리고 경관의 선택 등에서 잘 나타나고 있다.

편익의 묶음인 패키지상품 구매시의 의사결정은 패키지상품에 포함된 속성이 욕구충족에 유용할 것인가에 대한 판단에 근거해서 이루어진다. 따라서 패키지 투어상품은 다양한 욕구를 만족시킬 요소를 포함해야 한다. 안전욕구와 존경욕구 등이 충족되어야 하며 이미지에 부합되어야 한다. 이때 이미지는 실제적인 자기 이미지보다는 남들로부터 지각되고 싶어하는 이상적인 자기 이미지에 더 역점을 두는 경향이 있다.

자기 이미지의 개념은 의료관광시장을 의료관광객의 자기 이미지 기준에 따라 세분화할 수 있고, 포지셔닝할 수 있으므로 의료관광산업의 마케팅 전략 전개시에 중요한 의미를 갖는다.

이러한 마케팅 전략은 마케팅 컨셉과도 일치한다. 왜냐하면 마케터가 마케팅 컨셉 하에서 의료관광객의 욕구나 자기 이미지를 결정한 뒤에 그에 상응하는 의료관광상품을 개발 · 판매함은 물론이고 판매촉진 역시 그러한 특성에 부응해서 설계하지 않으면 안되기 때문이다.

한 개인의 전반적인 이미지는 여러 부문으로 구성된다. 첫째, 실제적 이미지로서 진정한 자아를 의미하는데, 이는 실제로 구매를 지배하고 있다. 둘째, 이상적 이미지로서 무엇이 되려고 갈망하는 것인데, 고객들이 추구하는 바를 알 수 있어 마케터가 시장을 파악하는데 용이하다. 셋째, 자기 이미지로서 이는 실제적 이미지와 이상적 이미지가 혼합된 것이다.

위트에 의하면 개인은 ① 자기 이미지에 부합되는 제품구매 ② 자기 이미지에 부합되지 않는 제품 회피 ③ 집단행동기준(group norma of behavior)과 같이 높은 연관성을 갖는 제품구매 등의 방법을 통해 자기 이미지를 유지하려고 한다고 하였다.

실제와 이상, 그리고 자기 이미지의 세 가지 측면은 전적으로 개인과 관련되며 외부인들에게 자신이 어떻게 평가되는가를 보여준다. 외부인이 개인에 대해 갖는 인상은 관심의 보편성, 지각된 요구, 그리고 친교를 증진시켜 나갈 수 있을 것인가의 여부에 따라 결정되므로 구매행동에 영향을 미친다. 즉 자신의 구매형태는 타인의 구매형태에 영향을 미칠 수 있는 것이다.

준거집단의 자아(reference-group self)는 타인이 자신을 어떻게 보는가에 의존한다는 것으로, 이는 실제자아보다 중시된다. 대부분의 사람들은 사회계층과 준거집단 및 그들이 중시하는 사람들과 비교해서 자신을 지각하고 상대적 위치를 결정한다. 따라서 의료관광마케터들은 잠재의료관광객들이 어느 집단을 비교대상으로 하고 있는가를 결정한 후 바로 비교대상 집단이 해당상품을 구매하고 있다는 메시지를 전달함으로써 촉진효과를 기대해야 할 것이다.

4. 편익세분화

소비자는 제품을 구매할 때 그들이 지각하는 욕구를 충족시킬 수 있을 것으로 인식하고, 그러한 충족이 중시될 때 구매가 이루어진다. 뿐만 아니라 소비자는 자신의 기존이미지에 일치되거나 자기 이미지를 향상시킬 수 있을 때, 그리고 자신이 자주 접하는 준거집단의 것과 부합된다고 인식될 때 상품을 구입한다. 이런 과정을 마케팅의 실행시에 효과적으로 활용하려면 잠재관광객을 여러 시장으로 세분하고 각 세분시장이 추구하는 다양한 편익에 근거해서 해당세분시장에 부합되는 각종의 의료관광상품을 개발해야 한다.

휴양 및 요양을 필요로 하는 사람들은 성형 및 치과, 안과 등의 치료 및 시술을 필요로 하는 사람들보다 아름다운 경관, 쾌적한 환경, 좋은 기후 등에 많은 관심을 보인다. 의료관광에 참가하는 방문객들은 각자 추구하는 편익이 다르다고 할 수 있다. 의료관광 수요시장에서 추구편익(benefits sought)에 의한 세분화는 자신이 속한 지역사회와 다른 문화를 접해보고자 하는 집단, 다른 지역에 비해 고도의 의료기술 때문에 참가하는 집단, 다른 지역에 비해 저렴한 의료비용 때문에 참가하는 집단, 의료정보를 얻기 위해 참가하는 집단, 특정지역의 시설 방문을 목적으로 참가하는 집단 등 다양한 형태로 구분될 수 있다.

그리고 성형·피부의료관광의 경우 젊은 연령층 및 여성층의 흥미를 불러일으키고, 안과·치과 의료관광의 경우 중년층의 관심을 끌기가 용이하며, 한방의료관광의 경우 노인층, 가족단위의 방문객을 유인하기 쉽다.

사회·심리적 동기는 목적지의 속성과는 무관하며 목적지 자체는 심리적 욕구를 충족시키는 매개물로서의 기능으로 전환된다. 의료관광알선업체 및 여행사를 이용하는 의료관광객 대부분은 목적지의 일반적 상황에 대해서만 알고 있으므로 마케팅 관점에서 특정욕구를 만족시키기 위해 다양하고 독특한 편익을 제공하는 장소로서의 목적지를 설정하는데 어려움이 있다.

특정목적지에 대한 의사결정이 평소 자신이 갖고 있던 지각과 일치되면 그 지각과정은 의료관광객을 이해하는데 도움이 되고, 동시에 마케터가 의료관광객의 목적지에 대한 선호도를 높이기 위한 방안모색에 효과적으로 활용할 수 있다. 사회적·상업적 환경으로부터 얻어지는 정보는 지각과정을 통해 이미지로 형성되는데, 이렇게 형성된 이미지는 목적지의 촉진메시지보다 더욱 개인적인 지각에 예민하게 기능한다.

잠재고객들의 메시지에 대한 감수성과 지각에 영향을 미치는 요인은 많다. 이러한 요인들은 동시에 작용하고, 또 상호간에 영향을 끼치기도 하는데, 첫째는 기술적 요소이고 둘째는 이미지 형성력이며, 셋째는 거리에 대한 지각이다.

1) 지각과 기술적 요인

기술적 요소는 목표, 상품, 그리고 현존하는 서비스와 관련된다. 특정상품과 서비스가 갖는 다양한 요소인 가격, 품질, 서비스, 유용성 등은 상품과 서비스 그 자체를 통해 소비자에게 전달되며, 암시적인 자극제로서 언어나 그림 등을 이용하여 상징적인 방법으로 소비자에게 전달할 수 있다.

기술적 요소에 해당되는 것을 보면 규모, 색상, 자극의 강도, 역동적인 광고, 대조, 타 광고와의 구별 등이다. 규모는 시설의 규모, 광고의 규모, 운영의 규모 등을 의미하는데, 대규모성은 잠재고객의 관심을 크게 유발할 것이다. 색상광고는 관심을 많이 끌어 흑백광고보다 50%이상 효과가 증대되는 것으로 조사되었고, 자극의 강도는 색상의 명도, 인상적인 언어의 사용, 그리고 현재와 과거의 구매경험의 중요성 등이 포함된다. 구매경험의 중요성을 강조함으로써 해당메시지에 대한 관심을 많이 갖도록 유도할 수 있으며, 또 자극을 반복하면 메시지를 한층 강화시킬 수 있다. 이는 소비자가 메시지를 빈번히 접할수록 주의가 그만큼 더 환기됨을 의미한다.

또한 역동적인 광고가 정태적인 광고보다 관심을 더 유발시키는데, 이는 TV광고가 신문광고보다 대체로 효과적이며 신문광고시에도 지면의 상단에 게재하는 것이 독자의 관심을 유발시킬 수 있다는 것이다. 대조 또한 일련의 자극과 관심을 유발시키는데, 색상·크기·형태 및 자극의 강도를 다양화함으로써 소비자의 기대치와 실제 지각 간에 차별을 기할 수 있다. 마지막 기술요인은 동일 지면에 게재되는 타 광고와 구분되도록 광고 주위에 여백을 남기는 것이다.

이상에서 언급한 여러 요소는 서로 작용하게 되는데, 그 효과가 극대화되려면 이들 요소가 최적으로 결합되어야 한다. 〈표 5-1〉은 주의력 확보요소의 사례이다.

표 5-1 주의력 확보 요소

요소의 과제	수단의 사용	목표
품질 가격 차별성 이용가능성 서비스	규모 색상 집중 움직임 위치 대조 격리	주의집중

2) 이미지 형성력

기술적 요인은 잠재의료관광객들이 정보에 접근할 수 있게 하지만 실제로 획득한 정보와 인상은 이미지를 형성하는 수많은 요소에 의해 왜곡된다. 과거에 체재했던 휴양 및 의료시설, 호텔시설에서 경험했던 서비스에 대한 지각 때문에 그 시설을 다시 이용하고자하는 마음이 드는 것과 같이 의료관광객들은 자신의 지각과 이미지를 지속시켜 나가려는 경향이 있다.

의료관광상품의 이미지는 그 상표가 의료관광객들로부터 지각되는 양상 또는 인상으로서, 상표가 지닌 특성이나 종사원의 이미지보다 중시된다. 따라서 중요한 것은 의료관광시장에서 자사상품의 독특한 위치, 즉 포지셔닝을 결정하는 문제인데, 포지셔닝은 상품 뿐만 아니라 지각적·심리적 포지셔닝도 가능하며 그러한 포지셔닝을 위해 광고커뮤니케이션을 이용하는 것이 효과적이다.

확신을 가진 사람은 신속한 대처가 가능하고, 긍정적인 요소를 쉽게 발견하며, 친화력도 발휘한다. 그러나 신중한 사람은 의사결정시에 시간을 다소 끄는 경향이 있는데, 이것은 지각에 정확성을 기하기 위함이다. 외부자극에 반응하는 성향은 개개인의 정신상태와 관련되는 문제로서 학습반응의 필요성을 강조해 오고 있다.

사람들은 기대하는 것을 지각하는데, 다른 정보를 추가해서 특정한 이미지를 형성시키기도 하고, 과거의 이미지가 긍정적일 때는 정보를 긍정적으로 수용하고, 부정적일 때는 부정적으로 지각한다. 또한 익숙한 경험과 유사한 새로운 정보를 접하게 되거나 지각하면 과거에 경험한 행동과 유사한 방법으로 그 정보를 수용하게 된다.

즉, 특정 지역의 한 휴양지나 의료시설에 대해 긍정적으로 생각되면 그 지역의 주변 휴양지나 의료시설에 대해 긍정적으로 수용하게 되고, 특정 휴양지나 의료시설의 상품에 만족하면 그 곳의 다른 신상품에도 그러한 감정을 연장시켜 호의적으로 되는 경우가 많다.

광고주는 이 사실에 주목해서 의료관광객의 마음속에 인식변화가 일어나도록 노력해야 한다. 의료관광객들은 유사성격의 지역을 유사하게 취급하려는 경향이 있기 때문에 목적지 마케터는 다른 목적지와 차별화시킬 수 있는 특징을 광고문맥 등에 제시해야 한다.

또한 의료관광객이 특정상황을 지각하는 데는 상이한 사회 및 문화적인 그룹에 의해서도 영향을 받는데, 특정 목적지가 가지고 있는 매력도 상이한 문화권에 속한 국민들 간에 각기 다르게 지각된다. 이처럼 지각의 차이가 다양하게 나타나는 세분시장에는 상이한 마케팅 주제로 접근해 나가야 한다.

3) 거리에 대한 지각

거리와 이에 대한 의료관광객의 지각문제는 의료관광부문에서 중요한 부분을 형성한다. 왜냐하면 거리의 장·단에 따라 의료관광객의 의료관광 참여여부에 현격한 차이가 나기 때문이다. 의료관광객들이 거리를 어떻게 인식하느냐에 따라 장애요소가 될 수 있다. 미국의 의료관광객들은 저렴한 비용과 가까운 거리 때문에 멕시코나 쿠바, 브라질 등을 이용하고, 영국의 의료관광객들은 긴 대기시간의 단축과 가까운 거리로 인한 저렴한 항공료 때문에 헝가리, 폴란드, 체코 등의 동유럽을 이용한다.

그러나 거리에 대한 인식은 고정적인 것이 아니라 변화한다. 오히려 거리에 대한 지각은 의료관광객이 처한 사회·경제적 환경에 따라 변한다고 볼 수 있다. 그러므로 고소득자와 좋은 직업을 가진 사람들은 거리와 상관없이 고품질의 서비스와 고비용 의료관광을 선호한다.

후진국의 부유층들이 의료선진국인 미국, 독일 등에서 수술을 받는 것과 프랑스 등의 휴양지로 의료관광을 떠나는 것 등을 예로 들 수 있다.

Ⅲ. 의료관광 상담시스템

의료관광산업은 정보기술(Information Technology)의 적용과 인공지능(Artificial Intelligence)을 적극적으로 수용하고 있다. 전문가 시스템(Experts System)은 AI기술의 가장 두드러진 산물이며, 특별히 의료서비스산업에 적당한 것으로 나타났다. 많은 경우에 의료서비스는 고객의 요구에 즉각적으로 대응할 수 있는 전문가를 필요로 한다. 유형상품의 경우에 전문가의 지식이 물리적 속성에 고착되어 있는데 반하여 서비스는 항상 개인적인 고객의 필요에 따라 특별한 개성과 재구성에 의존한다.

ES는 특별한 영업사원이나 상담자에 의해 주어진 서비스의 실과는 별개이다. ES의 도움으로 상담자는 최상의 동료를 얻을 것이다.

1. 의료관광전문가

1) 의료관광전문가의 역할

국가 정부 차원에서는 하나의 국가산업으로서 의료관광을 활성화시킴에 따라 의료관광전문가가 필요하다.

의료관광전문가(Medical Tour Consultant)란 국내외 병원에 진료 및 치료 서비스를 받고자 하는 사람들에게 다양한 의료관광서비스를 제공하고 연계된 프로그램을 진행하는 전문가로 의료 서비스와 휴양, 레저, 문화 활동 등의 관광프로그램을 기획하고 진행하는 전문직이라고 할 수 있다. 이들은 병원을 상대로 의료 관광에 관련된 마케팅이나 대외적인 홍보업무, 의료관광 아이템에 대한 전문기획 업무까지 기획과 마케터 또는 컨설턴트로서 향후 의료관광시장에서 다양한 활동을 수반할 수 있다.

의료관광전문가가 되기 위해 배워야할 분야가 폭 넓은 만큼 배운 후의 응용분야도 넓은데, 의료관광상품기획 전문회사, 여행사, 호텔, 병원, 종합병원, 그리고 중앙정부. 지방자치단체에서도 전문가의 영입이 필요한 상황이므로 진출분야는 매우 넓다. 따라서 의료계의 수요증대에 따라 안정적인 전문 직업으로서 자리를 잡을 것이며, 국제 환경 변화에 따른 글로벌비지니스의 한 축을 담당할 것이다.

2) 의료관광상담과 결정과정

의료관광객이 의료관광알선업체나 여행사로부터 얻을 수 있는 상담의 질은 경쟁업자와의 차별화, 전화·우편에 의한 예약 또는 비디오텍스트 시스템에 의한 직접적인 예약을 만드는 것이다. 원칙적으로 의료관광상담은 전문가 시스템을 통해서 상담을 포함한 의료관광 결정과정이라고 할 수 있다.

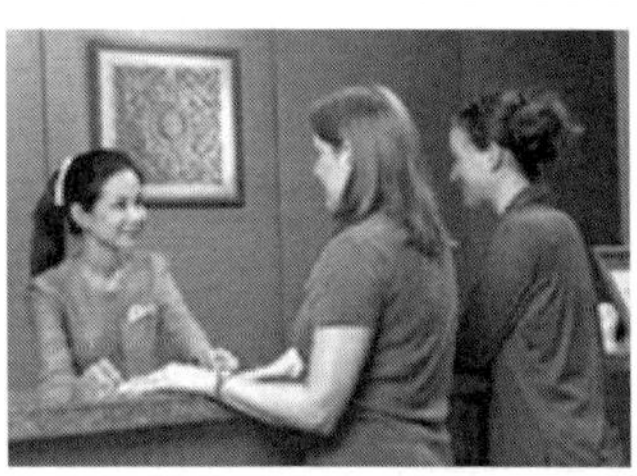

의료관광 관계자의 모습

의료관광알선업체나 여행사를 이용하는 의료관광객의 비율은 나라와 연구형태에 따라 다양하겠지만 일반관광에 비해 높은 편이다. 따라서 의료관광상담에 대한 전문가와 수정(retrieval) 시스템의 접근은 의료관광객에게 더 완벽하고 관련있는 정보를 원한다는 전제에 기초하고 있다.

의료관광목적지 선택은 높은 관여를 가진 결정이기 때문에 의료관광객들은 실질적인 정보를 얻고자 한다. 컴퓨터화된 예약시스템(CRS)은 의료관광동기, 이익, 목적지 이미지, 감지위험과 같은 다양한 설명과 관계된 행동의 수정기술과 결합하여 정보와 동기·이익 등에서의 상담과정을 위한 적당한 데이터베이스를 만들고 의료관광의 특성(목적지, 교통수단, 숙박형태)을 파악하여 상담의 질을 높이고 고객이 예약상황에서 입증할 수 있는 판매논쟁으로서 구체화될 것이다.

의료관광알선업체나 여행사에서 직원은 고객을 위한 의료관광상품을 판매하는 의료관광상담과정을 통해 의료관광객의 이익을 탐색한다. 선택된 의료관광은 필요와 욕구를 충족시켜 주어야 한다. 의료관광상담에서 선호되는 특징의 첫 번째 단계는 의료관광의 개념을 이용할 수 있고, 두 번째 단계는 제공된 의료관광개념과 조화시키기 위해 희망하는 의료관광의 개념을 묘사한다.

의료관광의 일반적인 대표성이 주어진 의료관광상담은 의료관광객에게 조언하는 것이다. 이러한 경우에 컴퓨터의 지원은 상담의 질을 향상시키는 두 가지 방법을 내포한다. 첫째, 상담원에게 성공적인 컨설팅을 재인식시키고 대화를 구성할 수 있도록 도울 것이다. 경험이 부족한 상담원들은 스크린에 상기되어진 제안을 따르므로 양질의 상담을 제공할 것이나. 둘째, 고객의 요구와 양립할 수 있는 의료관광선택의 전 범위를 보장한다. 상담원의 기억능력은 더 이상 애로사항이 아니며, 컴퓨터는 고객의 욕구에 따른 어떤 제안을 잊거나 간과하지 않을 것이다.

3) 의료관광 상담프로그램의 설계

컴퓨터를 이용한 상담과정을 유형화하기 위한 표준화된 방법은 없다. 의료관광알선업체나 여행사의 판매방식은 복잡하고 직관적이어서 컴퓨터화된 지원시스템에 의해 통제하기가 어려우나, 다음의 2가지 시스템으로 문제들을 해결할 수 있다.

첫 번째 접근은 전문가시스템의 감각적인 버전으로 구성된다. 규칙과 결론이 프로그램 코드 안에 이미 존재하는 전통적인 프로그램과 다르게 전문가시스템은 명백한 추론의 조정자를 만든다. 새로운 요소 · 규칙 또는 결론은 지식이 존재하는 몸체로 결합되자마자 소위 룰 베이스 (rule base)라 불리는 것의 분리는 최신화된 시스템을 설비한다. 가장 향상된 시스템은 Knowledge Engineer의 도움 없이 시행착오를 통해 자동적으로 규칙을 적용시킴으로써 배워질 수 있다.

두 번째 접근은 인공지능언어(PROLOG)로 쓰여진 꼭 맞는 프로그램을 제공한다. 이것은 컴퓨터 지원의 의료관광일정을 선택하고, 일정을 조화시키는 사용자 대화의 결합으로 인지한다. 유연성, 속력, 효과, 쉬운 사용, 구성비용, 최신화 등 전문가와 의료관광일정 시스템을 시험하기를 희망하는 관리자에게 이익이 될 것이다.

의료관광알선업체와 여행사는 의료시설 및 투어 오퍼레이터와 접촉함으로써 추천된 상품의 이용가능성을 체크한다. 상담 모듈은 하나의 온라인 예약 시스템으로 통합되어야만 한다. 의료관광은 일정한 시스템을 요구하는데 의료관광과정을 계획하는 상품은 협력이 필요하다.

컴퓨터지원상담시스템은 두 개의 원천으로부터 시장에 침투하는 것을 가능하게 한다. 첫째, 컴퓨터화된 예약시스템은(항공사 또는 호텔의) 상담 모듈을 의료관광알선업체와 여행사에 제공된 소프트웨어 시스템 안으로 쉽게 삽입할 수 있게 한다. 둘째, 수많은 하부조직을 운영하는 대규모 여행사는 컴퓨터지원을 통하여 상담능력을 높임으로써 다른 소매판매망 위에 경쟁적 우위를 찾을 수 있다. 또한 공공부문이 비디오텍스트 네트워크에 의해 상담시스템에 직접 접근할 수 있다면 투자는 더 빠를 것이다.

컴퓨터지원상담시스템을 채택하기 위한 환경은 여행 브로셔가 점차적으로 비디오 디스크와 같은 전자매체에 의해 교환될 때 향상되는 경향이 있다. 컴퓨터 프로그램과 디지털화된 시간적 재생산의 상호교환은 상품특성을 나타내는 유용한 그림과 음성을 가진 사용자 대화를 이끌고 있다.

4) 의료관광정보분야의 직업

정보통신의 발전으로 인하여 향후에는 의료관광정보분야의 직업동향에도 많은 변화가 예상된다. 미래에 의료관광정보분야의 전문직업으로 떠오를 분야는 인터넷의 확산과 더불어 의료관광객이나 의료관광관련기업에 다양한 의료관광정보를 신속하게 제공해 줄 수 있는 '인터넷 의료관광정보검색사'의 출현도 가능할 것이다. 그 밖에도 의료관광정보의 기술을 이용한 '의료관광 사이버 마케팅전문가'의 직업이 출현할 것이다. 또한 이러한 의료관광정보의 기능을 지역이나 국가의 시스템과 통합적으로 운영·유지해 주는 지역 혹은 국가의 의료관광정보시스템 구축전문가도 출현하게 될 것이다.

그 밖에 관련업체에서의 정보전문직업의 특색을 보면 다음과 같다.

① **항공예약담당자** - 대형 센터 사무실의 컴퓨터 화면 앞에서 대부분의 업무를 작업한다. 항공권을 예약하려는 여행사나 고객으로부터의 전화를 처리한다. 컴퓨터 키보드를 사용하여 탑승스케줄, 탑승 여부, 요금, 좌석예약 등을 체크한다.

② **호텔예약담당자** - 예약센터에서 일하면서 여행사·항공사 및

객실을 예약하는 고객들로부터의 전화에 대답한다. 컴퓨터 화면에 나타난 이용가능한 객실을 체크하고, 그에 따라 숙박 예약을 입력한다.

③ **자동차 렌탈 예약담당자** – 여행사·항공사· 일반고객과 전화상으로 예약하며 고객이 요청하는 이용가능한 차량을 파악한다. 또한 예약시 대여일시 및 대여기간, 차의 반환장소(렌트카는 반드시 빌려 간 동일장소에 반환할 필요는 없다)를 컴퓨터에 입력하고 관련정보를 함께 기록해 둔다.

④ **투어 오퍼레이터 예약담당자** – 투어 오퍼레이터로부터 고용된 예약담당자로, 다른 예약담당자와 유사한 일을 하며, 투어의 가능성을 체크하고 전화로 예약을 확인한다.

⑤ **유람선예약담당자** – 유람선회사에서 일하는 예약담당자는 유람선의 상품내용과 출발시기를 고객에게 설명하고 예약과 일상적인 질문을 처리한다.

⑥ **컴퓨터담당자** – 컴퓨터를 운영하는데는 소수인원만이 필요하나, 그와 동시에 자동화는 의료관광산업에서 컴퓨터 관련경력이 필요한 새로운 직종을 창조하고 있다. CRS 벤더는 자사 시스템의 잠재고객을 훈련시키기 위해 직원을 고용하고 있으며, 또한 프로그래머, 장비 인스톨러, 서비스 프로페셔널, 판매 및 마케팅담당자를 고용하고 있다. 일반적으로 이러한 모든 직무에는 항공사 예약시스템 운영경험이 필요하다.

⑦ **기타 관련전문가** – 의료관광산업은 매우 광범위해서 수많은 전문직종이 밑받침되어야 한다. 예를 들어 여행 브로셔와 포스터 작성업무만을 전담하는 그래픽 아티스트가 있고, 광고분야에는 여행관련자료의 문안을 작성하는 카피라이터가 있

으며, 여행간행물의 특수전문가인 레이아웃 아티스트가 있다. 또한 수많은 전문작가나 편집인들이 특수잡지사와 신문사에 취직하고 있다.

2. 의료관광 알선회사

현재 한국에서는 각 대학병원들과 전문병원들이 여행사 및 항공사와 제휴하여 의료의 관광상품화를 추진하고 있다. 조은관광이 고려대학교 병원, 송도병원 등과 손을 잡고 의료관광 상품을 판매하고 있으며 아주관광은 인하대학교 병원, 아산병원, 가톨릭 성모병원등과 함께 의료관광 사업을 펼치고 있다. 2007년부터 의료 관광을 시작해 온 조은관광은 지금까지 300여명의 의료관광객을 한국으로 유치했다고 밝히고 있다. 아주관광 역시 2008년에만 150여명을 유치했다.

또한 삼호관광이 강남 세브란스와 손을 잡고 의료 관광산업에 함께 뛰어 들었고, 하나투어도 고려대학교 병원과의 협력을 본격적으로 시작하였다. 삼호관광은 대한항공 협찬으로 하나투어는 아시아나 협찬으로 각각 미국의 한인 여행사 연합과 연계를 맺어 여행사들이 자사의 관광 상품을 판매할 수 있도록 의료 관광 '홀세일'로 까지 범위를 넓혔다. 서울대학교 병원은 관광사 없이 직접 LA사무소를 낸 경우다. 간호사 2명이 직접 상주하며 상담과 예약을 전담하는 상태다.

선진국에서 의사, 간호사, 전문컨설팅 그룹들이 의료관광컨설팅회사 혹은 알선회사를 설립하여 개별의료고객 및 기업들에게 의료관광정보를 제공하거나 해외치료를 주선하고 있다. 특히 목적지별로 송출국가에 근거지를 둔 의료관광 알선회사들이 있다.

예를 들면 미국회사인 Medical Tourism International과 Planet

Hospital이 코스타리카 의료관광을 알선하고 있고, 미국회사인 Global Choice Healthcare는 멕시코 의료관광을 알선하고 있다. 또한 미국의 IndoUSHealth, Planet Hospital, Med Retreat와 영국의 Taj Medical Group은 인도에 의료관광을 알선하고 있다.

표 5-2 국별 의료관광알선회사 현황

치료 국가	의료관광알선회사	소재 국가	치료분야, 특성
브라질	Med Net Brazil Concierge	미국	브라질아메리칸, 성형수술
	Cosmetic Vacations	미국	NBC 방송 소개, 성형수술
코스타리카	Medical Tourism of Costa Rica	코스타리카	성형수술, 임플란트
	Medical Tourism International	미국	Medical Tourism of Costa Rica 제휴
	Planet Hospital	미국	
체코	Beauty in Prague	체코	유럽국가 대상, 미국인 증가
헝가리	Dental Value	미국	독일의사 헝가리 정착
	Hungary Dental Travel	영국	
	Posh Jouneys	미국	
인도	IndoUSHealth	미국	인도, 미국인
	MedRetreat	미국	
	Planet Hospital	미국	
	Taj Medical Group	영국	인도, 미국인
	Health Tourism Bangalore	인도	Bangalore
	Medtours	캐나다	Mumbai
말레이시아	Gourgeous Gateways	호주	성형수술
	Malaysia Healthcare Network	말레이시아	
멕시코	Global Choice Healthcare	미국	멕시코에 영향력이 가장 큼
	Planet Hospital	미국	
	Plastic Surgeons Mexico	미국	
	Surgical Care International	미국	
싱가포르	Global Choice Healthcare	미국	
	Planet Hospital	미국	
남아공화국	Surgeon and Safari	남아공	
	Surgical Attractions	남아공	
태국	Cosmetic Surgery Travel	미국	
	International Medical Resources	미국	
	MedRetreat	미국	

출처: Patients Beyond Borders

1) 영국의 의료관광 알선회사

(1) Private Healthcare UK

Private Healthcare UK(http://www.privatehealth.co.uk)는 광고와 의료서비스에 대한 소개로 수입을 얻는 포탈회사로, 민간의료보험 안내·판매할 뿐 아니라, 세계 20여 개국에 의료관광을 알선하고 있으며, 영국 및 세계 각국의 의사 및 병원에 대한 정보와 민간의료 정보를 보내고 있다.

이 회사는 의료관광사이트인 www.treatmentabroad.net에서 전 세계 주요 병·의원, 의료비용, 의료진의 자격 및 면허, 여행비와 같은 의료관광상품을 소개하고 있다. 소개하는 지역은 서유럽, 동유럽, 중남미, 북아프리카, 중동, 사이프러스, 몰타, 동남아시아이다.

동남아시아 국가로는 인도, 태국, 필리핀, 말레이시아가 있는데, 여기서 국가별로 치료분야의 가격견적을 제공하고 있다. 개인정보와 치료분야에 대한 의견을 온라인으로 적어 보내면 관련 병의원, 의시, 의료관광회사가 가격 및 관련정보를 제공한다.

주요알선분야는 성형, 정형(슬관절 및 고관절전치술), 치과, 비만, 안과, 스파, 불임치료, 영상검진 등이다.

(2) Lotus Medicine Tourism

Lotus Medicine Tourism(http://www.lotusmedicaltourism.co.uk)은 미국, 영국 2곳, 인도에 사무소를 두고 있으며 영국과 인도의 의사들이 직접 운영하고 있는 의료관광 알선회사이다. 인도, 폴란드, 싱가포르, 스페인에 슬관절 및 고관절전치술, 성형수술, 치과수술, 심장수술 등을 알선하고 있고 환자로부터 수수료 100파운드(2007년 기준)를 받고 있다. 해외에서 제시하는 동일 의료상품에 대해 최저가격 보증제를 실시하고 있고 제휴병원이 개별환자에게 제시하는 가격이하에서 이용이 가능하도록 하고 있다.

(3) Medical Tourist Company

Medical Tourist Company(http://www.medicaltourist.co.uk)는 설립된 지 10년이 되었으며 인도, 사이프러스, 폴란드, 싱가포르, 스페인의 병·의원에 슬관절전치술, 고관절전치술, 성형수술, 치과수술 환자를 보내고 있다.

(4) Mills & Mills Medical Group

Mills & Mills Medical Group(http://www.millsmedical.com)은 영국과 스페인에 병원을 소유하고 있는 국제적인 미용성형 및 미용치과 그룹이다. 스페인 지중해 마벨라 해안에서 영국면허를 가진 의사에게 수술을 받을 수 있다. 런던과 에넥스에 사무소가 있으며 인터넷에서 무료상담과 예약을 할 수 있다.

(5) People Logistics

People Logistics(http://www.people-logistics.com)는 영국에서 가까운 프랑스의 빠드칼레(Pas de Calais)지방의 병원들에게 관절수술을 알선하였다. 매달 50여명을 알선하고 있는데, 국립병원 치료를 수개월 대기하거나 혹은 사립병원 치료비를 감당할 수 없는 영국환자를 대상으로 한다. 고관절전치술과 슬관절전치술의 비용은 각각 6,350파운드와 6,850파운드이다.

People Logistics는 인터넷을 통해 등록 및 상담을 할 수 있으며, 특이한 것은 환자가 인터넷을 통해 몸 상태에 관한 동영상자료를 보낼 수 있다는 점이다.

People Logistics는 프랑스의 수준 높은 의료와 door-to-door 서비스를 강조하고 있다. Northampton에 사무소가 있으며 예약사무, 환자자택으로부터 pick-up 서비스, 프랑스 내 교통편의 등을 제공하고 있다.

2) 미국의 의료관광 알선회사

(1) MTI (Medical Tours International)

MTI(http://www.medicaltoursinternational.com)는 미국 뉴저지주 캠든에서 2002년 의료관광서비스업을 위해 설립되었으며, 주로 면허를 취득한 간호사들로 구성된 그룹이다. MTI는 2005년 약 1,300여명의 환자를 주로 코스타리카와 싱가포르의 병원에 주선하는 회사로 미국 내에서 가장 큰 규모이다.

MTI의 간호사들은 해외의료기관을 직접 방문하여 의료시설과 의료진의 수준이 미국의 환자관리 기준에 적합한지, 편의시설은 충분한지를 점검한 후 협력병원을 정하고 있다.

MTI에서 환자고객과 상담을 하는 직원은 MTI/Rutgers Waterfront Technology Center에서 운영을 하는 국제환자지원프로그램(International Patient Care Program)의 교육을 이수하였다. 이들 직원들은 다년간 미국병원에서 근무한 경험이 있어 미국의 의료서비스 기준을 잘 알고 있으며 또한 미국 등 해외의 의료서비스 및 문화의 차이와 유사점을 잘 알고 있다. MTI는 환자들로부터 해외 의료서비스 정보제공에 대해 단일제의 정액 수수료를 받고 있고 응급상태 혹은 질병상태에 따라 추가수수료는 받지 않고 있다. MTI는 "The Traveling Patient"라는 무료 월간 e-Magazine을 출판하고 있고, 출판물에서 건강과 여행에 대한 정보, 해외 협력병원의 정보, 해외에서의 건강관리 정보를 제공하고 있다.

MTI는 해외병원 또는 의사들로부터 환자 주선수수료를 받고 있다. 그러나 이 수수료는 병원이 마케팅을 위해 지불하는 통상비용이기 때문에 MTI는 병원이 환자에게 청구하는 의료비용에 이들 수수료를 추가하지 않도록 하고 있다. MTI의 간호사 자격을 보유하고 있는 직원들은 해외 협력병원의 의료진이 전문자격증을 보유하였는지, 미국이나 유럽의 면허증을 보유하였는지, 간호사들 역시 적절한 교육과 면허를 소유하였는지 면밀히 점검하여 환자의 안전을 보호하고 있다.

MTI는 외국 의료진 및 직원들과의 의사소통과정에서 발생할 수 있는 의료사고 혹은 실수를 방지하기 위해 노력하고 있다. MTI는 환자들의 알레르기, 건강이력, 특별한 처방에 대한 잘못된 의사소통의 위험을 줄이기 위하여 환자에게 IPiD를 사용하고 있다. 이것은 미국 식품위생국(FDA)이 의료사고를 줄이기 위해 권장하고 있는 측정기로써 환자의 정보와 건강기록을 수록하고 있는 작은 이동식 기록매체이고 환자는 이것을 목에 걸거나 지갑에 보관하고 해외병원을 방문한다.

MTI는 환자가 최적가격으로 의사와 병원, 지역을 선택할 수 있도록 정보를 제공하고 있다. 적절한 비용이해를 위해 "The Difference Between Cheap and Affordable Surgery"라는 영상물을 제공하고 있으며 원활한 수술일정과 항공, 숙박 등의 계획을 위해 "The Negative Effects of Stress on Healing" 영상물을 제공하고 있다. MTI는 의료서비스 정보를 제공하는 전문회사이고 의료여행을 주선하는 회사는 아니다. 환자의 여행과 체류를 위해 관련 전문여행사와 제휴를 맺고 있다.

(2) MedRetreat

MedRetreat(http://www.medretreat.com)는 메릴랜드 Odenton에 소재하고 있고 인도, 태국, 말레이시아, 터키, 코스타리카, 브라질, 남아공화국, 아르헨티나의 8개국에 의료관광 주선하는 회사이다. MedRetreat는 2004년 첫 번째 환자를 외국에 보냈고 2006년에는 320명의 환자를 외국에 보냈다. MedRetreat는 2007년 1월부터 기업에게 종업원을 위한 의료관광 서비스를 제공하기 시작했다. 그 예로 종업원의 의료비용 15% 감소를 목표로 세운 North Carolina의 제지회사를 위해 인도의료관광을 실시하였다. 또한 개인들에게 저가 의료보험 상품을 판매하는 관련회사 Cinergy Health를 두고 있다.

MedRetreat는 호텔예약 등을 위한 수수료와 제휴병원으로부터 수입의 20%를 주선료로 받는다. MedRetreat는 고객에 대한 품질보증을 위해 고객들이 외국 현지에서 치료를 받을 때 의료비 전부를 선불하도록 되어 있지만, 현지에서 환자의 마음이 변할 경우 환불이 가능하다. MedRetreat 상담직원은 환자 1인당 의료관광을 계획하기 위해 100~130시간을 소비한다. MedRetreat가 실시하는 의료관광의 절차는 〈표 5-3〉과 같다.

표 5-3 MedRetreat의 의료관광 알선절차

순서	알선내용
1	홈페이지 접속, MedRetreat의 사업 및 의료관광 내용 숙지
2	온라인 회원가입, 상담 및 정보제공, Podcast 방송청취
3	미국 프로그램 매니저 배정, 매니저와 상담
4	미국 프로그램 매니저는 의료서비스에 관해 외국병원, 의사 정보 제공
5	회원은 미국 내 진찰기록, 검사기록을 제공
6	MedRetreat는 디지털화하여 외국병원에 제공
7	회원은 외국의사에게 제공할 3페이지 의료서식 작성
8	회원에게 의료비용 견적과 현지체재비용을 받음
9	회원은 외국의사와 텔레컨퍼런스 혹은 e-mail을 통해 직접 상담
10	미국 프로그램 매니저 여권, 비자 수속을 대행
11	회원은 총비용의 30%를 선수금으로 지급
12	여행일정, 병원, 담당의사, 호텔에 대한 최종 확인
13	현지 매니저 소개
14	현지에서 매니저 공항 마중, 호텔이동 및 현지 일정을 도움
15	도착 다음날 담당의사 방문, 진찰 및 검사
16	수술
17	수술 후 퇴원, 현지 매니저 호텔로 이동
18	현지 매니저 현지관광 혹은 귀국 도움

출처: www.medretreat.com

MedRetreat는 매년 5,200명의 환자를 해외의료기관에 주선할 계획이다.

(3) IndUShealth

IndUShealth(http://www.indushealth.com)는 미국환자가 인도에서 치료받는 것을 주선하기 위해 2004년에 노스캐롤라이나 Raleigh에서 설립되었다. 인도계 벤처 전문경영인 Rajesh Rao에 의해 창업되었으며 경영진으로 의사와 병원 전문 경영자들이 참여하고 있다. 이 회사는 2005년에는 수십 명의 환자를 주선하는데 불과하였지만 2006년 수백 명의 환자를 주선하였다.

IndUShealth는 인도 의료진의 자문을 받아 우수한 인도병원을 협력병원으로 선정하고 있으며 미국에 못지않은 치료 및 종합적인 서비스를 제공하기 위해 노력하고 있다. 또한 미국의사들과 연계된 서비스를 받게 하고 있고, 인도병원에 대한 진료 의뢰를 체계적으로 정비하고 있다. IndUShealth는 여행사와 협력하여 환자들의 인도방문, 회복 프로그램, 현지요양 및 관광 프로그램을 제공한다. 제휴병원으로는 Apollo 병원, Escorts Heart Institute, Max Healthcare, Wockhardt 병원이 있다.

IndUShealth는 인도협력병원의 선정기준을 제시하고 있는데 다음과 같다. 첫째 이들 병원은 미국병원과 같은 수준의 의료서비스 제공하며, 그 외 여행 및 체류관련 서비스도 제공해야 한다. 둘째 이들 병원은 JCI와 같은 국제인증을 보유하고 있으며, 미국과 영국에서 훈련을 받거나 이들 국가의 면허를 보유한 증명된 의료진과 직원이 큰 비중을 차지하고 있어야 한다. 셋째. 이들 병원은 원격치료시스템과 의료문제가 발생할 경우, IndUShealth의 경영진과 대화를 할 수 있는 시스템을 구비하고 있어야 한다.

(4) Planethospital

Planethospital(http://www.planethospital.com)은 2002년에 캘리포니아에서 설립되었다. Planethospital의 미국 본사에는 의사와 간호사들이 주구성원이며, 환자고객이 해외에서 적절한 의사를 찾을 수 있도록 의료관광을 알선하고 있다. 특히 이들은 환자고객과 상담을 하고 환자의 상태를 정확히 이해하기 위해 의무기록을 검토하고 관련 해외의료진과 연락하고 있다. 또한 미국환자가 해외의사와 직접적으로 통화할 수 있도록 하여 의료관광을 잘 이해하도록 하고 있다. 특히 환자가 현지에 도착한 후 적응할 수 있도록 현지 직원들이 잘 도와주고 있다.

Planethospital은 "Best of Both-worlds Healthcare Plan"을 도입하여 미국의사가 해외현지까지 환자를 동반하고 치료과정을 현지 의사와 상담을 하여 적절한 치료를 받도록 하고 미국에 돌아와서도 추후 진료를 맡는 제도이다. Planethospital은 또한 플로리다의 저가 의료보험회사인 United Group Plans와 협력하여 외국에서 수술을 받을 수 있도록 하는 Optmed라는 보험상품도 중개하고 있다. 또한 인력관리 컨설팅회사인 Mercer와 협력하여 기본진료와 응급치료는 미국에서, 수술은 외국에서 하는 복합 보험상품을 개발하고 있다.

Planethospital은 해외병원, 여행사, 항공사로부터 수수료를 받지 않고 환자고객으로부터 수수료 295달러를 직접 받고 있다. 고객은 진료자료(x-레이, MRI)를 Planethospital에게 보낼 때 $25를 지급하고 해외의사와 통화를 원할 때마다 $100을 지급한다. 고객은 최대 3명의 외국의사와 통화를 할 수 있으며 이 비용은 수술비용에 추가된다. 만약 고객이 개인적인 추가 서비스를 원하면 $360을 지급한다.

Planethospital은 암, 임신, 당뇨, 라식, 성형외과, 정형외과, 흉부외과, 신경외과 분야에서 전문의를 알선하고 있다. 특히 미국 혹은 영국의 Fellow 혹은 면허를 가지고 있는 의사를 소개하고 있다. 외국의 협력병원은 인도(5개), 태국(5개), 싱가포르, 멕시코에 있다. Planethospital은 슬관절전치술인 경우 환자를 인도, 벨기에, 멕시코로 보내고 있으며 비용은 $9,000~18,400이다.

표 5-4 Planethospital 지정 해외병원

국가	병원	국가	병원
인도	IIMS Hospital	태국	Promjai Dental Clinic
	Apollo Hospital(Chennal)		Piyavate Hospital
	Fortis Hospital		Yanhee Hospital
	MAX Hospital		TRSC Lasik Center
	Hiranandani Hospital		Samitivej Sukhumvit
싱가포르	National University Hospital	벨기에	ANCA Hip Surgery Clinic
		멕시코	Hospital Angeles

출처 : www.planethospital.com

(5) 미국의 의료관광상품 보험회사

미국의 UGP(United Group Programs)는 37년의 역사를 가지고 있고 제한된 혜택을 갖는 저가 보험상품을 판매하는 보험회사로 전 세계 4,300여개 기업고객을 가지고 있다.

UGP(www.ugpinc.com/minimedplans/opf.html)는 개별기업의 요구에 맞으면서 가격이 가장 유리한 종업원 의료보험을 개발하고 있다. 미국 전역 4곳에 사무소를 두고 있으면서 증가하고 있는 의료비용에 대응하여 해외치료를 포함하는 보험상품을 제공하고 있다.

3) 싱가포르의 의료관광 알선회사

(1) CTC

CTC는 의료관광을 주선하는 관광여행사로, 12개의 상품(건강체크, 치과스케일링, 미백, 피부관리, 요양 등)을 선정하고 제휴병

원으로 탄톡생, KK Women's and Children's Hospital, Thomson Medical centre, Econ Nursing Home & Northern Hope Medical Specialist를 선정하였다. 타깃국가로는 중국, 인도네시아, 중동, 러시아, 보르네오, 베트남이며 치과비용이 비싼 한국도 겨냥하고 있다.

(2) Uniglobal Holidays

Uniglobal Holidays는 의료관광을 주선하는 관광여행사로, 러시아의 300여개 여행사와 협력하여 입국의료관광을 알선하고 있다.

(3) 미국의 Global Choice Healthcare

Global Choice Healthcare는 Parkway병원에게 미국인을 알선하고 있고 1년에 약 150∼200명 알선하고 있다.

(4) 기타

그 밖에 관광여행사로는 Tour Asia와 Global Wellness & Travel(GWT)가 있고, 전문 의료관광 알선업체로는 2003년 설립한 MediTour와 Singapore International Assist가 있다.

4) 네덜란드

(1) Erco Reizen B. V. - 여행사

Erco Reizen B. V.(http://www.medicaltourismindia.com)는 아시아, 북미, 남미, 오세아니아 국가에 대한 관광상품을 판매하는 네델란드 여행사이다. 이 여행사는 인도에 Erco Travel이라는 관계사를 두고 있으며 의료 홈페이지를 운영하고 있다. 여기에서 제휴병원을 소개하고, 세부적으로 치과, 안과, 심장, 성형, 정신과, 비뇨기과 정보를 제공하고 있다. 또한 외국인들이 자주 이용하는 분야의 표준의료비를 미국과 영국의 치료비와 비교하여 제공하고 있다. 마지막으로 고객은 이메일로 개인 및 질병자료를 입력하면 상담을 받을 수 있다.

(2) Contour Kliniek

Contour Kliniek(http://www.contourkliniek.nl)는 네델란드에 소재하고 있으며 협력 미용업체 혹은 의원들과 체인을 구성하여 미용관련 서비스를 제공하고 있는 네트워크 업체이다. 본점의원 혹은 체인의원을 통해 성형수술을 하고 있으며 또한 미용 및 성형수술에 관하여 온라인 상품을 안내하고 있다.

5) 캐나다

(1) Gosculptra

Gosculptra(http://www.gosculptura.com)는 캐나다 몬트리얼 알선업체로 튀니지와 아르헨티나에서 성형수술, 위우회술(gastric bypass), 불임치료 등을 알선하고 있다.

(2) Medsolution

Medsolution(http://www.medsolution.com)은 캐나다 벤쿠버에 소재하고 있으며, 인도, 폴란드, 남아공화국, 터키, 말레이시아, 멕시코, 프랑스, 코스타리카, 프랑스에 심장질환 및 수술, 미용, 치과, 위우회술, 불임환자를 송출하고 있다. Medsolution은 환자에게는 수수료를 받지 않고 있으며 협력병원으로부터 수수료를 받는다. 협력병원 선정기준은 국제인증, 장비 및 의료기술, 의료진 및 직원의 영어능력이 중요하고, 미국 보험회사 Blue Cross Blue Shield의 인정여부도 중요하다.

6) 호주의 All About Beauty

All About Beauty(http://www.allaboutbeauty.com)는 호주에서 -미용성형수술만을 전문적으로 알선, 예약하는 회사이다. 협력병원은 태국의 범릉랏 병원, 필리핀의 아시안 병원, 방콕의 푸켓병원과 얀희병원, 인도의 Fortis 그룹, 아르헨티나의 Go Sculptura, 시드니의 Thind 클리닉이다.미국, 캐나다의 고객을 위해 미국에 사무소를 운영하고 있다.

7) 한국의 의료관광 알선현황

한국은 2009년 5월부터 병 · 의원의 환자에 대한 유인·알선 허용으로 인해, 해외환자를 유치하려는 병원과 그 매개역할을 할 여행업계 및 의료관광알선업체로서는 의료관광상품을 공개적으로 개발할 수 있게 되었다. 하나투어는 고려대학교 의료원과 업무제휴를 위한 양해각서(MOU)를 체결하고 공동으로 의료관광상품을 출시키로 했다. 해외 동포들을 주 대상으로 하는 의료관광상품으로 현재 양사간 협의를 거쳐 상품구성과 출시시기를 조절하고 있다. 최첨단 의료장비와 연구시설, 우수한 의료진을 갖춘 고려대 의료원과 하나투어의 글로벌 네트워크를 활용하는 이번 업무제휴는 관광과 의료상품을 활성화해 새로운 수요를 창출할 수 있을 것으로 전망된다. 병원에서 외국인 환자를 치료한 다음 치료비의 일부를 여행사에 수수료로 제공하게 된다.

외국인 의료관광객을 국내로 실어 나르게 될 아시아나항공은 해외 환자 유치에 많은 장점을 가지고 있는 청심국제병원과 전략적 업무협약을 맺고 의료관광객 유치에 나섰다. 양사는 해외 의료관광객을 유치하는데 공동 마케팅 채널을 사용하기로 하였다.

외국인 의료관광객이 투숙하게 될 호텔들도 의료관광객 유치에 집중하고 있다. 특히 일본인 의료관광객을 유치하는 데 유리한 부산 지역 특급호텔인 노보텔 앰배서더 호텔은 기존에 있던 객실을 없애고 국내 관광객은 물론 부산을 찾는 일본인 의료관광객을 대상으로 하는 치과(6층)와 피부과(7층)를 유치했다. 이는 호텔을 이용하면서 치료를 받는 장기투숙객이 늘어나면서 객실의 부가수익도 늘어나고 복합호텔로서의 이미지 개선에도 도움이 될 것이다.

그러나 의료와 관광의 결합체인 의료관광의 현재 문제점 중의 하나는 외국인 환자를 능숙하게 도와줄 수 있는 전문인력이 크게 부족하다는 점이다.

관광공사 관광교육원에서 80명 내외의 병원 직원들을 대상으로 전문적인 교육을 시행하였고, 각 협회나 지방자치단체에서 의료관광전문가 과정을 개설하고 있지만, 전 세계 환자를 감당하기에는 역부족이라는 것이 업계의 지적이다.

언어 문제도 가장 큰 걸림돌이다. 일반적인 대화는 물론 전문용어나 의학용어로 외국인 환자와 원활하게 대화할 수 있는 병원 인력은 태부족이다.

또한 의료사고가 생겼을 경우에도 심각한 문제에 직면할 수 있다는 지적이다. 실제로 의료사고와 관련된 거액 소송이 비일비재한 미국, 유럽 등 의료선진국의 사례를 보더라도 이에 대한 만반의 대비를 하지 않으면 엄청난 손실을 감수해야 하는 상황에 처하게 된다.

아울러 JCI(국제의료기관평가위원회) 인증을 받은 병원의 숫자 등 객관적인 해외평가가 미흡한 것도 한 요인으로 지적됐다.

Ⅳ. 의료관광컨벤션

1. 컨벤션의 정의

컨벤션에 대한 정의를 내리기 위해서는 회의와 국제회의 그리고 컨벤션에 대한 의미를 비교·설명하는 것이 전제되어야 한다. 회의란 미리 정해진 목적이나 의도를 성취하고자 하는 비슷한 관심을 가진 사람들의 집단이 한 곳에 모이는 것으로, 어떤 문제에 대한 상호 의견 교환을 통해 해결 또는 개선방안을 모색하기 위하여 의사소통(Communication)의 기회를 마련하는 것이라 할 수 있다.

회의에 내린 정의는 다양하게 나타나 있는데, Getz(1996)는 "회의란 다양한 목적을 위한 사람들의 모임을 의미한다."라고 정의한 바 있고, Montgomery & Stick(1995)의 경우에는 "정보의 교환의 목적으로 사람들을 모이게 하기 위한 컨퍼런스, 워크숍, 혹은 기타의 이벤트를 의미한다."라고 정의하였다. ICCA의 정의에 의하면 회의란 "다수의 사람들이 특정한 활동을 수행하거나 협의하기 위해 한 장소에 모이는 것을 일컫는 일반적인 용어"라고 정의하고 있다.

이러한 학자와 단체들의 정의를 바탕으로 일반적인 정의를 내려보면 회의(meeting)란 "다양한 참가의 목적(교육, 정보교류, 친목 등등)을 가지고 개인·단체·국가를 대표하는 참가자들이 자신이 대표하는 개인·단체·국가의 이익을 도모하기 위한 만남의 기회를 제공하는 행사의 총체를 의미한다."고 정의할 수 있다.

이러한 일반적인 회의의 정의를 근거로 국제회의를 정의할 수 있는데, 국제회의란 "다양한 개최의 목적(교육, 정보교류, 친목 등)을 가지고 개인·단체·국가를 대표하는 다국적 참가자들이 자신을 대표하는 개인·단체·국가의 이익을 도모하기 위한 만남의 기회를

1개국 이상에서 제공하는 행사의 총체를 의미한다."고 정의할 수 있다. 이런 국제회의의 정의는 국제회의가 일반회의의 지역적 확대이므로 일반적인 회의의 정의에 참가자와 개최지의 다국적이라는 두 가지 요소만을 가미한 정의이다.

컨벤션은 사전적 의미로 모임이나 회의라는 뜻을 가진 단어이다. 그러나 우리가 일상적으로 통용하는 컨벤션이라는 단어는 단순히 모임이나 회의라는 단어로 대치시킬 수 없는 어려움이 있다. 컨벤션의 구체적인 의미를 마거리트(Marguerite L. Weirich)의 정의로 파악해보면 "컨벤션이란 참가자들 간의 사회적 상호작용을 바탕으로 한 일종의 사업적 모임"을 의미한다.

이러한 컨벤션(convention)은 meeting(회합, 토의, 의결), information(정보의 집산·교환), communication(의사의 전달, 결정), social function(사교행사) 등을 그 본질로 삼고 있다.

즉 컨벤션이란 '대내외적인 참가자들이 어떤 상호적인 공통관심사항을 협의하고 의사소통하며 정보를 전달, 교환하기 위하여 각종 회의와 사교 및 행사를 여는 것'이라고 정의할 수 있다. 컨벤션의 범위로는 국제회의와 같이 외국인이 참가하는 회의뿐 만 아니라 상호적인 공통 관심사항을 협의할 목적으로 모이는 협회회의, 기업회의, 정부회의, 비영리조직 회의 등 모든 모임을 포함시킬 수 있다.

컨벤션은 우리가 일반적으로 회의산업의 대표로서 인식하고 있는 회의의 일종으로, 사전적 의미로는 특정한 사안에 대한 실행을 위한 대표의 모임으로 볼 수 있다. 사안에는 정치, 무역, 산업, 과학, 기술 등이 포함되며 일반적으로 총회와 부수적인 소규모의 회의가 포함된다. 총회의 수적 전체 참가자를 위한 대규모의 강당이나 장소가 필요하고 부수적인 소규모의 회의는 일반적으로 구체적인 사안에 대하여 소규모의 집단이 논의되는 것으로 일반적으로 다수의 소규모 회의실을 필요로 하고 있다. 컨벤션은 전시회(exhibition)를 포함할 수도 포함하지 않을 수도 있으나 일반적으로 전시회를 포함하는 형태가 많다. 대부분의 컨벤션은 주기적으로 개최되는 것이 보통이다.

최근에는 컨벤션의 의미가 보다 확대되어 회의를 컨벤션으로 대체하여 쓰는 경우가 많이 있고, 회의 · 컨벤션, 전시 · 컨벤션, 그리고 MICE (meeting, incentive meeting or trip, convention, exhibition)로도 불리기도 한다.

또한 국제회의는 단어가 의미하고 있는 의미 그대로 회의의 참석자나 개최지가 단일 국적 및 국가가 아닌 둘 혹은 그 이상의 국적 및 국가로 구성되어 이루어진 회의를 의미하나, 현재 우리나라에서는 컨벤션을 국제회의로 대체하여 사용하고 있는 경우가 많다.

회의(meeting)와 국제회의(international meeting) 그리고 컨벤션(convention)의 의미를 종합적으로 비교하면 〈표 5-5〉와 같다.

표 5-5 회의, 국제회의, 컨벤션의 관계

구분	내용
회의 (meeting)	• 다수의 사람들이 특정한 활동을 수행하거나 협의하기 위해 한 장소에 모이는 것 • 특정의 목적을 가지고 일정의 장소에 모이는 것(ICCA의 정의)
국제회의 (international meeting)	• 회의의 지역적 범위를 의미 • 회의의 구성원 혹은 참가자의 국가별 구성 비율이나 인원으로 표시되는 일반적인 회의의 지역적 확대 ※ 국내회의(domestic meetings) - 모든 참가자들이 자국의 국적을 지니고 자국에서 개최되는 형태의 회의
컨벤션 (convention)	• 회의의 한 형태(컨퍼런스나 포럼처럼 회의의 다양한 형태중의 하나 • 국제회의나 국내회의에 포함되는 일종의 회의 진행의 형태적 종류

회의(meeting)와 국제회의(international meeting) 그리고 컨벤션(convention)이 의미적·범위적 차이가 분명함에도 불구하고 국제회의와 컨벤션의 용어의 혼동은 컨벤션이라는 용어가 국제회의에서 많이 사용하고 있기 때문일 수도 있다. 그러나 국제회의와 컨벤션은 일반적인 회의의 지역적 확대라는 것과 회의의 하나의 형태로 차이가 있음을 인식해야 할 것이다.

현재 우리나라는 컨벤션이 회의를 대체하는 단어로 사용되고 있고 국제회의의 파급효과로 인한 중요성 때문에 컨벤션을 국제회의와 구분하지 않고 사용하는 경향이 있다.

2. 의료관광국제회의 참가

최근 들어 의료관광국제회의가 활성화되고 있는데, 의료관광의 수요와 공급측이 만나고, 의료관광상품 전시, 정보교환, 의료상품 상담 등이 이뤄진다. 이들 회의는 서울시 의료현황과 의료관광을 홍보하는 효과적인 장소이므로 서울시는 협의회병원과 공동으로 참여하는 것이 중요하다. 이러한 해외사례로 싱가포르 혹은 인도의 구자라티주(州)가 지역의 병원들과 함께 국제회의에 참가하고 있다.

특히 서울시는 부스 마련, 협의회 병원자료 개발, 인쇄 등 회의 참가에 필요한 공통적인 비용을 부담하여 협의회 병원이 참여하도록 유도하는 것이 효과적이다. 또한 서울시는 전략산업의 서울소재 기업이 경쟁력을 강화하고 해외 수요처를 개발하기 위해 국제전시회에 참여하도록 경비를 지원하고 있다. 이와 같이 협력병원이 의료관광국제회의 참가비용을 지원하는 것을 고려해야 한다.

1) World Health Tourism Congress

World Health Tourism Congress는 세계에서 최초로 의료서비스의 수요자와 공급자를 연결하는 컨벤션으로서, 2006년 독일에서 1회가 개최되었고, 2007년 3월 사이프러스에서 2회가 개최되었다.

의료서비스를 알선하거나 구입하는 바이어는 정부의 보건당국자, 기업의 의료담당자, 보험사, 의료관광 알선업체들이다. 전 세계에서 30개국의 90개 업체 또는 기관이 바이어로 참여하였다. 중동지역이 34개 업체로 가장 많고 다음으로 유럽과 북미에서 각각 22개 업체, 15개 업체가 참여하였다.

표 5-6 World Health Tourism Congress 바이어업체

	서유럽	동유럽	북미	중동	아프리카	기타	전체
국가	4	4	2	9	5	6	30
업체	22	5	15	34	7	7	90
백분율(%)	24.4	5.6	16.7	37.8	7.8	7.8	100

출처 : 우리들병원 내부자료

이들 구매기관이 주로 찾는 의료분야를 보면 82개 업체와 81개 업체가 각각 성형과 치과분야를 원했고 다음으로 78개 업체가 종합병원과 긴강리조트·스파를 원했다. 또한 관절경수술, 스포츠의학, 암센터 역시 수요가 많았다.

표 5-7 World Health Tourism Congress 의료서비스 공급업자 분포

	종합병원	암센터	순환기내과	관절경수술	건강리조트/스파	스포츠의학	성형	치과
업체	78	70	70	76	78	71	82	81

출처 : 우리들병원 내부자료

병원 혹은 개별국가의 의료관광 당국자인 의료서비스 공급업자는 98개 업체가 참여하였다. 이 가운데 독일과 사이프러스가 각각 11개 업체, 12개 업체로 가장 많았고, 스위스 6개 업체, 인도 5개 업체, 필리핀 4개 업체와 정부당국이, 태국 4개 업체, 한국 2개 업체가 참여하였다.

2) Singapore International Medical Travel Conference

싱가포르는 2006년 12월 싱가포르 관광공사(STB : Singapore Tourism Board) 후원아래 의료관광국제회의를 개최하였고 이것은 아시아에서 첫 번째 국제회의였다. 4일간의 일정에 각국의 의료관광 관계자들이 의료관광 현황과 쟁점에 대해 토론으로 하였으며, 사례연구, 현장방문, 실무연구, 일대일 상담 등 다양한 행사를 가졌다. 이 국제회의에서 국제의료관광협회(The International Medical Travel Association)가 설립되었다. 이 협회는 싱가포르 관광공사의 국장인 Dr. Yap의 주도아래 관광의 범주에서 이루어지던 기존 의료관광을 재정립하고 해외환자의 안전을 보호하기위해 설립되었다. 초대회장은 싱가포르 West Clinic Excellence Cancer Centre의 Dr. Steven Tucker가 취임하였다. 특히 범릉랏, 파크웨이 같은 의료관광 선도병원은 병원의 품질, 안전에 관해 공통적인 규격을 제안하였다.

병원, 의료관광 알선회사, 호텔, 항공사, 보험회사와 같은 의료관광 관련회사들은 국제의료관광협회에 회원으로 가입을 하였다. 미국, 동남아, 중동에서 온 전문가들은 의료관광의 가치사슬, 의료서비스의 국제화, 해외환자 서비스, 의료기관들의 품질관리에 관해 토론을 하였다. 참가자들은 현지병원을 방문하여 해외환자 서비스에 관해 견학을 하였다. 또한 의료관광 상품 패키지, 의료안전, 해외의료서비스와 같은 분과위원회를 개최하였다. 그 외 의료기관들이 의료상품을 전시하고 각국의 의료관광 회사들과 바이어들이 상담을 하였다.

3. 의료관광국제회의 개최

국제회의 참가 후에는 국내에서 의료관광국제회의를 개최하고 있다. 2007년 9월 국제의료서비스협의회가 개최한 소규모의 팸투어가 국내병원에게 의료관광의 현실을 일깨워주고 해외 네트워크 구축에 도움이 되었다. 서울시는 동남아 지역의 의료관광국제회의인 International Medical Travel Conference를 개최하여 기존 싱가포르, 태국, 말레이시아를 상대로 알선을 해온 해외알선업체와 보험사를 서울에 대규모로 유치하는 방안을 고려하고 있다.

또한, 해외환자 유치와 의료관광 활성화를 위한 '글로벌 헬스케어 & 의료관광 국제 콘퍼런스는 중동지역 및 일본 등의 방송국 및 외신기자들이 방문하는 등 세계의 주목을 받는 가운데 개최되었다. 이를 통해 세계 의료 및 여행업계의 최신 동향을 알 수 있으며, 국제 인적 네트워크를 구축하는데도 기여할 것으로 기대되는데, 콘퍼런스에서는 외국인 환자 유치 업무를 해온 미국, 러시아 등 현지 에이전시와 국내외 국제진료센터 실무자, 정부 관계자 등이 실무 지식을 제공한다.

〈표 5-8〉에서 보는 것처럼 의료관광이 발달한 인도, 태국, 사이프러스, 몰타 등은 자국 혹은 수요국가에서 국제회의를 활발히 개최하고 있다.

표 5-8 의료관광국제회의 개최현황

회의	일자/장소	내용
■ Proud Asia 2007 : International Trade Exhibition & Conference on Medical Tourism, Spa & Wellness Industries	2007.09.27~30 태국 방콕	싱가포르, 대만, 중국, 홍콩, 필리핀, 인도네시아, 한국, 호주, 일본, 미국, 캐나다에서 1,300업체 및 15,000명 참석
■ Cyprus Medical Tourism Conference	2007.10.17 영국 런던	영국과 사이프러스 의료관광 컨퍼런스
■ International Medical Tourism Forum 2007	2007.10.20~22 인도 고아	
■ India-UK Whole Health: Tourism Exhibition & Conference	2007.11 영국 런던	인도 ISO 인증병원의 런던로드쇼
■ International Medical Travel Conference	2007.11.19~23 필리핀 마닐라	제2회 International Medical Travel Conference 연례회의
■ Medical Tourism Conference	2007.12.03~05 미국 워싱턴DC	
■ Medical Traveller Business Congress 2008	200801.27~28 몰타	
■ First European Congress on Health Tourism	2008.04.09~11 독일 뮌헨	의료관광학회 주제 : 환자이동현황 및 추세, 의료관광시장 기회분석, 해외장기이식

CHAPTER

06

사이버 의료관광마케팅

CHAPTER

06

사이버 의료관광마케팅

Ⅰ. 마케팅커뮤니케이션 전략

마케팅커뮤니케이션(Marketing Communication)은 촉진(Promotion)과 같은 의미로 쓰이는데, 소비자에게 자사의 상품을 알리고 다수의 경쟁상품 속에서 자사의 상품을 선택하게 하여 최종 구매까지 이끌어 내는 시장 개척수단이라 할 수 있다.

의료관광의 마케팅커뮤니케이션이란 계획된 비용 내에서 의료관광 참여를 유도할 목적으로 해당 의료관광에 대해 실제 및 잠재 방문객을 대상으로 정보를 제공하거나 설득하는 마케팅노력의 일체를 말한다. 촉진은 아무리 훌륭한 상품 및 서비스로서의 의료관광이라고 하더라도 이를 잠재방문자에게 알리는 것이 중요하므로 의사전달(communication) 과정이라고 말하기도 한다.

일반적으로 마케팅커뮤니케이션 믹스에는 광고, 퍼블리시티, 판매촉진, PR, 인적판매 등이 포함되며, 촉진믹스가 수행하는 역할은 의료관광의 인지도 향상, 긍정적 이미지의 형성, 경쟁의료관광과 관련된 위치결정, 표적시장에 관련정보 제공, 의료관광수요의 창출 등이다.

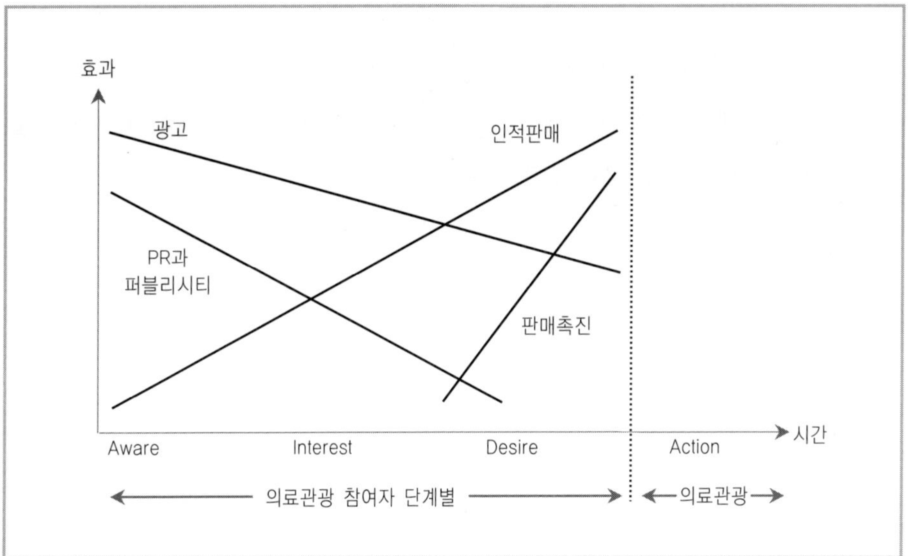

그림 6-1 마케팅커뮤니케이션 수단의 효과

1. 마케팅 커뮤니케이션 믹스의 구성

서비스는 재화와는 달리 많은 부분이 고객들과 직원들의 접촉으로 인해 구성되기 때문에 마케터가 관리해야 할 커뮤니케이션 요소가 상당히 많다. 이러한 다양한 요소들은 마케팅 커뮤니케이션의 형태에서 보는 바와 같이 크게 접촉형태와 표준화정도에 의해서 구분되어진다. 접촉형태는 고객과 직원들과의 접촉형태를 의미하는 것으로 현장직원에 의해시 고객들과 1:1로 대면접촉하는 형태로부터 TV, 인터넷 등의 미디어를 통한 접촉으로 구분될 수 있다. 한편, 표준화의 정도는 서비스공급업자의 고객들에게 보내는 커뮤니케이션 수단들의 표준화 정도를 의미하는 것으로서, TV 등을 통해서 보내어지는 오직 단 하나의 포맷이 있는가 하면 고객들 개개인을 접촉하면서 발생하는 개인별 포맷도 있게 된다.

이러한 두 가지 형태에 의해서 구분되는 마케팅커뮤니케이션 도구는 서비스 현장에서 직원과 고객의 커뮤니케이션인 개인적 커뮤니케이션, 다이렉트 메일과 같은 맞춤화 커뮤니케이션, TV 등을 통한 매스커뮤니케이션 등으로 구분된다.

병원을 비롯한 여러 서비스기관의 마케터들은 많은 종류의 커뮤니케이션 형태를 접하게 되는데 이를 총괄적으로 "마케팅커뮤니케이션 믹스"라고 한다. 이런 각각의 커뮤니케이션 요소들마다 그들이 수행할 수 있는 메시지의 형태 및 세분화된 시장들과 관련된 나름대로의 특징을 가지고 있다.

마케팅커뮤니케이션 믹스에 포함되는 것으로는 인적 커뮤니케이션과 비인적 커뮤니케이션의 2가지로 구분할 수 있는데, 인적 커뮤니케이션은 두 당사자간 양방향으로 메시지가 오고가는 경우로써 인적판매, 고객서비스, 고객교육, 텔레마케팅, 구전 등이 이에 해당된다고 할 수 있다. 한편 비인적 커뮤니케이션은 좀 더 규모가 큰 집단을 표적으로 하여 오직 한 방향으로만 커뮤니케이션이 진행된다. 이러한 비인적 커뮤니케이션을 구성하는 광고, 판매촉진, 홍보 및 PR, 교육적 자료, 병원디자인 등 5개 요소들의 세부적인 활동들은 〈표 6-1〉과 같다.

표 6-1 마케팅커뮤니케이션 믹스의 구성요소

		비인적 커뮤니케이션				
		광고	판매촉진	홍보 및 PR	교육적 자료	병원 디자인
인적 커뮤니케이션	인적판매	방송	샘플링	보도자료	웹사이트	표지판
	고객서비스	광고	쿠폰	기자회견	메뉴얼	내부장식
	고객교육	인터넷	선물	이벤트	브로슈어	차량, 장비
	텔레마케팅	옥외광고판	경품	후원	대화식 소프트웨어	사무 문구류
	구전	다이렉트메일	상품	미디어보드	음성메일	직원복장

그러나 기술적인 발달로 인해 이러한 인적 커뮤니케이션과 비인적 커뮤니케이션 사이에 중간적인 성격을 가진 커뮤니케이션이 나타났는데 이는 고객들의 데이터베이스를 활용하여 다이렉트 메일, 이메일 메시지 등과 같이 고객 개인의 개별화된 내용을 담아서 마케팅 활동을 수행하는 방법이다. 여기에는 고객들의 생일 및 결혼기념일 등과 같이 개인신상과 관련된 인사성 내용과 과거 고객들이 이용하거나 구매하였던 서비스 상품과 관련된 내용을 근거로 하여 수행되어진다. 이와 유사한 방법으로 상호 행동적 소프트웨어, 음성인식 기술, 양방향 대화가 가능한 컴퓨터음성 활용방법 등이 있다.

최근에는 기술의 발전에 힘입어 고객들은 자신들이 선호하는 방법과 시기에 서비스 상품을 결정할 수 있게 되었다. 이는 이전에 서비스기관들이 가지고 있었던 여러가지 권한들이 점차적으로 소비자들에게 이동하고 있음을 의미한다. 이러한 발전추세에 힘입어 TV, 라디오, 인터넷 등에서의 마케팅커뮤니케이션의 변화가 진행되어 가고 있다.

2. 메시지 원천의 구분

표적고객이 받는 커뮤니케이션 메시지가 모두 서비스 공급자로부터만 받는 것은 아니다. 예를 들면 구전, 미디어 기사, 사설 등은 서비스기관의 외부로부터 오며, 이들 서비스기관의 직접적인 통제를 벗어나 있게 된다. 한편 내부 원천으로부터 나오게 되는 메시지는 다시 생산채널을 통해 나오는 메시지와 마케팅채널을 통해 나오는 메시지로 구분되어진다.

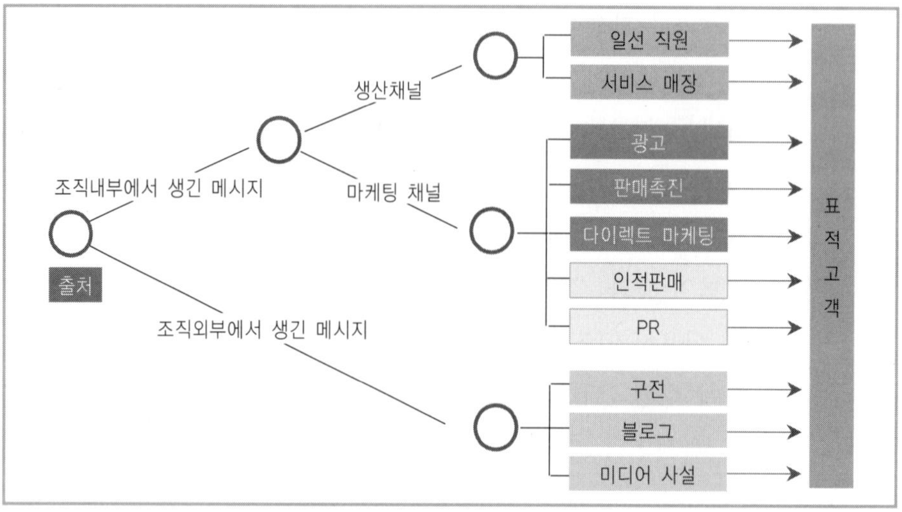

그림 6-2 메시지 원천의 구분

1) 생산채널로부터의 메시지

생산채널을 통해 나오는 메시지는 서비스기관 내에서 형성되어진 커뮤니케이션과 주로 서비스 아울렛 및 일선직원에 의해 제공되어지는 서비스 자체의 생산채널로 구성된다.

(1) 일선직원의 서비스

서비스 현장의 일선직원들은 고객들을 대면하거나, 전화를 통해 서비스를 제공하게 되는데 이러한 직원들을 고객이 어떻게 인식하느냐에 따라서 병원에 대한 인식이 형성되게 된다. 특히 신규고객들은 효율적인 서비스 이용방법과 문제해결방법 등에 대해서 현장직원들에게 도움을 받게 됨에 따라 병원에 대한 인식이 확실하게 형성되어진다. 한편, 동일한 서비스제공업자가 다양한 서비스를 제공하는 경우 고객들에게 여러 가지 서비스 상품을 이용토록 추천하게 되는데 명확한 전략이 수립되고 시행되지 않을 경우에는 실패할 가능성이 높다.

(2) 고객교육

서비스가 기업 대 기업 서비스이거나 복잡한 서비스의 경우에는 고객들이 서비스 제품을 익숙하게 이용하도록 하기 위해서 혹은 최상의 상태로 이용하도록 해야 하는데, 이를 위해서 서비스 상품을 어떻게 이용해야 하는지에 대한 공식적인 교육과정을 제공하게 된다. 이러한 고객교육은 현장에서 서비스상품을 담당하는 현장직원들에 의해 수행되는 경우가 많다.

(3) 서비스매장

서비스매장은 서비스상품을 제공하는 유형적 점포를 의미하는 것으로써 의도되었거나 의도되지 않았더라도 서비스 전달환경 그 자체로도 고객들에게 해당 서비스기업의 이미지가 전달되게 된다. 시각적으로 접하게 되는 서비스 매장의 물리적 디자인을 서비스스케이프라 칭하는데 이러한 것도 고객들에게 메시지를 전달하게 된다. 따라서 기업디자인 자문관들은 간혹 서비스 스케이프 디자인에 관한 자문을 요청받게 되는데 이는 주로 서비스 시설내의 각종 간판, 장식, 바닥재, 비품배치, 유니폼 등의 가시적인 요소를 시설의 내·외부 인테리어와 어울리게 하는 것과 관련된 것이다. 이를 통해 병원과 같은 서비스기업은 포지셔닝을 하고 바람직스러운 방향으로 고객의 서비스 경험 특성을 형성하도록 한다.

2) 마케팅채널로부터의 메시지

(1) 광고

광고(Advertising)란 일정한 대가를 지불하고 매스미디어를 이용하여 상품 또는 기업의 이미지를 전달하는 커뮤니케이션의 한 수단이다. 광고는 의료관광관련기업이 표적 집단에게 정보를 제공하거나 설득하기 위해서 의료관광에 관해 유료로 대중매체를 이용해 알리는 모든 활동이라고 할 수 있다. 의료관광 광고에는 매체광고, 안내서의 제작과 배포, 소식지(newsletter)의 제작과 배포, 비디오와 시청각 자료의 배포 등 매우 다양한 종류가 있다.

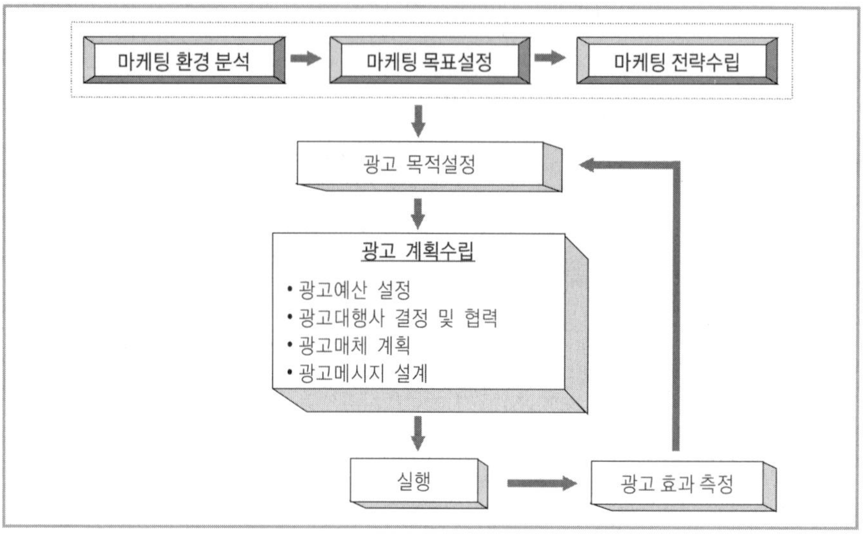

그림 6-3 광고시행의 흐름도

광고는 이름을 밝힌 스폰서가 기업에게 제공하는 상품의 판매를 촉진하거나 이미지를 제고하는 것으로 주요 광고매체는 TV, 라디오, 신문, 잡지, 옥외광고판, 그리고 인터넷 등이다. 인터넷 광고는 더욱 중요성이 커지고 있고, 기업의 광고예산은 많은 부분을 차지하고 있으며 전통적인 마케팅 수단과 동시에 실행해야 한다. 이러한 광고는 소비자 마케팅 커뮤니케이션 중 주도적인 형태로 서비스 마케터가 고객과 접촉하게 되는 최초의 요소이며 해당상품에 대한 고객들의 인지, 정보 제공, 고객 설득, 기억 등의 역할을 수행하게 된다. 따라서 서비스 상품에 대한 실제적인 정보를 제공하고 서비스 상품의 내용 등에 대해서 고객들에게 인지시켜 둠으로써 핵심적인 역할을 수행한다고 볼 수 있다.

표 6-2 주요 광고매체의 장단점

광고매체별	장 점	단 점
TV	• 다수대중에 대한 생생한 시청각효과 • 의료관광 신뢰도 향상 • 빠른 침투속도 • 자발적인 참가유도	• 높은 비용부담 • 광고시간의 제약 • 중요시간대 확보의 어려움 • 기록성이 없다
라디오	• 음악청취취향에 따른 표적화 가능 • 높은 빈도의 반복노출 가능 • 영상매체에 비해 저렴한 비용 • 지역적인 조정 가능 • 비교적 짧은 광고 제작기간	• 광고시간의 제한 • 기록성이 없다 • 청취자의 낮은 관심도와 전달률 • 시각적인 메시지 전달 불가능 • 청각과 기억력에만 의존
잡지	• 다양한 색상의 광고 가능 • 의료관광특성에 따른 표적화 가능 • 오랫동안 지속되는 광고효과 • 비교적 낮은 비용	• 독자의 낮은 관심과 eyecatch • 적시광고의 어려움 • 광고메시지 변경의 어려움
신문	• 적시광고 용이성과 짧은 준비기간 • 지역적인 조정 가능 • 다양한 정보의 양 게재가능 • 정보소지 가능	• 표적고객 선정의 어려움 • 짧은 광고수명 • 높은 광고비용
DM (Direct Mail)	• 정확한 표적화 가능 • 즉각적인 반응 • 제작형식과 우송의 융통성	• 자료의 입수·유지·관리의 어려움 • 정크메일의 증기 • 수신자 일인당 높은 비용
전단 (Flyer)	• 비교적 낮은 단위 제작비용 • 기초정보의 손쉬운 형식 이용	• 전달의 어려움 • 낮은 관심과 폐기 용이성
포스터	• 왕래가 빈번한 장소게시 용이 • 장시으로 이용 • Eyecatch의 용이성	• 찢겨질 가능성이 높다. • 정보 전달내용의 한계성
브로슈어 (Brochure)	• 다량의 정보전달 가능 • 관광자 지향적	• 비교적 높은 제작단가 • 많은 양의 폐기와 낭비
현판, 현수막, 배너	• 낮은 제작비용과 짧은 제작기간 • Eyecatch의 용이성	• 정보전달 양의 제한 • 게시허가 및 게시기간의 제약
인터넷	• 젊은 층 중심의 접근 용이 • 정보의 수정용이 • 다량의 정보전달 가능	• 제한된 접근성과 수요자

출처 : 이경모, 2004

오늘날 서비스 광고에 대한 지침은 제품과 비교해서 차별화되고 있는 서비스의 특성에 근거해서 만들어지고 있다. 서비스의 특성은 무형성, 생산과 소비의 동시성, 이질성, 그리고 특정고객에 대한 맞춤화 등을 생각해 볼 수 있다. 서비스 특성과 관련된 광고요소들은 첫째, 서비스가 무형적인 것이기 때문에 유형적인 것을 통한 구체성이 제시되어야 한다. 둘째, 서비스의 동시성, 소멸성 때문에 고객과 서비스 제공자 사이의 상호작용이 이루어져야 한다. 셋째, 서비스는 제품에 비하여 상대적으로 이질성이 강하기 때문에 증거제시가 이루어져야 한다. 넷째, 서비스는 특성상 행위과정이기 때문에 서비스 절차가 서비스 구매에 영향을 미칠 수 있다.

광고는 다양한 매체를 통해 실행할 수 있다. 의료관광 광고에서 주로 이용되고 있는 매체는 신문, 라디오, 텔레비전, 잡지, 인터넷 등이다.

(2) PR(Public Relations)

PR은 어떤 조직이나 상품과 관련하여 긍정적인 관심을 유발하는 뉴스 제공, 기자회견, 특별한 이벤트의 개최, 뉴스가치가 있는 활동에 대하여 제3자를 통한 후원을 통해 호의적인 지역 및 병원 이미지를 만드는 활동을 의미한다. 주요 PR수단으로는 언론관계, 상품홍보, 기업커뮤니케이션, 로비, 그리고 카운셀링 등이 있다.

PR에는 여러 가지 수단이 사용된다. 가장 대표적인 수단이 뉴스이다. PR담당요원은 자기병원 및 상품·서비스에 대해서 유리한 뉴스를 발굴하거나 만들어 낸다. 뉴스내용은 자연적으로 발생할 수도 있지만 PR요원이 뉴스를 만들어 낼 수 있는 이벤트나 활동을 제안할 수도 있다. 또 다른 PR수단은 특별행사인데, 컨퍼런스, 언론사 순방, 개원행사, 팸투어 등을 들 수 있다.

표적시장의 고객들에게 도달하고 영향을 주기 위해서는 PR요원들은 인쇄물을 이용하기도 하는데 연례보고서, 브로슈어, 기고, 그리고 사내뉴스나 잡지 등이 이에 포함된다. 병원 정체성 프로그램의 일환으로서 이용되고 있는 병원의 로고, 소개책자, 업무서식류, 명함, 건물, 유니폼, 그리고 병원 소유의 승용차 및 구급차 등은 모두 마케팅 커뮤니케이션 수단으로서 활용할 수 있다.

홍보(publicity)는 협의의 PR이며 PR의 가장 대표적인 수단인데 광고와 달리 별도의 비용을 지급하지 않고 의료관광을 신문, TV 등 언론매체를 통해 알리는 것이다. 홍보는 마케팅 발주처와 직접적으로 이해관계가 없는 매스미디어나 공공기관에 의해서 발행, 보도되는 지면 또는 공중파, 케이블 매체를 이용하여 자사의 상품이나 기업에 대해 기사, 보도, 화제 거리를 다루게 함으로써 병원 및 기업의 상품이나 이미지, 의료관광의 긍정적 이미지를 간접적으로 알리는 활동이다.

특히 지나치게 많은 광고로 인해 고객들의 반응이 둔해지고 광고를 기억하지 못하는 가운데 홍보를 통한 커뮤니케이션은 소비자들에게 신뢰를 형성하고 병원의 긍정적인 이미지를 구축하는데 많은 기여를 한다.

이는 병원 및 기업에서 직접적인 경비를 부담할 필요가 없고 공신력이 있는 기관에서 행하는 것이기 때문에 일반광고와는 달리 높은 신뢰성을 느낄 수 있다. 이는 지자체나 해외의 관광청에서 촬영장소를 제공하여 지역 이미지 제고, 보도자료(press release)의 작성과 배포, 뉴스 콘퍼런스, 친선대사의 임명 등 다양한 방법으로 실행할 수 있다.

의료관광의 경우에도 표적고객에 대한 홍보가 필요한데, 매체이용자들이 관심을 갖고, 그 부분을 집중적으로 관찰하므로 의료관광관리자는 퍼블리시티를 적극적으로 활용할 필요가 있다. 그러나 퍼블리시티를 활용하기 위해서는 의료관광이 뉴스로서 충분한 가치가 있어야 하고, 구독자 또는 시청자의 관심을 끌만한 기사가 되어야 하며 보도자료가 명확해야 한다.

(3) 판매촉진(Sales Promotion)

판매촉진은 통상 판촉이라고 칭하는데 광고, 인적판매, 홍보를 제외한 모든 촉진활동을 의미한다. 이는 서비스상품의 즉각적인 구매나 판매를 권장하기 위해서 행해지는 단기적인 인센티브로서 쿠폰, 프리미엄, 가격할인, 그리고 고객의 구매와 미디어에 대한 관심을 자극하는 다른 여타의 행위 등으로 이루어진다.

판매촉진은 소비자에게 직접적으로 다가서는 전략이지만 인적판매처럼 직접 소비자에게 상품을 판매하기보다는 상품 및 회사의 인지도를 높여 구매의욕을 증진시키는 방법이다. 이러한 판매촉진은 가격지향적인 것과 비가격지향적인 유형으로 구분될 수 있는데 가격 지향적 판매촉진은 가격할인, 환불·상환으로 구성되며, 비가격지향 판매촉진은 샘플, 쿠폰, 프리미엄, 경연대회 및 경품, 단골고객프로그램 등이 있다.

판매촉진은 매출을 자극하는 가장 좋은 수단으로 그 비중이 점차 높아지고 있지만 판촉에 대한 지나친 과신은 병원과 브랜드 자사에 해를 끼칠 수 있다. 서비스 충성도는 해당 서비스에 대해 상대적으로 좋은 태도를 가지고 반복적으로 구매를 하는 것을 말하는데 이와 관련된 용어로 의사충성도(spurious royalty)라는 것이 있다.

일반적으로 판매촉진은 마케팅 전략에 따라 다양하게 나타나지만, 의료관광을 촉진시키기 위하여 수행하는 활동으로는 국가정부 및 지자체·지역의 병원·여행사 등이 참석하는 국제회의, 의료관광설명회 및 전시회 등을 개최하거나, 의료관광객을 조직·

구성할 수 있는 사람들을 초청하여 지역을 답사시키는 팸투어(familiarization tour)를 시행하기도 한다.

가격할인을 하는 경우, 경쟁지역 및 병원이 비슷한 전략을 쓰거나 대체서비스가 등장하게 되면 소비자는 바로 다른 서비스로 구매를 전환하게 되므로 자주 사용하지 않는 것이 좋다.

(4) 인적판매(Personal Selling)

인적판매는 판매를 하고 고객관계를 구축하는데 있어서 기업의 대리인이 행하는 대면방법으로, 직접 고객을 찾아 대화를 통해 구매를 유도하는 활동이기 때문에 다른 촉진활동과는 달리 고객과 상호접촉을 통해 고객의 욕구에 유연하게 적용할 수 있다. 한편 고객의 입장에서는 직원을 통하여 서비스 기관과 접촉할 수 있으며 글로는 설명하기 어려운 기술이나 복잡한 정보를 얻을 수 있다. 이 방법은 잠재적 고객에게 선호되는데, 상품에 대한 확신을 주기 때문에 구매행동을 유발시키는데 가장 효과적인 촉진수단이다. 그러나 상대적으로 느리고 고객 한 사람당 소요되는 비용이 많이 들며 유능한 직원을 관리하고 유지하는데 제한이 따르므로 많은 고객을 상대로 하는 상품에서는 적합하지 않은 수단이라 할 수 있다.

(5) 트레이드쇼(Trade Show)

트레이드쇼는 전시 및 컨벤션센터 등에서 개최되는 각종 전시회들을 말하는 것으로, 기업간 시장에서는 홍보의 대중적 형태이며 중요한 개인적 판매기회를 갖게 된다. 많은 서비스산업분야에서 트레이드쇼는 여러 미디어로부터 주목을 받게끔 도와주며, 기업고객들에게는 해당 분야에서 최근에 출시된 서비스 상품을 발견하는 기회를 제공해 준다. 의료관광분야에서도 전시를 통해 홍보하고 있다.

(6) 다이렉트마케팅(Direct Marketing)

다이렉트마케팅은 우편이나 전화, 팩스, 이메일, 그리고 특정 소비자에게 직접적인 반응을 얻기 위한 커뮤니케이션의 도구들과 관련된다. 이러한 채널들은 잠재적 고객들 중에서 초세분시장의 고도로 표적화 되어 있는 고객들에게 개인적 메시지를 전달하게 된다. 이러한 직접적인 전략은 병원이 고객들에 대한 세부적인 고객신상이나 성향과 관련된 데이터베이스를 가지고 있는 경우 가장 성공적으로 운용될 수 있다. 이와 관련하여 최근 들어 각광받고 있는 분야 중의 하나가 고객들뒬다.발적으로 참여하게 되는 승인마케팅이다. 승인마케팅은 기존의 다수지향적인 무차별 마케팅에서 벗어나 고객 지향적인 신뢰성을 바탕으로 한 표적마케팅의 한 방법이기 때문에 배너광고나 스팸메일보다대한은 클릭율과 신뢰성으로 를 가를 강화할 수 있는 장점에서 벗어 고객들 스스로 정보획득 및 커뮤니케이션을 위하여 이메일 등과 같은 개인정보를 허용하기 때문에 자신이 원하는 정보를 받는 것에 대하여 만족할 뿐만 아니라 광고 노출에 대해서도 긍정적인 반응을 보이게 되어 병원의 입장에서는 고객점유율이 증가하는 효과가 있다.

3) 외부기관

병원과 병원이 제공하는 각종 의료서비스에 대한 가장 강력한 메시지 중의 일부는 병원의 외부로부터 오게 되는데, 마케터는 이러한 메시지를 통제할 수가 없게 된다.

(1) 구전

구전은 다른 고객들로부터의 해당서비스에 대한 권유와 추천으로서, 통상적으로 병원 자체에서 제공 되어지는 어떤 촉진활동보다 더 강력한 구매의사결정의 영향력을 미치게 된다. 고객들이 제품 구매시 인식하는 위험이 크면 클수록 고객들은 올바른 의사결정을 위해 구전에 의존하게 된다. 그리고 해당서비스에 대한 지식이 좀 더 없는 경우에도 이 분야에 대해 잘 알고 있는 전문가들보다 구전에 의존하는 경향이 더 강하다. 이러한 구전은 서비스가 진행되는 시점에서도 이루어지게 되는데, 예를 들어 어떤 서비스를 제공받게 되면서 이에 대한 이야기를 주고받는 경우에도 고객들의 행동과 만족에 영향을 미치게 된다.

긍정적 구전이 상품판매에 강력하면서도 신뢰가 높은 역할을 수행하기 때문에 많은 기업들은 다양한 전략을 구상, 고객들에게 긍정적 구전발생을 유도하도록 한다.

구전커뮤니케이션은 고객이 서비스에 대한 기대를 형성하는데 있어서 강력한 원천이 되는데, 여기에는 개인적 원천, 전문가 원천, 파생된 원천의 3가지 원천이 있다. 개인적 원천으로는 친구, 친척, 동료들이 있고, 전문가 원천으로는 의사, 교수 등을 들 수 있다. 파생된 정보원천은 제3의 정보원천이라고도 하는데, 어떤 상품에 대하여 사용경험자의 긍정적인 이야기를 듣게 되면 기대수준이 향상되는데 약품광고 등에서는 이러한 증언을 많이 사용한다.

(2) 블로그

blog라는 말은 web(웹)과 log(일지)의 합성어로 대중적인 인기를 얻음으로써 온라인상의 새로운 구전형태로 자리 잡고 있다. 블로거들은 한정된 분야에서 특정한 토픽에 몰입함으로써 나름대로 전문성을 가지고 자신들의 경험을 이야기하며 답변과 질문을 하는데, 특히 서비스기관에 대한 소비자의 경험담이나 특정기관 및 상품에 대한 긍정적이거나 부정적 의견을 제시한다.

(3) 신문보도

신문보도는 의료서비스 기관의 PR활동에 의해 진행되는 경우도 있으나, 간혹 방송사나 신문의 독자적인 취재에 의해 기사화되는 경우도 있다. 예를 들어 병원의 부당행위나 부적절한 진료행위 등에 대해 심층기사를 통한 보도 등이 이에 해당되는데 마케터의 입장에서는 이에 대한 대응방안도 수립하여 병원의 이미지에 대한 피해를 최대한 줄여야 한다.

3. 마케팅 커뮤니케이션의 윤리적 측면

마케팅 커뮤니케이션을 통해 고객들에게 전달된 메시지 속에는 고객들이 받게 될 서비스의 품질과 관련된 내용들이 포함되는데, 이러한 서비스 상품이 처음의 약속과는 달리 고객들의 기대에 못 미쳐서 제대로 지켜지지 않았을 경우 고객들은 실망하게 된다. 특히 고객들의 실망감과 노여움은 이러한 서비스를 위해 자신들의 비용, 시간, 노력 등을 투입하였을 경우에는 더욱 그러하다.

일부 비현실적인 마케팅 약속은 운영 및 마케팅 부서 사이에서 발생하는데, 고객들이 합리적으로 기대할 수 있는 서비스 수행수준과 관련하여 미흡한 내부커뮤니케이션에 의해 야기된다. 또 다른 경우는 비윤리적인 광고주와 판매원이 교묘하게 판매를 하기 위해 과장된 약속을 하면서 발생하는데, 이는 기만적 촉진활동으로서 사람들로 하여금 실제로 받는 것보다 훨씬 더 많은 혜택 및 기회 등을 받을 수 있겠다는 생각을 갖게끔 만들면서 발생하게 된다. 이들은 소비자보호기관 및 거래위원회, 전문 저널리스트에 의해 제지된다.

마케팅 커뮤니케이션과 관련된 또 다른 형태의 윤리적 측면에서의 문제는 공격적인 마케팅 활동으로 인해 고객들이 원하지 않은 상황에서 개인의 사생활이 침해되는 경우이다. 텔레마케팅, 다이렉트 메일, 이메일 등의 마케팅 활동이 지나칠 경우에는 혹시 고객들 자신이 이전에 관심을 갖고 있던 분야나 상황이었더라도 자신의 프라이버시가 침해되었다고 인식하여 이러한 마케팅 활동을 불편하게 생각되는 경우도 있다. 미국은 연방거래위원회에서 소비자 보호법안인 "Do Not Call Registry"와 같은 법안을 제정하여 소비자가 그들의 주소 및 이동통신전화번호를 텔레마케팅 리스트에서 제거해줄 권리를 갖도록 하고 이 권한은 5년 동안 유효하게 하였다.

Ⅱ. 데이터베이스 마케팅(Database Marketing)

데이터베이스 마케팅은 고객정보, 경쟁사정보, 산업정도 등 시장의 각종 1차 데이터를 직접 수집, 분석하고 그것을 기초로 하여 마케팅 전략을 수립하는 하나의 마케팅 기법이다. 즉, 경쟁시장에서 대상고객이 무엇을 얼마나 자주 구매하였는지, 어디에서 어떤 제품을 구입하였는지, 대상고객이 언제 재구매를 할 것인지 등과 같은 데이터를 가지고 고객의 성향을 분석하고 향후 필요한 마케팅 전략을 수립하는 것이다. 이러한 마케팅 전략기법은 컴퓨터가 고객의 복잡한 데이터를 보다 저렴하고 신속하게 일괄 처리할 수 있게 되자 효과적인 수립이 가능해졌다.

데이터베이스 마케팅을 위해서는 고객 데이터베이스의 구축이 필수적이다. 고객데이터베이스는 고객 마스터파일, 판매파일, 고객판정파일, 상품파일, 판촉파일 등으로 구성된다. 이 파일에는 고객특성, 고객의 과거 구입실적, 상품별 매출실적 및 판촉활동의 성과 등 다양한 정보들이 축적되어지고, 이러한 정보들은 마케팅 전략 수립을 위한 각종 분석의 기초 자료를 제공한다. 분석을 통해 도출된 결과는 체계적으로 정리되어 시장 세분화 또는 상품 차별화 전략을 위해 활용하는 것이다.

데이터베이스 마케팅은 상황에 따라 일대일 마케팅이라고 하는데, 해당고객에게 컴퓨터를 이용한 전자우편과 제품정보를 근간으로 쌍방향커뮤니케이션을 실시하여 제품의 질이나 서비스를 향상시킴으로써 고객만족 경영에 기여할 자료들을 고객 데이터베이스로 구축하여 인터넷 마케팅에 사용할 수 있는 근거를 제공할 수 있는 마케팅 수단이다.

1. 고객지향적 마케팅의 성립과정

1) 고객지향 이념의 추구

현대의 마케팅은 매스마케팅 단계로부터 인디비듀얼마케팅으로 발전되었다. 실로 고객지향적이라는 마케팅 이념을 철저히 추구한 결과라고 할 수 있다.

고객의 욕구를 파악하고 이들 욕구를 충족시킴으로써 고객에게 충분한 만족을 주는 것이 바로 마케팅이 추구하는 방향이므로 고객의 욕구를 정확히 파악하는 것이 중요하다.

그러나 고객의 기호나 의식은 사람마다 다르기 때문에 정확히 파악하는 것은 거의 불가능하다. 따라서 불특정다수의 대중고객을 상대로 전개하는 매스마케팅은 고객지향적 이념을 수행하는 데 적합하지 않다.

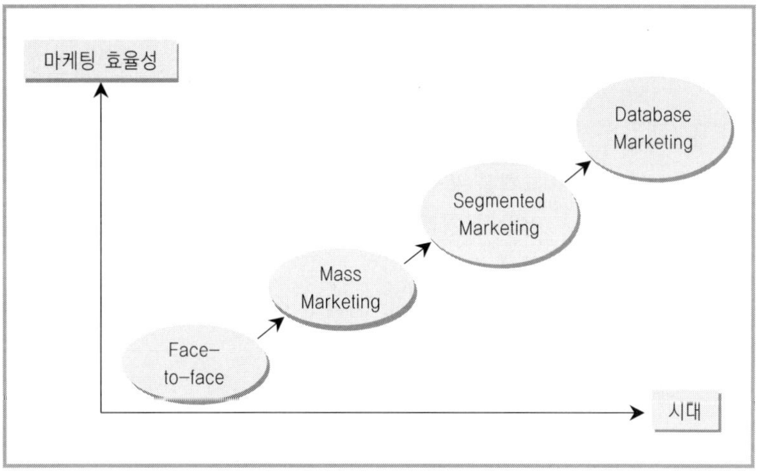

그림 6-4 산업변천에 따른 마케팅의 발전단계

출처 : 박찬욱, 1996

고객의 욕구를 정확히 파악하기 위해서는 기업은 고객을 세분화하고 특정의 속성과 행동을 나타내는 세분고객 집단을 설정하며, 이들의 욕구를 파악하는 전략이 필요하다.

이에 따라 세분화 마케팅이 등장하였다. 그러나 세분화 마케팅도 고객욕구를 정확히 반영하는 데는 불충분하다. 예를 들어 동일한 30세의 연령계층이더라도 기호와 의식은 동일하지 않기 때문에 기업에서 30세의 소비자 전원을 만족시켜주는 전략설정은 불가능하다.

따라서 고객지향적 사고를 충실히 수행하는데 세분화 마케팅으로는 부족하며, 소수고객을 표적으로 하는 니치 마케팅으로도 고객에게 충분한 만족감을 줄 수 없게 된다. 이에 따라 개별고객을 표적으로 삼는 인디비듀얼 마케팅이 등장하게 되었다.

2) 데이터베이스에 의한 고객욕구의 파악

데이터베이스를 통해 개별고객의 생활과 경험에 바탕을 둔 특화된 욕구는 고객들의 상품구입 활동으로부터 파악될 수 있다.

표 6-3 매스 마케팅과 데이터베이스 마케팅

구 분	매스 마케팅	데이터베이스 마케팅
원 칙	고객을 동일한 집단으로 대우	고객의 개별적 대우
고객과의 의사소통	일방적 거래에 기초	쌍방향, 고객관계에 기초
초 점	고객 수의 극대화	고객가치 극대화
마케팅 프로세서	정성적 측정 및 일회성 실행	정량적 측정 및 지속적 실행

출처 : 김기서, 1998

이와 같이 개별고객의 포괄적인 데이터의 축적을 데이터베이스라고 부른다. 오늘날 여행사·호텔·항공사 등에서 고객의 데이터베이스를 구축하는 것이 가능해졌다. 따라서 기업은 고객의 욕구를 용이하게 파악할 수 있게 되었다.

인디비듀얼 마케팅은 고객의 데이터베이스를 바탕으로 성립되기 때문에 데이터베이스 마케팅에 의한 인디비듀얼 마케팅의 성립이라는 인과관계가 성립된다(최명규, 1998).

2. 데이터베이스 마케팅 개념과 변화과정

1) 데이터베이스 마케팅의 개념

마케팅 데이터베이스란 마케팅 목적을 위해 구축된 데이터베이스를 의미한다. 관광관련 산업의 고객리스트는 마케팅 데이터베이스가 아닌 업무용 고객리스트(operations customer list)로 주문이나 A/S를 목적으로 구축된 것이다.

반면에 마케팅 데이터베이스는 일상 업무용이 아닌 마케팅 목적을 위해 구축된 데이터베이스를 가리키는데 여기서 마케팅 목적이라 함은 기업이 소비자의 욕구를 파악하고, 이를 만족시켜주기 위해서 기업이 구사할 수 있는 여러 가지 수단(즉, 마케팅 믹스 변수)을 사용하는 데 있어서 지침을 마련해 줄 수 있도록 사용된다는 것을 의미한다(박찬욱, 1999)

즉, 데이터베이스 마케팅에서의 데이터베이스는 마케팅의 기획에서 집행 및 효과의 측정에 이르기까지 마케팅의 전 분야에 걸쳐 다양하게 사용될 수 있어야 한다.

로버츠(Roberts, 1988)는 마케팅 데이터베이스에 대한 분석을 통해서 판매, 잠재고객의 발견, 고객서비스 수준의 개선, 고객과의 릴레이션십(relationship) 증진과 같은 마케팅 운영(marketing operation)에 관한 문제는 물론 제품전략·가격전략·유통전략·촉진전략 등 일반적인 마케팅 의사결정의 분야에서도 유용한 정보를 제공할 수 있음을 지적하고 있다.

박문규(1998)는 마케팅 목직의 데이터베이스가 효율적으로 사용되기 위해서는 다음과 같은 다섯 가지의 노하우의 축적이 전제되어야 함을 지적하고 있다.

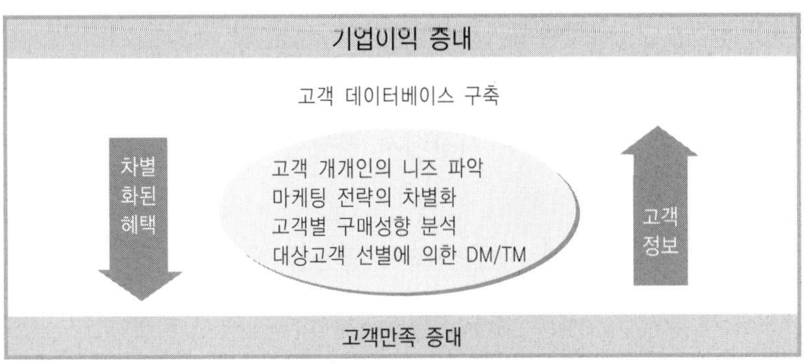

그림 6-5 데이터베이스 마케팅의 개념도

출처 : 정인환, 1997

첫째, 잠재 및 현재고객에 대한 적합한 자료를 발견하고 수집하는 것

둘째, 수집된 자료를 유용하게 실용 가능한 마케팅 정보로 전환하는 것

셋째, 행동분석, 동질적 세분시장의 발견, 개별고객의 가치평가 등을 위해 잠재 및 현재 고객 데이터베이스에 통계적 기법(statistical)을 적용하는 것

넷째, 자료를 수집·가공·분석하는 작업 경제성을 평가하고 평가자료에 근거한 마케팅 프로그램(data-drive marketing program)을 개발하고 집행하는 것

다섯째, 개별고객과의 관계증진 및 사업확장을 위해 마케팅 프로그램 집행과정에서 나타나는 시장기회를 포착하는 것

의료관광시설 및 기업의 기존고객이며 잠재고객은 누구인가? 고객이 우리 회사의 상품을 구입하는 이유는 무엇이며, 또한 경쟁사의 상품을 구입하는 이유는 무엇인가? 기존 고객 및 잠재고객에 접근할 수 있는 가장 좋은 수단은 무엇인가? 기존고객 및 잠재고객에 접근할 수 있는 가장 좋은 수단은 무엇인가? 등과 같은 전략적인 질문사항에 대해 응답해줄 수 있어야 한다.

따라서 고객 데이터베이스는 일대일 마케팅을 뒷받침해주는 가장 기초적인 초석이 되며, 이에 대한 이해는 데이터베이스 마케팅에 대한 이해의 전제조건이 된다.

데이터베이스 마케팅의 가장 큰 역할은 시장에서의 불확실성을 줄이는데 있다고 할 수 있다. 이는 고객이 무엇을 원하는지 정확히 알고 있다면 시장에서 성공할 수 있는 확률을 높일 수 있다는 것을 의미한다.

다양한 마케팅 조사 활동을 벌이지만 이것도 완벽한 것은 아니기 때문에 상당부분 추측에 의존할 수밖에 없는 경우가 종종 발생한다. 불확실성을 줄이기 위한 가장 확실한 정보는 상품 및 서비스를 구매하는 소비자로부터 나온다.

어떤 고객이 무엇을 언제 왜 구매하였는가를 알 수 있다면 제품의 기획·광고·유통 등의 정책수립에 있어 상당한 확신성을 가질 수 있다. 마케팅 데이터베이스는 바로 고객에 대한 구체적인 정보를 담아놓은 것을 의미하며, 이는 고객의 욕구가 무엇인지에 대해 가장 확실한 응답을 해 줄 수 있다. 고객과의 모든 접촉은 고객에 대한 '자료'를 입수할 수 있는 기회로 활용된다.

이렇게 얻어진 자료는 분석과정을 통해 '정보'로 전환되고, 이러한 정보는 고객에 대한 '지식'을 증가시켜준다. 기업은 이러한 지식을 바탕으로 고객과 개별적이고도 지속적인 관계를 가질 수 있는 '전략'을 세움으로써 판매 증가에 이바지한다.

또한 판매과정에서 발생하는 고객과의 접촉은 다시 고객에 대한 자료수집 기회를 제공한다. 이와 같은 과정은 순환적으로 반복되면서 기업 수익의 기반을 이루게 된다.

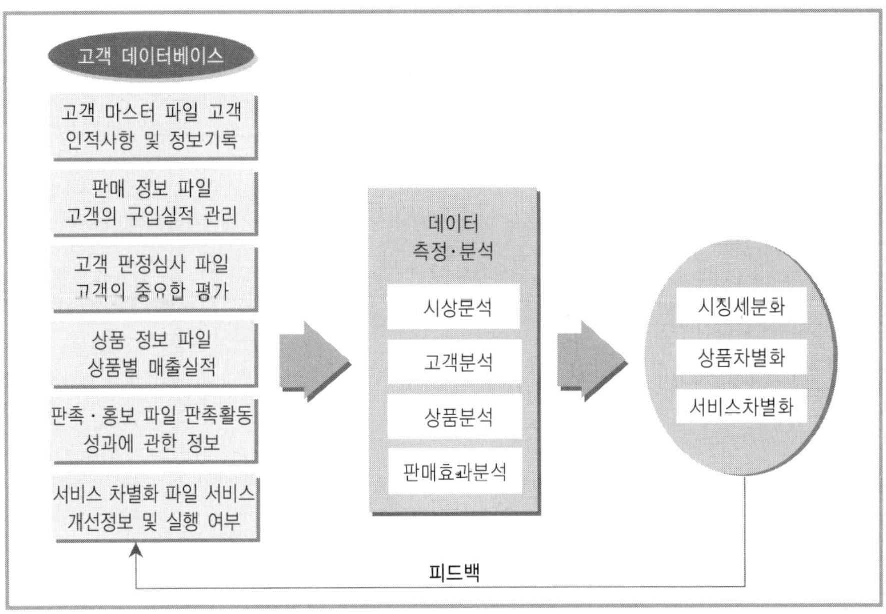

그림 6-6 데이터베이스 마케팅 프로세스

출처 : 데이터베이스 월드 (1996) 참고

다시 말해 데이터베이스 마케팅을 과학적으로 분석한 고객정보를 활용하여 고객 개개인의 욕구를 충족시킬 수 있도록 상품력과 분위기, 쇼핑 및 문화공간 그리고 서비스를 차별화한 마케팅 전략으로, 고객과의 일대일 쌍방향 커뮤니케이션을 통해 유기적인 관계를 돈독히 유지해 나감으로써 고정고객을 확보하는 것이다. 이는 고객의 구매성향 분석에 의한 수요계층을 추출하고 상품 및 서비스를 개발하며 대상고객을 선별하여 DM(Direc Mail)이나 TM(Tele-Marketing)을 이용한 마케팅 전략이다. 대중매체를 통한 광고 및 선전, 경쟁을 의식한 시설에 대한 과대투자를 줄이므로 차별화된 경쟁력과 기업이익을 극대화할 수 있다.

새로운 경쟁우위 요소로서의 데이터베이스 마케팅은 기본 개념과 성격에 있어서 기존의 대중 마케팅과는 많은 차이점이 있다. 데이터베이스 마케팅은 고객 개개인의 욕구 및 가치가 서로 다르다는 기본 인식에서 출발한다.

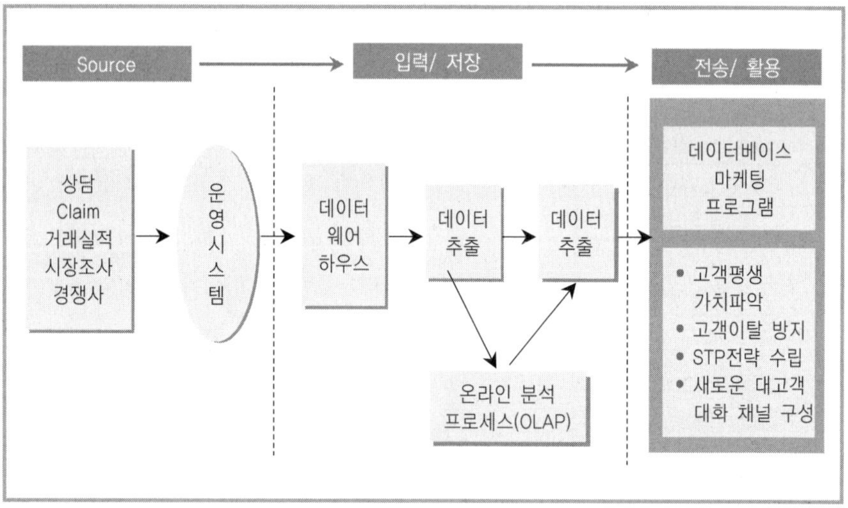

그림 6-7 고객정보의 흐름과 데이터베이스 마케팅

출처 : 조재호 (1993)

기업활동은 고객 중심적인 차원에서 차별적인 대우를 통한 고객 생애가치의 극대화에 중점을 두게 되고, 이를 위해서는 기존 고객의 중요성에 대한 새로운 인식이 필요하다.

따라서 고객과의 지속적인 구축에 초점을 맞추고 고정고객을 차별화하여 우량고객을 위주로 중점적으로 관리함으로써 휴면고객과 잠재고객도 고정고객으로 확보해 나가며, 고객의 반응과 분석을 통해 과학적 마케팅을 전개하는 것이 중요하다.

2) 데이터베이스 마케팅의 성격과 변화과정

(1) 데이터베이스의 유형

기본적으로 데이터베이스는 2가지 형태로 구분된다. 일반적으로 데이터베이스를 정의할 때 "상호관련 있는 데이터의 포괄적인 집적"이라고 표현된다. 이러한 기준에서 데이터베이스는 상품을 기준으로 한 데이터베이스와 고객을 기준으로 한 데이터베이스 등 2가지 형태로 유형화된다.

상품을 중심으로 한 데이터베이스는 영업활동에서 중요한 역할을 담당한다. 반면 누가, 언제, 어디서, 어떤 가격으로, 무엇을, 얼마만큼 구입했느냐에 관한 데이터베이스도 존재하는데, 이것이 바로 고객을 기준으로 데이터를 구축하는 방법이다.

데이터베이스 구축의 주요내용은 다음과 같다.

- 고객의 성명, 주소, 전화번호
- 고객에 대한 촉진활동(DM 송부 등) 기록
- 고객의 촉진활동에 대한 응답활동
- 최초에 고객반응을 얻기 위한 접촉매체
- 최초의 여행상품 구입일과 여행상품의 구입한도
- 구입하고자 하는 상품종류, 구입금액의 총액, 1회 평균 구입액

- 상품구입 수단(전화, 우편, 영업사원, 인터넷 등), 지불방법
- 거래활동이나 질문지에 의한 조사를 통하여 기록되어 있는 개인정보
- 거래활동이나 시장실사를 통해 기억하고 있는 고객의 상품사용과 관련된 정보

최근 데이터베이스 마케팅이 대상으로 하는 데이터베이스는 상품을 기준으로 하기 보다는 오히려 고객 기준 데이터베이스가 주축을 이루고 있다. 상품 기준 데이터베이스보다 고객 기준 데이터베이스가 중심이 되는 이유는 데이터베이스 설계의 용이성과 효율적 사용 가능성, 그리고 고객과의 관계를 상세히 파악함으로써 고객지향이라는 마케팅 이념에 적합하기 때문이다.

고객기준 데이터베이스로부터는 고객의 속성, 고객의 반응, 고객의 구입행동 등을 파악할 수 있다.

(2) 데이터베이스 마케팅의 성격

고객기준 데이터베이스에 기초한 데이터베이스 마케팅의 성격을 규정할 경우 고객유지(customer retention) 지향적 성격을 갖고 있다고 정의할 수 있다.

마케팅을 분류할 경우, 신규고객의 획득을 통해 매출액 증대를 도모하는 정복형 마케팅(conquest marketing)과 기존고객을 유지하고 우선적으로 기존고객으로부터 주문을 획득하는 것에 의해 매출액의 대부분을 확보하는 유지형 마케팅(retention marketing)으로 구분된다.

데이터베이스 마케팅은 기존고객의 욕구를 추측하고 기존고객의 욕구를 충족시켜주는 마케팅이기 때문에 정복형 마케팅이 아니라 기존고객 유지형 마케팅으로 정의할 수 있다. 데이터베이스 마케팅은 기존고객의 유지를 제 1의 목표로 하고 있다는 점에서 명

백히 신규고객 개척을 중시하는 매스 마케팅과는 반대의 입장을 표명하는 이론이다.

마케팅의 의의는 고객의 창조 뿐 만 아니라 고객의 유지도 중요시된다. 이에 따라 고객의 창조는 정복형 마케팅의 목표가 되며, 고객유지는 고객유지 지향형 마케팅의 목표가 된다는 사실을 알 수 있으며, 데이터베이스 마케팅은 기존고객유지지향적 마케팅으로 정의할 수 있다.

그러나 데이터베이스 마케팅이 기본적으로 기존고객의 유지를 기본목표로 삼고 있다 하더라도 신규고객의 창조도 무시할 수 없는 과업이다. 기존고객의 사망, 주소지 이전, 가족구성의 변화, 상품구입 의식의 변화에 따라 기업의 매출액이 영향을 받기 때문에 신규고객의 확보에도 노력해야 된다.

따라서 데이터베이스 마케팅은 기존고객의 유지와 더불어 신규고객의 창조를 동시에 추구해야 되는 성격을 갖고 있다.

(3) 데이터베이스 마케팅의 변화과정

소비자 욕구의 다양화·개성화 경향이 심화되어감에 따라 소비자들은 소비자집단의 한 구성원 혹은 목표시장의 한 구성원으로서가 아니라 독자적이고도 유일한 개성을 지닌 존재로서 인식되기를 바라고 또한 요구하는 수준으로까지 발전하게 되었다.

또한 경제발전에 따른 소비자들의 전반적인 소득수준의 향상은 이를 현실적으로 실현할 수 있는 능력을 소비자에게 가져다주었다. 기업의 입장에서는 예전처럼 소비자의 이목을 집중시킬 수 있는 상품의 개발이 힘들어졌고, 기업간의 기술수준이 평준화되는 현상을 보이고 있어서 기업의 성패는 어느 기업이 소비자가 원하는 시점에 원하는 장소에서 구입할 수 있세 하는 능력이 있는가에 달려있다.

즉, 대중 마케팅이나 세분화 마케팅은 경쟁의 심화, 욕구의 다양성이 심화됨에 따라 그 위력을 잃었거나 잃어가고 개별적으로 특별하게 대우받기를 원하는 소비자들을 위해서 개별적인 USP(Unique Selling Proposition)를 개발할 필요가 생긴 것이다.

이러한 배경에서 기업과 소비자와의 개별적이고도 지속적인 관계의 유지를 추구하는 개별고객 마케팅(individual marketing), 일대일 마케팅(one-to-one marketing), 관계 마케팅(relationship marketing)의 개념이 등장하게 되었으며, 데이터베이스 마케팅은 이러한 개념을 실현시켜줄 수 있는 수단이 되고 있다.

데이터베이스 마케팅이 개별고객의 요구를 충족시키는데 우선적인 목적을 두고 있다는 점에서 마케터와 소비자가 제로섬 게임에서 벗어나 서로가 이득이 될 수 있는 윈-윈(WIN-WIN) 전략을 채택하고 있는 것으로 해석할 수 있다.

이러한 이유로 데이터베이스 마케팅을 선호하는 사람들은 데이터베이스 마케팅이 미래의 마케팅이 될 것으로 확신하고 이를 전파·보급시키기 위해 노력하고 있다.

3. 데이터베이스 마케팅의 구성요소

데이터베이스 마케팅은 다양한 구성요소들이 유기적으로 결합되어야 효과적으로 실현될 수 있으며, 데이터베이스 마케팅의 구성요소는 고객가치, 마케팅 기능, 애플리케이션 및 고객기반 정보 등이다.

각 마케팅 활동의 궁극적인 목표인 고객가치 극대화를 위해서는 고객가치 창출의 원천에 대한 인식이 필요하며, 이는 고객획득·고객강화 및 고객유지로 파악될 수 있다.

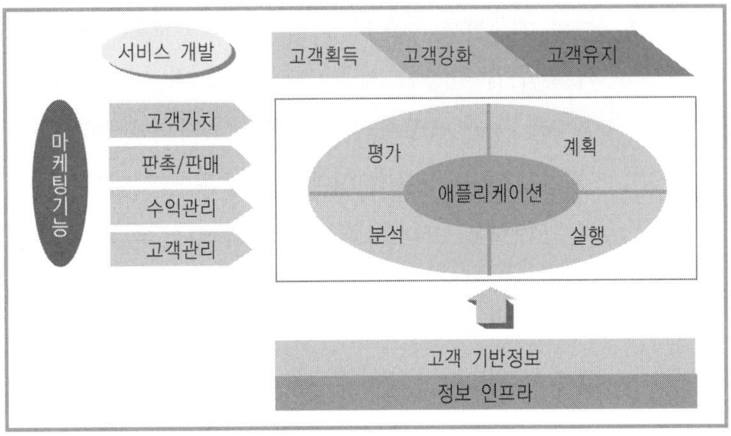

그림 6-8 데이터베이스 마케팅의 구조

출처 : 정인환(1997) 참고

데이터베이스 마케팅 어플리케이션들은 모든 마케팅 기능들에서 고객가치 창출이라는 목표에 맞추어 개발되며, 각 어플리케이션은 〈그림 6-8〉과 같이 계획·실행·분석·평가의 순환적 프로세스를 통해 실시된다. 이 과정에서 고객 기반정보는 필요한 정보에 대한 저장·접근·분석능력을 제공한다.

4. 데이터베이스 마케팅의 목적

데이터베이스 마케팅의 가장 주된 목적은 고객과의 릴레이션 구축을 통한 고객 평생가치의 극대화에 있다고 할 수 있으며, 그 외에도 유통채널 및 서비스 수행체제, 장기전략의 수립, 마케팅 리서치 자동화 등이 목적으로 언급될 수 있다.

1) 고객 릴레이션십 구축

고객의 평생가치란 고객이 특정회사의 제품이나 서비스를 처음으로 구매했을 때부터 마지막으로 구입할 것이라고 판단되는 시점까지 구입 가능한 제품이나 서비스의 누계액이라고 할 수 있다.

예를 들어 여행사의 입장에서 고객의 평생가치는 고객이 평생동안 여행을 하기 위해 여행사를 통해 티켓팅하는 총금액이 되며, 이의 극대화는 고객이 다른 여행사에 가지 않고 자신의 여행사에서 티켓팅을 할 수 있도록 만드는 것을 위미한다.

표 6-4 데이터베이스 마케팅의 전략

기존고객	기존상품	고객활성화전략 고객애호도 제고전략 고객유지 전략
	신상품	교차판매 전략
잠재고객	신규고객	신규고객 확보전략
	과거고객	재활성화 전략

데이터베이스 마케팅은 고객과의 일대일 커뮤니케이션을 통해 고객 만족도를 극대화하고 만족한 고객이 자사의 제품이나 서비스를 평생동안 구매할 수 있도록 하는데 주목적이 있다.

일반적으로 기존고객을 대상으로 판매를 할 때 소요되는 판매비용이 새로운 고객을 확보하는데 드는 비용에 비해 훨씬 적으며, 바로 이러한 점에서 '평생가치의 극대화'라는 데이터베이스 마케팅 목적의 정당성을 찾을 수 있다.

2) 유통채널 및 서비스 수행체제

데이터베이스 마케팅은 전통적인 유통채널을 대체할 수 있는 수단으로서의 역할을 수행한다. 데이터베이스 마케팅은 다이렉트메일, 텔레마케팅, 직접반응광고 등을 이용한 고객과의 직접적인 의사소통을 통해 주문받거나 서비스 문의에 응할 수 있다.

따라서 데이터베이스 마케팅은 그 자체로 하나의 독자적인 유통 채널 및 서비스 수행체제로서, 전략의 수립에서부터 주문, 배송, 대금회수, A/S의 제공 등 고객과의 거래에서 발행하는 모든 과정을 포괄하는 거대한 시스템으로 이해될 수 있다.

3) 장기전략의 수립

데이터베이스 마케팅의 과정에서 얻어지는 정보는 주문과 같은 단기적인 결과의 획득은 물론이고 목표시장에 대한 보다 정확하고 구체적인 기술을 가능하게 하기 때문에 보다 합리적인 장기전략의 수립에도 유용하게 사용될 수 있다.

즉 기업은 고객과의 커뮤니케이션 과정에서 얻어진 데이터를 바탕으로 고객이 어떠한 상품 및 서비스를 원하고 있는지, 또한 이러한 상품이 장래에 시장성을 가질 수 있는지 혹은 자사제품과 경쟁제품을 어떻게 평가하고 있는지에 대한 정보를 얻을 수 있고, 이러한 정보는 실제의 상품개발 노력이나 경쟁우위전략에 반영될 수 있다.

따라서 데이터베이스 마케팅은 즉각적인 수익의 증가를 위해 실무진에서 편리하게 활용될 수 있도록 하는 동시에 데이터가 축적되어감에 따라 그 축적된 자료로부터 전략적인 의미를 추출해 낼 수 있는 장기적인 안목에서의 설계가 아울러 필요하다.

4) 마케팅 리서치의 자동화

데이터베이스 마케팅에서는 고객에 대한 자료가 구매행위, 문의 응답, 촉진반응 등 고객과 접촉하는 과정을 통해 얻어지기 때문에 고객의 개별적인 욕구를 즉각적으로 파악할 수 있다.

따라서 데이터베이스 마케팅은 마케팅에 관한 의사결정을 위해 실시하는 마케팅 리서치를 실질적으로 대체하는 효과를 갖는다. 즉, 데이터베이스 마케팅은 평소에 마케팅 리서치를 실시하고 있는 것과 같은 효과를 거둘 수 있으며, 시장기회나 경쟁위협을 거의 자동적으로 파악하여 이에 신속하게 대응할 수 있는 능력을 갖게 해준다.

기업은 고객으로부터의 이러한 정보를 축적하고 분석함으로써 추가적인 시장조사 없이 효율적인 마케팅 전략을 세워 나갈 수 있어, 비용과 시간의 부담을 줄일 수 있다.

데이터베이스는 기존고객의 구매행위나 인구통계적 변수에 대해서는 풍부한 정보를 제공해주는 반면에 구매이유, 중요시하는 제품속성, 제품에 대한 태도 등 인지적 및 감성적 차원의 정보는 전혀 제공해주지 못하는 단점이 있다.

이러한 단점을 보완하기 위해 마케팅 리서치기법을 데이터베이스와 연계하여 활용하면 구매행위의 배경이 되는 정보도 파악할 수 있으며, 이렇게 파악된 정보는 보다 효과적인 데이터베이스 마케팅의 수행을 가능하게 해준다. 데이터베이스에 담긴 고객정보에 대한 분석은 이러한 인식을 위한 시발점으로 활용될 수 있다.

5) 고객유지를 위한 데이터베이스 마케팅

고객유지라고 하는 마케팅 목표를 달성하기 위해서는 데이터베이스를 적절하게 사용해야 하는데, 이를 위해서는 다음과 같은 전략이 필요하다.

① **최우량 고객의 명확화** – 데이터베이스로부터 고객의 상품 및 서비스구입활동(최근의 구매시점, 구입빈도, 구입금액 등)을

파악하여 고객을 평가한다.

② **상품 및 서비스 사용상황에 따른 메시지를 전달** – 데이터베이스로부터 소량사용, 적량사용, 다량사용 고객으로 구분하여 해당되는 바를 조사한 후 소량사용 고객에게는 그 고객이 정상적으로 상품을 구입할 때까지 반복적으로 메시지를 전달하는 것이고, 적량사용고객에 대해서는 가격 소구형의 메시지 전달을 중지하고 상품의 우수성에 소구하는 전략으로 전환하는 것이 필요하다.

③ **소비자의 구입의사 결정의 촉진** – 데이터베이스를 보면 고객에 대한 상품구입 상황에 적합한 감사의 뜻을 표시하고, 고객에 대해 "당신의 상품선택은 현명했다"라는 메시지를 전달함으로써 그 고객이 재차 상품을 구입하도록 유도하는 내용이다.

④ **관련제품을 추천하여 구입을 장려** – 데이터베이스를 조사함으로써 고객특성을 파악하고 특성에 적합한 상품을 추천하여 구입을 장려하는 것으로, 고객과 동일한 형태의 여타 고객이 애호하는 상품을 그 고객에게도 대체품이나 보완품으로 추천하여 구입을 유도하는 전략이다.

⑤ **판매촉진 수단의 개선** – 데이터베이스를 조사함으로써 고객특성을 파악하고 특성에 적합한 상품을 추천하여 구입을 장려하는 것으로, 그 고객과 동일한 형태와 여타 고객이 애호하는 상품을 그 고객에게도 대체품이나 보완품으로 추천하여 구입을 유도하는 전략이다.

⑥ **마케팅 과정의 세련화** – 데이터베이스 분석을 통해 최적의 고객을 표적으로 하여 적절한 내용의 커뮤니케이션을 기획하

고 커뮤니케이션 활동의 유효성을 향상시키며, 제공하는 상품의 구성을 개선하는 과제에 전념할 필요가 있다.

⑦ **브랜드 가치의 유지** – 브랜드 이미지를 유지하기 위해 메시지 내용과 전달방법 그리고 소구대상을 고려하여 관리 및 통제를 해야 한다.

⑧ **경영자원의 강화** – 데이터베이스 분석을 바탕으로 광고를 혁신하고, 시장조사를 충실하게 실시해야 한다. 또한 상품개발을 촉진하고, 유통경로관리를 강화해야 한다.

	〈1단계〉 독립된 DB	〈2단계〉 조정가능한 DB	〈3단계〉 통합된 DB	〈4단계〉 상호반응적 DB
고객 DB의 성격	이름, 주소 등의 기본적인 고객정보 및 거래정보가 고객별로 축적되어 있으나 각 부문이 보유하고 있는 고객정보 DB와의 연결이 이뤄지지 않고 있다.	다양한 기준으로 분석이 가능한 데이터베이스 각 부문의 데이터를 공유한다.	• 리얼타임에 가까운 상태로서 고객DB와 거래DB가 융합 • 각 관련부문의 DB와도 연계 • 잠재고객의 정보도 포함	• 외부와 리얼타임의 연계가 가능한 DB • 고객과의 양방향 거래가 가능한 경우 즉시 그 반응이 DB에 반응
사용 가능한 마케팅 수단	대중(mass) 마케팅	대중(mass) 마케팅 세분화(segment) 마케팅	세분화(segment) 마케팅 1:1(one to one) 마케팅	1:1(one to one) 마케팅
사용되는 주요 정보기술	TEL/FAX 메인프레임 매스미디어		UNIX 워크스테이션 데이터웨어하우스 데이터마이닝 기술 인트라넷 그룹웨어 인터넷	초병렬 컴퓨터 멀티미디어 네트워크

표 6-9 고객 데이터베이스의 단계별 마케팅

출처 : 김영호 (2007)

⑨ **비공개적인 정보전달** - 데이터베이스에 의해 소구할 수 있는 고객을 특정화시킬 수 있기 때문에 비공개적인 메일에 의한 비밀정보를 전달할 필요가 있다.

⑩ **마케팅 조사의 혁신** - 고객조사의 쇄신, 상품조사의 효율화, 매체조사의 혁신, 유통조사의 개혁, 정보조사의 효율화를 필요로 한다.

⑪ **고객서비스의 개인화** - 퍼스널 서비스를 제공해야 한다.

⑫ **중복배제와 통합촉진** - 정보가 중복되는 것을 배제하고 정보활동을 통합해야 한다.

6) 고객창조를 위한 과업

데이터베이스의 용도를 설명할 때 신규고객의 창조라고 하는 마케팅 목표의 달성을 위한 전략들은 다음과 같다.

① 신규고객의 개척이라는 점에서는 데이터베이스 분석으로부터 기존고객의 속성과 유사한 예상고객을 발견하고, 마케팅 활동을 전개하는 것이 중요하다. 또한 데이터베이스 가운데 경쟁기업 상품을 구입하고 있는 고객을 발견하여 이들에게 자사상품을 권유하는 전략이 필요하다.

② 상품사용상황에 관한 메시지 전달을 위한 점에서는 자사상품을 사용하지 않고 있는 고객을 데이터베이스로부터 구축하여 이들에 대해 자사상품을 사용해보도록 유도하는 기획이 필요하다.

③ 데이터베이스를 분석하여 잠재구매력이 높을 것으로 보이는 예상고객, 중간정도의 잠재구매력을 가진 예상고객, 잠재구매력이 낮을 것으로 판단되는 예상고객 등으로 구분한다.

잠재구매력이 높은 예상고객에 대해서는 즉시 영업직원을 파견하여 구매를 유도한다. 중간정도의 잠재구매력이 예상되는 고객에 대해서는 사전조사 결과, 하여 적절한 예상고객으로 판명되면 영업사원을 파견하여 구매를 유도한다. 구매력이 낮을 것으로 예상되는 고객은 비용이 높게 소요되는 영업사원 파견을 중지하고 다이렉트 메일과 텔레마케팅에 의해 구입을 유도하는 접근법이 필요하다. 이상과 같은 데이터베이스 마케팅의 과업으로부터 데이터베이스를 적절히 활용하여 마케팅을 실천한다면 반드시 기업성장은 보장될 것이다.

과업의 수행과정에서 고객만족도는 크게 향상될 것이며, 기업의 마케팅 활동 효율은 제고되며, 이것이 바로 기업의 수익에 크게 기여할 것으로 예상된다.

5. 데이터베이스 마케팅의 필요성

의료관광산업은 급속한 정보화의 진전과 시장성숙, 고객의 다양한 욕구 등의 출현으로 점점 경쟁이 치열해지고 있다. 따라서 획일화된 대중마케팅 전략으로는 고비용·저효율에 의한 경영수지 악화 등으로 인해 한계점에 도달했고, 경쟁우위를 위한 차별화된 마케팅 전략이 필요하게 되었다.

전반적인 경영환경의 변화는 경쟁요인, 고객요인, 기술요인 등으로 구분할 수 있는데, 데이터베이스 마케팅은 이러한 변화에 대응할 수 있는 방안이 될 수 있을 것으로 보인다.

① **경쟁요인** – 산업의 성숙화에 따라 제한된 시장을 획득하려는 경쟁은 날로 치열해지고 있으며, 자본과 기술을 보유한 잠재적 경쟁자의 신규진입 또한 커다란 위협요소로 등장하고 있

다. 경쟁의 내용을 보면 가격경쟁 뿐만 아니라 다양한 경쟁자원을 동원한 차별화가 주요한 경쟁수단이 되고 있으며, 각 경쟁사들은 강력하고 새로운 차별화 수단을 속속 도입하고 있다.

② **고객요인** - 고객들의 요구는 급속도로 다양화되어가고 있으며, 경쟁사간의 치열한 경쟁에 의해 고객의 요구수준 또한 크게 높아지고 있다. 많은 기업들이 기존의 수단으로는 고객의 요구에 적절히 대처할 수 없다는 사실을 인식하게 되었다.

③ **기술요인** - 급속한 발전을 거듭하고 있는 정보기술은 실현가능한 해결책을 제시하고 있다. 과거에는 상상도 할 수 없었던 컴퓨터파워가 비교적 낮은 가격으로 제공되어, 기업들은 상대적으로 적은 비용으로 정보기술을 이용하면서 경쟁우위를 점할 수 있게 되었다.

데이터베이스 마케팅의 등장이 갖는 가장 중요한 의미는 정보기술의 발달에 힘입어 축적된 고객정보와 상품정보를 분석한 마케팅 전략이 가능해진다는 사실이다. 데이터베이스 마케팅을 도입한 기업은 경쟁심화와 욕구수준 상승에 기인한 고객 1인당 수익과 감소 및 비용 증가를 효과적으로 극복해나가고 있다.

Ⅲ. CRM(고객관계경영)

1. CRM의 정의 및 배경

CRM(고객관계경영 :Customer Relationship Management)은 고객과 관련된 자료를 분석하여 고객 특성에 기초한 마케팅 활동을 계획·지원·평가하는 관리체계라 할 수 있다.

이것과 관련된 마케팅은 광범위하지만, 그 중에서도 CRM을 위한 관계마케팅, 관계마케팅의 실천수단인 데이터베이스 마케팅 그리고 원투원마케팅 등이 있다.

CRM은 기업가치가 고객으로부터 나온다는 기본 인식에 기초하며, 마케팅 패러다임이 제품판매 중심에서 기존의 우수고객을 유지하고, 이탈고객을 최소화하는 관계마케팅으로 이어진다. 이는 전산시스템만의 변화가 아니라 경영전략, 조직·프로세스, 고객접점 채널 상의 모든 변화를 의미하는 것이다. 다시 말해 CRM의 핵심은 가치있는 고객을 파악·획득·유지하는 모든 활동을 의미하는 것이라 할 수 있다.

CRM의 도입은 고객 개개인이 문제점을 인식하기 전에 정확한 물품 및 서비스를 적시에 제공함으로써 장기적으로 고객과 1:1관계를 구축하고, 고객의 평생가치를 극대화하며, 핵심고객과 유사한 속성을 지닌 잠재고객을 선별하여 신규고객을 유인함으로써 수익을 극대화하고 기업의 가치창출이 증대되는 것이다.

의료관광기업은 의료관광객과의 관계에 초점을 두고 기업의 경영방향과 경영전략을 진행하는데, 이러한 마케팅이 추구하는 최종목표는 신규의료관광객 유치뿐 만 아니라 기존 의료관광객 유지를 통한 고객만족 경영에 있다. 즉 고객 개개인의 요구와 성향에 맞춘 차별화된 서비스를 제공함으로써 고객의 기대수준에 부응하여 Loyalty Customer를 창출하기 위한 마케팅 전략이다.

CRM은 새로운 환경에서 기업마케팅의 중심개념으로 표현되는 고객관계 관리이다. 이러한 CRM전략을 가장 효율적으로 활용한다. 이러한 사업체는 관광사업체인 항공사와 호텔이었지만 최근에는 의료관광 실시와 관련된 병원 등 점차 다양한 사업영역에서 적용되고 있다.

그러나 막대한 용량의 고객데이터를 저장·분석할 수 있는 DBM 시스템을 갖추고 세련된 기술을 이용하여 화려한 웹사이트를 꾸미는 것만이 성공적인 CRM을 위한 전부라고 볼 수는 없다. 일반적인 비즈니스 문제의 해결은 핵심개념에 대한 정의를 명확히 하고, 이에 기초하여 제반 기업상황을 고려한 올바른 목표설정을 통해 가능할 것이다.

CRM 투자를 확산시킨 상황적·기술적 배경의 첫번째 요인으로는 기존 기업마케팅의 한계를 드러내게 한 공급자-소비자 간의 관계의 변화를 들 수 있다. 두번째 요인으로는 시장환경의 변화에 맞추어 이에 대한 대안으로 학계에서 먼저 제기된 고객관리에 대한 신개념의 대두를 들 수 있다. 세번째 요인으로는 개념적으로 제기된 새로운 고객대응의 개념을 현실에서 가능하도록 한 인터넷과 정보통신 기술의 영향을 들 수 있다.

기업마케팅의 변화과정은 시장환경의 변화에 대한 기업의 적응과정을 그대로 보여주고 있다.

CRM의 진정한 목표는 두 가지로 요약할 수 있는데 고객유지와 비용절감이다. 즉 Pareto Law의 2:8 법칙은 마케팅에서 가장 빈번하게 거론되는 진략인데, 20%의 고객이 80%의 수익을 창출하므로 CRM의 첫 번째 목표는 고객 유지(Customer Retention)이다. CRM의 두 번째 목표는 비용절감(Cost Reduction)이다. 신규고객 창출보다 기존고객 유지가 비용 절감 뿐 아니라 기업의 경영성과에 더욱 중요한 요소로 인식되고 있다.

CRM을 적용하기 위해서는 고객의 요구를 정확하게 파악하고 있어야 하고, 고객의 가치가 계층과 집단별로 다르다는 것을 인식해야 하며, 고객의 가치가 긍정적인 영향을 가져올 것인가를 판단해야 한다.

CRM을 시행하기 위한 기업의 자세를 보면 다음과 같다.

첫째, 최고경영자의 확고한 신념이 필요하다. 최고경영자의 CRM 시행을 위한 지속적인 관심과 의지가 지속되어야만 진정한 CRM이 조직 내에서 실현 될 수 있다.

둘째, 기업 내부의 커뮤니케이션이 원활해야 한다. CRM은 모든 부서에서 상호작용으로 구현되어야 하기 때문에 특히 마케팅 부서와 영업부서의 원활한 역할 분담이 필요하다.

셋째, CRM을 시행하기 위한 기본적 출발점은 시장조사인데, 이를 정확하게 이해하고 활용할 수 있어야 한다.

2. CRM의 이론적 틀 및 이슈들

1) CRM의 이론적 틀

(1) One to One Marketing(일대일 마케팅)

CRM 활동의 구체적인 부분들인 IT 인프라 구축, 개별고객에 대한 개인화된 서비스 제공을 위한 제반 노력들, 빈도와 금액에서 기존 마케팅 개념에서는 상상하기 어려운 파격적인 고객서비스 제공은 기업자원 활용과 기업수익의 극대화에 영향을 미치는데, 이는 One to One Marketing과 이론적으로 틀을 같이 한다.

기본적으로 장기적인 관점에서 기업에 진정한 가치를 주는 고객에 대하여 지속적인 관계(relationship)를 형성함으로써 고객이 해당 기업제품에 대하여 창출하는 생애가치(LTV : Lifetime Value)를 극대화한다는 개념이다.

따라서 기업은 개별 소비자에 대하여 일대일 관계를 맺고, 고객의 입장에서 고객을 이해하고, 개별고객에 대한 차별적인 대응을 통하여 고객과의 신뢰를 형성할 수 있다.

(2) CRM 활용의 기술적 제반 : 인터넷과 정보통신 기술

인터넷의 확산은 기업이 보유하는 다수의 고객에 대하여 CRM

전략 실행을 가능하게 하는 기반을 제공한다. CRM 전략 수행의 요체는 고객과 "일대일의, 직접적으로" 지속적인 관계 형성을 지향하는 효율적인 마케팅활동을 통하여 장기적이고 지속적인 기업의 수익기반을 구축하는 것이다.

수많은 고객을 보유하고 있는 현대의 기업에게 고객과의 개인화된 일대일 접촉이 가능한 이유는 CRM의 파레토 법칙에 따라 상위고객에 대해서만 CRM 활동을 전개한다 해도 대상고객은 수천에서 수만에 이르러 비용 효율적이기 때문이다. 이에 대한 해답은 인터넷과 정보통신 기술을 바탕으로 한 e-CRM이다. 인터넷이 CRM에 주는 강점은 첫째, 고객과의 직접적인 상호작용을 가능하게 한다는 것이며, 둘째는 이러한 상호작용에 필요한 거래당 추가비용이 거의 0에 가깝다는 점이다.

인터넷에서 구체적인 고객관계형성의 도구로는 이메일을 들 수가 있는데, 이메일이 갖는 강점은 의사전달비용의 저렴함, 고객과의 직접적인 접촉을 가능하게 한다는 점, 신속하고도 높은 응답률을 보장하는 e-CRM 수행의 효과적인 도구라는 점 등을 들 수 있다.

결국 CRM의 실무적용의 확산은 이러한 기술상의 지원이 없었다면 불가능했을 것이다. 시장환경은 CRM을 기업의 필연적인 마케팅전략으로 채택하고 있는데, 이에 대한 명확한 이론적인 정의, 그리고 실행 가능성을 지원하는 기술환경의 변화를 이해하면 기업들이 CRM을 도입하고 운용하는 이유를 알게 될 것이다.

2) CRM과 관련한 이슈들

(1) CRM과 IT 기반의 관계

전형적인 CRM시스템은 고객접점에서 고객관련 데이터를 획득하고 이를 데이터웨어하우스에 체계적인 질서에 따라 적재하며,

마케터의 구체적인 요구에 따라 필요한 정보를 끌어내는 데이터마이닝 시스템을 모두 포괄하게 된다. CRM이라면 곧 이러한 거대한 비용을 수반하는 최신의 IT 투자가 반드시 필수요건인 것으로 생각되고 있다.

그러나 기술은 운영을 위한 보조수단일 뿐이며, 특히 CRM에 있어서 기술에 치중하여 진정한 고객의 요구를 외면하게 되거나 다른 한편으로는 굳이 필요하지도 않은 투자로 인하여 CRM의 궁극적 목적인 비용 효율성을 무색케 하는 경우가 많다.

CRM 전략 성공의 핵심은 진정한 고객이 누구인가를 규명하고, 고객의 요구는 무엇인지를 파악하며, 지속적인 관계를 형성하기 위한 적절한 대응방법의 확보이다. 이러한 목적 달성이 반드시 첨단 인프라를 요구하는 것은 아니다.

CRM 인프라 구축이 고객관리의 만병통치약은 아니다. 문제는 기업의 마케팅 전략 방향과 부합하도록 기업 특성과 규모에 적합한 방식을 선정하여 효과적인 운용을 하는 것이 보다 중요할 것이다.

(2) 투자비용-효익 분석

CRM 투자의 비용-효익 분석의 어려움은 e-Valuation이 경험한 바와 동일하게, 효익 측정을 위한 고려 요인들의 불확실성에 기인한다.

CRM 투자는 일반적인 투자의사결정과는 다른 시각에서 접근해야 할 것이다. 기업의 일반적인 투자대안 선정과정의 비용-효익 분석은 여러가지 투자대안 가운데 기업가치 증대에 가장 기여도가 높은 대안을 선택하는 과정이다.

반면 CRM은 새로운 시장 환경에서 선택의 문제라기보다는 필연적으로 수행해야 할 전략방향이다. 따라서 비용-효익의 두 가지 잣대를 모두 포함한 불확실한 측정 도구에 의한 수치를 얻기 위해 고민할 필요는 없다. 그보다는 당면한 시장환경에서 기업의 전략 방향을 고려하여 필요한 CRM 이미지를 구성하고, 비용이라는 단일 측면에서보다 효율적으로 이를 구현하기 위한 다른 면들을 고려하는 것이 타당할 것이다.

(3) 산업별 CRM 전략의 적용

CRM의 개념에 근거해볼 때 CRM 전략의 수행이 상대적으로 수월하고 이에 따른 기대효과가 큰 산업영역이 분명 존재한다. 고객의 생애 가치 획득 가능성이 높고, 고객과의 직접 접촉을 위한 채널이 확보되어 있으며, 빈번한 고객 접촉으로 인해 고객 대응을 위한 기초 데이디의 수집과 업데이트가 용이한 산업에서 CRM의 수요는 크다.

대상고객의 성향도 CRM 수용을 위한 고려요인이 될 수 있다. 노스 웨스턴 대학교(North Western Univ.)의 왕(Paul Wang)에 의하면 CRM 관점에서 고객은 거래지향적 구매자와 관계지향적 구매자의 두 가지 성향으로 구분된다. 거래지향적 구매자는 선택의 주된 고려요인이 가격에 집중하는 반면 관계지향적 구매자의 경우 신뢰할 수 있는 업체가 구매의 주요 영향변수이다. 따라서 해당기업의 대상고객이 관계지향적 성향을 가지는 경우에 CRM의 성과를 기대할 수 있다는 것이다.

결국 기업에서 구현되는 CRM의 구체적인 모습은 해당산업, 기업전략, 대상고객 특성, 기타의 요인들을 고려하여 탄력적으로 설계되어야 할 것이다.

(4) CRM과 전통적인 마케팅 기법

CRM의 대상고객이 기업의 전체 고객을 대상으로 하는 경우는 거의 없다. CRM 대상고객은 두 단계의 여과를 통해서 추출된다.

첫번째 단계가 앞에서 설명한 거래지향적 구매자와 관계지향적 구매자의 구분이다. 이는 고객의 기본 속성에 따른 구분으로 거래지향적 구매자에 대해서는 별도의 마케팅 수단으로 대응을 해야 한다.

관계지향적 구매자에 대해서는 일반적으로 기업에 대한 기여도에 따라 크게 3가지의 고객집단으로 구분된다. 최고의 수익성을 보이는 집단, 수익에 대한 상당한 기여를 하고 있으며 장래 최고 등급으로서의 가능성이 있는 집단, 수익성은 낮지만 거래량이 낮은 집단으로 구분을 하고, 각 셀의 특성에 맞게 전반적인 마케팅 전략을 수립하고 운영해나간다.

CRM은 바로 관계지향적 고객, 그 중에서도 최고의 수익성 집단에 초점을 두는 활동이다. 그렇다고 기타의 고객들에 대해서 기업의 마케팅 활동을 전혀 하지 않을 수는 없다. 기업은 기존고객과 우량고객만을 대상으로 영업을 영위해나갈 수는 없다.

기존고객의 생애가치 확대를 꾀하는 고객점유율 확장 외에도 신규고객 영역을 확대시키는 시장점유율 확장을 통하여 일회성 고객으로부터 창출되는 수익을 얻어내고, 또한 잠재적인 CRM 대응고객을 발굴할 수 있게 된다. 따라서 CRM 활동을 전개하는 기업에 있어서도 끼어들기 마케팅의 영역은 분명히 존재한다.

CRM과 끼어들기 마케팅의 선택은 고객 특성에 따른 마케팅 수단의 선별적 적용에 관한 문제이지 기업 마케팅 전략방향 가운데 한 가지만을 적용하고 나머지 방법은 무시해도 좋은 선택의 문제는 아니다.

기업에서 CRM을 적용하기 위해서는 CRM에 대한 명확한 개념 정의를 바탕으로 기업의 제반여건과 기본전략방향을 고려하여 이에 적합한 시스템을 설계하고 구현하여, 대규모의 투자가 방향성을 잃고 결국에는 기업에 아무런 효익을 주지 못하는 결과를 초래하지 않도록 하여야 할 것이다.

3. CRM 구축의 단계 및 포인트

1) CRM 구축의 단계

CRM을 원활하게 추진하기 위한 전략단계는 다음과 같다.

- 1단계 – 기업특성에 적합한 고객전략을 수립한다.

의료관광기업은 CRM 구축의 목적과 그에 따른 기업가치 증대의 내용을 구체적으로 파악하고 고객이 상품과 서비스의 구입 이유와 방법을 통합적으로 이해하며 고객의 입장에서 구매 전후의 만족감과 충족감을 이해하고 고객의 파트너로서의 자세를 갖는다.

- 2단계 – CRM 인프라를 구축한다.

자동화된 데이터웨어하우스와 정보분석 지원환경을 구축하고 다양한 채널을 통해 고객의 인구통계적·심리적·행태적 정보를 확보하여 개별고객을 이해한다. 또한 인터넷 등 새로운 커뮤니케이션 채널을 확립하고 백·프런트 오피스 시스템과 e-commerce를 통합한 CRM 솔루션을 도입한다. 이때 전체 매출증가와 비용의 균형을 고려하여 CRM에 투자한다.

- 3단계 – 데이터마이닝을 통해 고객분석과 마케팅을 실시한다.

각 고객의 성향을 분석하고 구매를 창출할 수 있는 마케팅 전략을 수립하고 잠재적으로 유용한 고객층과 비용의 증가를 초래하는 고객층을 분류하여 차별적 접근을 시도한다. 또한 축적된 기존고객 정보를 바탕으로 유망한 잠재고객을 찾아낸다.

- 4단계 – 고객분석 결과를 실질적으로 판매과정에서 활용한다.

최고의 잠재적 수익성과 영향력을 지닌 고객군을 상대로 한 판매를 통하여 실질적인 매출성장을 도모하고 교차판매, 업셀링 등을 통해 고객생애가치의 극대화를 추구한다.

- 5단계 – 고객유지를 위한 서비스와 피드백 관리를 한다.

CRM에 있어서 서비스는 기업과 고객간의 계속적 접촉확보와 장기적 관계를 위한 수단이므로 차별화·개인화된 서비스를 제공하여 핵심고객층 형성을 강화하고 고객에 대한 피드백 관리를 통해 구매이탈자를 줄이고, 기존고객을 양질의 우수고객으로 전환한다.

2) CRM 구축의 포인트

CRM을 구축할 때 반드시 체크해야 할 포인트를 살펴보면 다음과 같다.

먼저, CRM 구축단계별로 체크할 포인트에 대해서 알아보고, 다음으로, 여러 산업별로 CRM을 구축할 때 초점을 맞출 포인트에 대해 생각해본다. 그리고 마지막으로, CRM 프로젝트를 진행할 때 발생할 수 있는 문제점을 예방 · 해결할 수 있는 포인트에 대해 논의한다.

CRM의 토대를 구축하고 이를 바탕으로 CRM을 실행하는 전체 CRM 프로세스는 크게 전략수립단계 및 시스템구축단계로 볼 수 있다.

한편, 시스템 구축단계에서 데이터 수집·적재 단계는 그 중요성을 감안해볼 때 분리시킬 수도 있고, 포함시킬 수도 있다.

이렇게 보면 CRM 시스템 구축단계는 크게 전략수립, 시스템구축, 데이터 수집·적재로 요약할 수 있다. 이러한 CRM 구축단계에서 가장 중요한 것은 CRM이라는 기법을 어떻게 활용해서 고객에게 경쟁사에 비해 더 많은 가치를 줄 것인가에 대한 해답을 찾는 일이다. 이것이 바로 CRM 전략이다.

CRM 전략은 CRM 전체의 뼈대와 같아서 전략이 부실하면 아무리 시스템이 좋아도 성과를 내기 어렵다. 따라서 CRM 구축의 각 단계별로 어떤 과업이 수행되어야 하며, 어떤 이슈가 있는지 잘 파악해야 한다.

(1) CRM 전략수립 단계

CRM 전략수립은 크게 6가지 단계로 나누어볼 수 있다. 즉, CRM 전략은 환경분석, 고객분석, CRM 전략방향 설정, 고객에 대한 오퍼(offer) 결정, 개인화 설계, 커뮤니케이션 설계로 이루어진다. CRM 전략에 대한 이 같은 접근은 실행계획이 포함된 넓은 의미로 이해할 때 가능하다. CRM 전략을 좁은 의미로 이해할 경우, 위의 5가지 단계 중에서 두번째 단계인 CRM 전략방향 설정만이 CRM 전략에 속한다고 볼 수도 있다.

전략수립 단계에서는 CRM 구축에 어떤 포인트를 놓치지 말아야 하는지, 흔히 대두될 수 있는 이슈들을 중심으로 생각해야 한다.

① CRM 개념 정립

CRM은 회사 내부의 컨센서스를 확보하는 것이다. 마케팅팀이 생각하는 CRM과 영업팀, IT팀이 생각하는 CRM이 각각 다르다면 이는 심각한 문제다. 그러나 실제는 다른 경우가 많다. CRM에 대해 워낙 다양한 견해들이 있기 때문이다. CRM에 대한 다양한 견해를 정리해서 자사만의 CRM 개념을 정립하는 노력이 반드시 필요하다.

② 오퍼(offer) VS 개인화

CRM 개념의 정립에 이어 CRM 전략수립단계의 이슈로 볼 수 있는 것은 오퍼(offer)와 개인화 중 무엇에 초점을 맞출 것이냐의 문제다, 고객의 특성에 적합한 오퍼는 CRM의 핵심이다.

예를 들어 배고픈 사람에게 무엇인가를 제공하려고 할 때 이 사람에게 음식을 줄 것인가, 옷을 줄 것인가. 책을 줄 것인가를 결정하는 것이 오퍼 결정이다.

반면, 개인화는 음식을 준다고 가정할 때 양식·한식·일식 중 무엇을 줄 것인가에 대한 논의다. 따라서 배고픈 사람에 대한 오퍼가 옷이나 책으로 잘못 결정된다면 개인화는 아무런 의미가 없어진다. 그럼에도 불구하고 현실에서는 오퍼는 주어진 것으로 가정하고 개인화에만 초점을 맞추는 경우가 종종 있다.

(2) CRM시스템 구축단계

IT시스템이 CRM 전략을 완벽하게 지원하기 위해서는 CRM 전략이 완전히 수립된 후에 IT시스템을 차근차근 구축하는 것이 바람직하다. 그러나 경쟁사에 비해 더 빨리 CRM을 실행하기 위해서는 CRM시스템의 구축을 앞당겨야만 한다. 이를 위해서는 전략에 대한 개략적인 그림이 그려지면 전략의 구체화 작업과 함께 CRM시스템 구축작업을 병행하는 방법이 활용될 수 있다.

환경·고객 분석과 CRM에 대한 전략방향이 설정되고, 고객에게 어떤 오퍼를 줄 것인가가 결정되면 CRM 계획이 체계화 되었다고 볼 수 있다. 이때부터는 고객에 대한 오퍼를 어떻게 개인화할 것인가, 커뮤니케이션을 어떻게 할 것인가와 같은 세부적인 사항들을 설계해야 하는데 이러한 활동들은 IT시스템 구축과 병행할 수 있다.

CRM시스템을 구축할 때는 대부분 "어떤 시스템이 필요한가?" 그리고 "얼마나 많은 비용이 소요되는가?" 등의 의문이 생기게 된다. 우선, 어떤 "시스템이 필요한가?"에 대해 살펴보면 다음과 같다.

① 프런트 엔드 시스템 VS 백 엔드 시스템

고객에 대한 이해를 위한 시스템이 백 엔드(back-end) 시스템이고, 고객에 대한 대응을 위한 시스템이 프런트 엔드(front-end) 시스템이다.

프런트 엔드와 백 엔드 중 CRM시장에 먼저 등장했던 것은 백 엔드 시스템이다.

특히 그렇게 주장하는 업체 중에는 데이터웨어 하우스의 필요성을 강력하게 주장하던 업체도 있었다. 그 이유는 2가지 측면에서 찾아볼 수 있다.

먼저, CRM 업체 입장에서는 프런트 엔드 솔루션이 신제품이면서 더 비싼 경우가 많다는 점을 들 수 있다. 오랫동안 판매했고, 시장의 경쟁이 심한 백 엔드 솔루션(데이터웨어하우스 솔루션)보다 새롭게 떠오르는 프런트 엔드 솔루션을 선점하는 것이 더 중요하다는 판단이 있을 수 있다.

프런트 엔드 시스템은 단기적인 효과를 내기 쉽다는 점이다. CRM의 주된 효과라면, 고객과의 관계가 강화되어 이탈률의 감소나 매출 증가로 이어지는 것을 의미한다. 물론 마케팅코스트 절감도 CRM의 효과 중의 하나다.

이렇게 볼 때, 현재 논의되고 있는 프런트 엔드 CRM시스템의 많은 부분은 CRM이라기보다는 CM 솔루션이라고 볼 수 있다. 특히 백 엔드 시스템이 없는 프런트 엔드 시스템일 때는 더더욱 그렇다. 단순한 CM이 아닌 CRM을 실행하기 위해서는 먼저 백 엔드 시스템을 갖추어야 한다.

② 대규모 투자 VS 소규모 투자

그렇다면 CRM 시스템은 어떤 규모로 구축하는 것이 좋을까? 물론 대규모 투자를 해서 훌륭한 시스템을 구축하는 대안은 시스템 자체로만 봐서는 나쁠 게 없다.

기회비용을 고려하면 모든 IT투자는 적정한 수준에서 결정되어야 한다. 백 엔드 분석시스템은 너무 많은 데이터를 저장·분석하려고 욕심을 부리지 않는다면 그다지 많은 돈을 들이지 않고도 구축할 수 있다. 즉, 거래 데이터가 별 필요도 없는 복잡한 관련 데이터를 끌고오지 않게 잘 정리한다면 저렴한 비용의 소규모 데이터 마트로도 백 엔드 시스템을 구축할 수 있다.

따라서 전략과 활동을 먼저 분명히 하여, 어떤 데이터가 중요한 것이고, 어떤 데이터는 필요 없는지를 먼저 파악하는 것이 중요하다.

③ 풀 패키지 구축 VS 단계적 구축

CRM을 위해 필요한 여러가지의 IT시스템들은 하나하나 구축할 수도 있고, 일시에 구축할 수도 있다. 일시에 구축하게 되면, 시스템 전체를 구성하는 요소들 간의 통일성을 높일 수 있다는 장점이 있다. 또, CRM시스템 구축의 효과도 크게 나타나게 된다.

그러나 많은 비용이 들게 되는데, 이에 대한 해결방법을 보면, 기존 IT 시스템을 그대로 이용해서 CRM을 실행할 수 있는 경우가 있고, 조금만 보완하면 되는 경우도 있다. 또 새로 구축한다고 하더라도 일시에 구축하지 않고, 필요한 것부터 구축하면 많은 돈을 절감할 수 있다.

(3) 데이터 수집·적재 단계

CRM의 구축에서 종종 나타나는 문제점 중 하나는 마케팅에 관련된 모든 데이터를 시스템에 적재하겠다는 시도이다. 많은 사람들이 다양한 종류의 데이터가 있으면 정확한 CRM이 될 것으로 생각한다.

그러나 핵심적인 사항 위주로 시스템을 작게 만드는 것이 비용 효율적일 뿐만 아니라 사용하기에도 편리하다.

CRM은 일단 자사가 수집할 수 있는 데이터를 가지고 시작해야 한다. 또 수집가능한 모든 데이터를 다 저장할 생각을 하지 말고, 핵심적인 데이터에 초점을 맞추는 노력이 필요하다. 고객데이터는 무료로 모을 수 있는 것도, 저장할 수 있는 것도 아니기 때문에 데이터를 모으기 전에 무엇을 할 것인지를 생각해야 한다.

(4) 산업별 CRM 구축의 포인트

① e-비즈니스의 CRM

e-비즈니스는 기본적으로 네트워크 사업이다. e-비즈니스에서 가치를 창출하는 중요한 네트워크로는 고객 네트워크, 공급자 네트워크, 파트너 네트워크가 있다. 이 중 가장 중요한 것은 역시 고객 네트워크이며, 이 고객 네트워크를 효과적으로 관리하기 위해서는 e-CRM이 필요하다.

e-비즈니스는 오프라인 비즈니스에 비해 고객과 직접적으로 접촉하면서 많은 고객데이터를 수집할 수 있다. 이런 특성 때문에 e-비즈니스에서는 e-CRM을 도입하기 용이하고, 그만큼 많은 기업들이 더 정교한 e-CRM을 전개하고자 할 것이다. 즉, e-비즈니스에서는 경쟁사에 대한 방어적 입장에서도 e-CRM을 도입하지 않을 수 있다.

e-CRM은 기존의 오프라인 CRM에 비해 인터넷을 통해 고객 데이터를 수집하고, 고객과 커뮤니케이션할 수 있다는 특징이 있다. 또 e-비즈니스의 특징인 실시간 반응(real time reaction), 실시간 가격책정(real time pricing) 등을 CRM에 도입할 수 있다는 장점이 있다.

또, e-CRM은 고객과 회사간의 물리적인 거리를 제거함으로써 글로벌(global) 관점에서 고객관리를 할 수 있다. 즉, e-CRM에서는 아프리카나 알래스카에 있는 고객이라도 얼마든지 관리할 수 있다. 물론 이러한 e-CRM은 e-비즈니스 기업만이 실행할 수 있는 것은 아니다. 오프라인 기업도 인터넷을 통해서 고객관리를 할 수 있기 때문이다.

e-비즈니스 기업의 고객관리에서나 오프라인 기업의 고객관리에

서나 e-CRM 개념을 혼동하는 가장 흔한 경우는 바로 e-CRM과 개인화(personalization)를 동일시하는 것이다. 개인화는 e-CRM 또는 오프라인 CRM의 단계 중 하나에 불과하다.

② 유통업의 CRM

유통업의 고객확보에 가장 중요한 영향을 미치는 요인이 입지다. 아무리 뛰어난 매장을 갖추었더라도 입지가 고객의 활동지역과 다르면 고객을 유치하기 쉽지 않다. 따라서 유통업의 CRM은 신규고객 확보 측면의 노력보다는 기존고객의 유지와 개발에 초점을 맞추는 것이 바람직하다.

한편 지금 대부분의 오프라인 유통업체들은 e-비즈니스 채널을 운영하고 있다. 따라서, 오프라인과 온라인 채널의 통합된 CRM이 반드시 필요하다. 오프라인에서의 우량고객이 온라인에서 천대받아서는 곤란하다. 또 특별한 이유가 없는 한, 온라인 매장과 오프라인 매장은 일관성을 갖는 것이 바람직하다.

만일 온라인 매장과 오프라인 매장이 각각 다른 세분고객을 목표로 하고 머천다이징도 상이하다면, 이때는 온라인 브랜드를 오프라인 브랜드와 다르게 설정하는 것이 혼란을 예방할 수 있는 방법이다. 그러나 실제 운영되는 상황을 보면 같은 회사의 온라인 매장과 오프라인 매장의 머천다이징이 다르고 가격도 다른 경우가 흔히 있다.

(5) CRM 구축 프로젝트 관리의 포인트

CRM 구축 프로젝트는 효과적 관리를 위해서 체크해야 할 포인트는 다음과 같다.

① 현실적인 목표와 기대수준 설정

현재 CRM의 효과는 지나치게 과장되어 있다. 컨설팅사나 벤더들은 모든 것이 가능한 것처럼 이야기하기도 한다. 그러나 구축작업이 진행될수록 가능을 불가능으로 바뀌기도 한다. 따라서 초기 단계에서 정말 가능한 것이 무엇인지를 명확히 해야 혼돈과 비효율을 예방할 수 있다.

② 아웃풋 이미지의 명확화

CRM 프로젝트를 성공시키기 위해서는 먼저 구축하고자 하는 CRM의 수준을 현실화하고(너무 높게 잡지 말고) 아웃풋 이미지를 명확화 해야 한다.

③ 사전 컨센서스 확보

CRM 구축 프로젝트를 계약하기 전에 프로젝트의 아웃풋 및 진행방향을 컨설턴트와 클라이언트가 확실히 공유해야 한다.

④ 참여인력 확정

그 다음 프로젝트 참여인력별로 참여수준을 결정하여, 말로만 팀원이고 실제로는 다른 일을 하는 경우를 사전에 예방해야 한다. 외부업체의 경우 중간에 투입인력을 교체하는 것을 계약상에서 금지해야 한다.

⑤ 비상대책 플랜 수집

이런 노력에도 불구하고 여러 가지 이유로 프로젝트가 처음 계획했던 대로 이루어지지 않는 경우가 있다. 따라서 이런 경우를 대비하기 위한 비상대책(contingency)이 마련되어야 한다. 이처럼 CRM구축작업이 계획대로 이루어지지 않을 때는 차선의 목표 혹은 지향점을 명확히 해야 한다(※ LG경제연구원)

(6) e-비즈니스 모델에 적합한 e-CRM

일반적으로 훌륭한 e-CRM 솔루션이라고 해도 자사의 비즈니스

모델이나 상황에 맞지 않으면 아무런 소용이 없음은 물론 오히려 방해가 될 수도 있다. 성공적인 e-CRM을 위해서는 가장 중요한 것은 자사의 상황에 적합한 e-CRM 전략을 세우는 것이다.

지금 e-비즈니스 기업들의 초미의 관심사는 e-CRM이다. 그동안 e-비즈니스 기업들의 관심은 새로운 비즈니스 모델을 만들어내는 데에만 집중되어 있었다.

① e-CRM 시장의 폭발적 성장

e-비즈니스 기업들이 e-CRM에 대해서 많은 관심을 갖게 된 이면에는 우후죽순처럼 늘어난 CRM 혹은 e-CRM 공급업체들의 영향도 있다. CRM 공급업체들은 컨설팅 회사, 소프트웨어업체, 하드웨어업체 등으로 구성되는데, 이들은 어느 기업에게나 CRM만이 살 길이라고 강조해 왔고, 실제로 고객관리가 매우 중요한 것은 사실이다.

그러나 기업에 따라 CRM을 필요로 하는 정도는 똑같지 않다. 고객의 생애가치(Lifetime Value)가 높고, 고객과의 접촉이 빈번하며, 제품 차별화가 쉽지 않은 업종에서 CRM은 더욱 중요하다. 또 기업의 상황에 따라 필요로 하는 CRM 활동은 각기 상이하다. 즉 기업의 업종이나 비즈니스 모델에 따라서 필요한 CRM은 다르다.

아무리 일반적으로 훌륭한 CRM 솔루션이라고 해도 자사의 상황에 맞지 않으면 아무런 소용이 없음은 물론 오히려 방해될 수도 있다. CRM 시스템 구축에 소요된 비용과 시간이 낭비될 뿐만 아니라, CRM의 개념과 관점을 고집하다보면, 대중마케팅(mass marketing)적인 관점의 마케팅 노력이 약화될 수도 있기 때문이다.

e-CRM이 중요하기는 하나, 기업의 업종이나 상황에 따라서는 대중마케팅, 혹은 목표고객 마케팅(target marketing)이 여전히 효과적인 경우도 많이 있다. CRM에만 자원이 투입되고 대중마케팅은 지나간 시대의 유물로만 취급한다면 대중마케팅에 남아 있는 기회

를 충분히 활용하기 어렵다.

② e-CRM의 기대효과

e-CRM은 e-비즈니스 환경 속에서 전개되는 CRM을 의미하며, 이는 기존의 CRM과 달리 인터넷을 통해 고객데이터를 수집하고, 고객과 커뮤니케이션할 수 있다는 특징이 있다.

또 e-비즈니스의 특징인 실시간 반응(real time reaction), 실시간 가격 책정(real time pricing) 등을 CRM에 도입할 수 있다는 장점이 있다. 그러나 e-CRM과 기존의 CRM은 고객을 바라보는 관점과 고객대응에 관한 방향성과 기본적인 활동에 있어서는 동일하다.

CRM에 대해서는 다양한 견해가 있으나 고객에 대한 심층적이고 광범위한 지식을 바탕으로 개개인에 적합한 차별적 서비스를 개발·제공함으로써 고객과의 관계를 지속적으로 강화하고, 장기적으로 자사의 경쟁력을 제고해가는 마케팅 프로그램이라는 데에는 대부분 인식을 같이 한다.

CRM은 제품차별화가 어려운 성숙기 사회에서 수익의 원천은 제품이라기보다는 고객이며, 고객에 대한 적응력이 기업의 성패를 결정할 것이라는 인식에서 출발하였다.

CRM은 데이터를 바탕으로 하여 고객을 보다 가치있는 고객과 그렇지 않은 고객으로 나누고, 가치있는 고객에 대해 그들이 좋아할 만한 혜택을 제공한다. 그렇게 함으로써 고객이 이탈되지 않고, 더 많은 상품을 구매하고, 다른 사람에게 자사에 대해 우호적인 이야기를 하도록 유도한다.

이때 결정적 역할을 하는 것은 현재 가치있는 고객, 혹은 미래에 가치있을 것으로 예상되는 고객을 잘 찾아내는 것과 그 고객이 좋아할만한 혜택을 제시하는 것이다. 고객에게 제공할 수 있는 혜택(benefit)은 크게 금전적 혜택과 비금전적 혜택으로 나누어볼 수 있다. 금전적 혜택은 다시 상품자체에 대한 혜택과 유관상품에 의한 혜택, 기타 서비스에 의한 혜택 등으로 나누어볼 수 있다.

상품자체에 의한 혜택은 고객의 개별적 니즈를 충족시킨다거나 할인·캐쉬백(csh back) 등을 제공하는 것을 의미한다. 신상품이 출시되었을 때 시험사용(trial) 고객으로서의 지위를 부여한다든가, 유관상품을 끼워준다거나 하는 것을 의미한다. 비금전적 혜택에는 여러가지가 있으나 일반적으로 많이 활용되는 것은 친근감 강화와 자기존경욕구 충족을 목적으로 한다.

친근감 강화라는 것은 다양한 이벤트나 편지 등을 통해 고객이 단순한 이익창출의 대상이 아니라 기업의 친구이자 동반자라는 감정을 갖도록 하는 것을 의미한다. 또 자기존경욕구 충족은 고객자신이 수많은 고객 중의 하나가 아니라 특별한 고객이라는 느낌이 들도록 하는 활동을 의미한다. 구체적으로는 불만·문의시 전담상담원의 응대, 감사·축하 편지 발송 등이 해당된다.

이러한 여러가지 혜택 중 어느 것이 고객에게 효과적으로 받아들여질 것인가는 기업의 상황에 따라서 다르다.

③ e-비즈니스 모델과 e-CRM

e-비즈니스 모델별로 어떠한 e-CRM 활동이 필요할 것인가에 대하여 살펴보면 다음과 같다.

ⓐ 커머스모델과 e-CRM

커머스모델(commerce model)의 핵심은 오프라인 기업에 비해, 또 다른 e-비즈니스 기업에 비해 뛰어난 상품을 고객에게 전달해주는 것이다. 따라서 커머스모델에서는 제품이나 서비스의 사용이 고객만족으로의 연결을 보장할 수 있는 추적(tracking)형 e-CRM이 필요하다.

주문에서 납품, AS에 이르는 전 과정 속에서 고객의 반응을 기록하고, 그것을 바탕으로 고객의 충성도(loyalty)를 제고하며, 추가적인 판매로 연결될 수 있게 해야 한다.

커머스모델의 CRM에서 생각해야 할 또 다른 요소는 고객이 자사를 선택하는 이유, 즉 고객의 니즈가 무엇인지를 명확히 파악하고 그 니즈 충족을 극대화하는 방향에서 e-CRM이 전제되어야 한다는 점이다.

이처럼 사업의 핵심이 고객편의 확보와 편의에 바탕을 둔 취급품목 확장(customer extension)에 있는 경우, e-CRM도 고객의 편의를 최대한 확장하는 방향으로 전개되어야 한다. 이와 같은 니즈 기반(needs based) e-CRM은 비단 커머스모델뿐 만 아니라 모든 e-비즈니스 모델에서 필요하다(LG경제연구원, 2001)

ⓑ 서비스모델과 e-CRM

서비스모델(service model)에서 e-CRM의 핵심은 서비스라는 상품의 특징에서 찾을 수 있다. 서비스라는 상품은 재화와 비교하면, 생산과 소비가 동시에 일어나며, 그에 따라 재고가 없고, 공급능력이 제한적이며, 불량발생시 사후 회복이 어렵다는 특징을 지니고 있다. 의사의 시설이용료는 회복이 불가능하다는 것을 생각하면 서비스 불량의 중요성은 쉽게 실감할 수 있다.

따라서 서비스산업에서의 e-CRM은 불량을 예방하고, 불량이 발생했을 때의 피해(damage)를 최소화하는데 초점이 맞추어져야 한다.

예를 들어 의료서비스 사업자 같은 경우, 고객별 이용 빈도를 분석해서 향후 발생할지도 모를 잠재적 위험에 대비해야 한다. 또, 고객의 우량성 등에 따라 자원을 차등적으로 할당함으로써 우량고객에 대한 서비스 불량 발생 가능성을 줄일 수도 있다.

일단 서비스 불량이 발생하면, 신속한 대응 및 적절한 보상 활동으로 연결되어야 한다. 이런 사항들이 서비스 모델의 e-CRM에 반영되어야 한다. 또한, 고객의 서비스 이용행태를 분석하여 고객이 서비스를 보다 효과적으로 이용할 수 있는 방법을 제시함으로써 고객과 e-비즈니스 사업자가 함께 발전할 수 있는 길을 제시하는 노력도 필요하다.

예를 들어 방문자 수가 많고 업데이트 주기가 잦은 무료홈페이지의 경우 저장용량에 대한 제약들을 유연하게 완화해주게 되면 고객의 만족도가 높아질 뿐만 아니라 홈페이지의 내용도 충실해지고, 그에 따라 광고노출 빈도도 높아지게 된다.

4. 이메일 마케팅 전략

이메일은 값싸고 편리한 마케팅도구로, 고객과의 인터액션(interaction)을 향상시키는 채널로 활용할 수 있을 뿐 아니라 고객이 원하는 내용을 담은 개인화된 맞춤 이메일로 기업과 고객 모두를 만족시킬 수 있다. 이메일 마케팅으로 기업의 신뢰도를 증대시키고, 고객의 지속적인 동반자가 될 수 있는 방법을 제공한다.

WWW는 1993년 Mosaic이라는 웹 브라우저가 GUI(Graphic User Interface)로 개발되면서 인터넷의 중심으로 급부상하게 된 서비스인데, WWW 이전에는 인터넷으로 FTP · Gopher · Newsgroup 등이 이용되었으며, 이보다 더 대중적으로 이용된 서비스가 바로 이메일이다.

이메일은 전 국민의 보편적인 의사소통수단으로 자리 잡고 있다. 이처럼 WWW보다 오래된 역사를 지니고 있고, 많은 이들이 널리 이용하고 있는 이메일이 마케팅수단으로 각광받기 시작한 것은 비교적 최근의 일이다. 그동안 인터넷마케팅은 주로 웹을 통한 고객과의 접촉을 의미했을 뿐 상대적으로 이메일을 통한 마케팅은 소홀히 다루어져온 것이 사실이다.

1) 이메일 마케팅의 장점

이메일 마케팅의 중요성이 부각되는 것은 이메일이 지니고 있는 다음과 같은 장점 때문이다.

첫째, 마케팅 도구로서 이메일이 지닌 최대의 강점은 저렴한 의사전달 비용이다.

둘째, 고객들로부터 얻어낼 수 있는 신속하고도 높은 응답률을 들 수 있는데, 이메일은 쌍방향이면서도 상대적으로 높은 반응을 보장하는 훌륭한 고객접촉 수단이 된다.

셋째, 이메일은 효과적인 e-CRM 전략을 실행하게 해주는 수단이 된다.

이메일은 이같은 CRM전략 달성에 매우 유리한 조건을 제공한다. 이메일은 DM에 비해 저렴하고 신속하며, 다양한 취향을 지닌 수많은 고객을 동시에 만족시킬 수 있으므로, 기업이 매스커뮤니케이션의 목표를 달성하는 데 도움을 줄 수 있다.

이메일은 이와 같은 여러가지 장점을 포함하기 때문에 온라인 기업에 매우 적합한 특성을 지니고 있고, 온라인 기업뿐 아니라 Click & Mortar 기업으로 변신하려는 오프라인 기업 입장에서도 쉽게 고려해볼 수 있는 대안이 된다.

2) 이메일 마케팅의 활용방안

(1) 기업의 신뢰도 구축

고객들이 인터넷 쇼핑을 꺼리는 가장 커다란 이유는 제품을 눈으로 확인할 수 없기 때문인 것으로 나타났다. 이 같은 단점을 보완하기 위해 인터넷 쇼핑몰들은 3D사진·동영상 등의 방법으로 온라인을 통한 제품정보 제공에 더욱 주력해야 한다.

즉, 제품정보의 제공측면에서 온라인 쇼핑몰은 태생적으로 오프라인 쇼핑몰에 비해 한계를 지닐 수밖에 없다.

온라인 쇼핑몰들은 그 무엇보다 가격경쟁력을 확보할 수 있는 벨류 체인(value chain)을 구축하는 것이 가장 중요하다는 결론에 도달하게 된다.

이처럼 저렴한 가격에 양질의 제품을 공급하는 것은 모든 기업이 추구하는 가치이지만, 인터넷 쇼핑에서 가장 중요한 선택 기준은 해당 기업의 신뢰도이다. 그럼에도 불구하고 의외로 많은 기업들이 그 중요성을 간과하고 있다.

이메일 마케팅은 기업과 고객과의 긴밀한 인터액션(interaction)을 통해 신뢰도를 향상시킬 수 있다. NFO Interactive/Flonetwork의 조사에서도 기업에 대한 고객충성도(loyalty)의 주된 요인으로 가격, 양질의 서비스 다음으로 지속적인 의사소통이 차지하여 고객과의 인터액션이 얼마나 중요한가를 알 수 있다.

(2) 인터액션 채널

이메일을 통해 고객과의 적극적인 인터액션을 원한다면 기업 입장에서 전달하고 싶은 이야기만 하고 그치는 것이 아니라 고객 입장에서 기업에 접촉할 수 있는 다양한 수단을 담아야 할 것이다.

이메일 내용의 담당자와 이메일 주소는 물론이고 전화번호까지 명기해서 문의사항이 있거나 클레임이 제기되었을 때 고객이 다시 웹사이트를 찾아 헤매거나 사이트 맵 혹은 전화번호부를 찾는 번거로움을 제거하고 원스톱(one-stop)으로 한꺼번에 문제를 해결할 수 있어야 한다. 또한 고객이 이메일을 보내온 경우에는 최대한 빨리 회신을 해서 고객이 자신의 요구사항이 무시되지 않고 기업 내부에서 처리되고 있다는 인식을 갖게 해야 한다.

고객의 요구사항이나 불만이 제대로 처리되지 못한 경우 기업 입장에서는 어렵게 구축한 고객과의 신뢰관계를 한 순간에 무너뜨려 고객을 놓칠 수 있고, 나아가 홈페이지의 게시판이나 제품비교평가 사이트에 비난의 글이 올라가는 등 문제를 확산시킬 가능성이 있다.

최근에는 자연어처리기술을 이용한 전자우편 자동응답시스템이 출시되어 고객과의 인터액션을 보다 쉽게 이룰 수 있게 되었다. 이 같은 시스템을 이용하면 이메일 내용을 분석한 후 적절한 회신을 자동으로 보내주거나 혹은 고객의 이메일이 담당자에 의해 처리되고 있다는 내용을 보내주어야 한다. 이는 모든 이메일의 내용이 데이터베이스로 저장되어 CRM에 활용될 수 있으므로 인력과 시간을 절감하면서도 이메일을 통한 고객과의 관계강화를 꾀할 수 있을 것으로 보인다.

Ⅳ. 인터넷 마케팅(Internet Marketing)

1. 인터넷 마케팅의 정의

인터넷 마케팅이란 기업이나 지자체에서 인터넷을 통하여 마케팅을 하는 것이다. 이는 서로 정보를 주고받을 수 있는 인터넷이라는 컴퓨터 네트워크를 통해 개인이나 조직이 쌍방향 커뮤니케이션을 하면서 마케팅을 실행하는 것이라 할 수 있는데, 최근에는 온라인 마케팅이라고도 한다.

기업들은 웹사이트를 구축하고 이를 통하여 기업홍보 및 제품광고를 할 수도 있고, 인터넷이라는 가상공간에 가상쇼핑몰을 개설하여 직접 제품이나 서비스를 판매할 수 있다. 따라서 인터넷 상에서의 활동이 마케팅 바로 그 자체가 될 수도 있다. 특히, 인터넷은 전 세계를 향하여 누구에게나 열려있는 공간이기 때문에 매우 좋은 마케팅 도구가 될 수 있다(휴먼21, http://human21.new21.org).

컴퓨터가 제공하는 통신환경 즉 가상공간에서 소비자와 관계형성을 하고 실시간 상호작용이 가능한 쌍방향 커뮤니케이션을 통해 수행하는 마케팅 활동을 사이버 마케팅이라고 하는데 지금까지는 주로 PC통신을 통해 이루어져 왔다.

그러나 인터넷의 상업화가 허용되고, 월드와이드웹(world wide web)이 등장하면서 인터넷은 음성·화면·동화상에 이르기까지 다양한 멀티미디어 정보를 교환할 수 있는 거대한 커뮤니케이션 미디어로서의 역할도 담당하게 되었다.

인터넷 마케팅이라는 용어가 대두될 만큼 인터넷이 급성장하게 된 환경적 변화를 보면 다음과 같다.

첫째, PC통신 이용자의 급격하게 증가하고 있다.

둘째, 기존 대중매체의 포화상태와 더불어 일방향 커뮤니케이션에서 쌍방향 커뮤니케이션으로의 매체개념을 포함한 매체환경이 변화하고 있다.

셋째, 정보 이용에 대한 소비자 태도에 있어 전해주는 정보만 받아들이는 수동적인 자세에서 원하는 정보를 직접 찾아에서 능동적인 입장으로 변화하고 있다.

넷째, 단순히 유행을 선호하기보다는 개성을 강조하여 다양하고 개별적인 상품을 요구하는 소비자 구매행동이 변화하고 있다.

다섯째, 인터넷환경 변화와 PC통신 및 인터넷 이용자의 급증에 따라 국내외 기업의 사이버 마케팅의 성공가능성이 높아지고 인터넷에 대한 관심이 고조되고 있다.

2. 인터넷 마케팅의 장·단점

인터넷을 통한 마케팅 채널은 다른 정보전달 매체에 비하여 매우 우수하다. 즉 인터넷을 통한 많은 정보의 양을 고객에게 전달하는 것이 가능하고, 잠재고객과 우수집단에 대한 전자메일링, 그리고 홈페이지 등을 통하여 고객의 의견을 수렴하는데 수월하다. 또한 일정한 시간대 보다는 24시간 정보의 전달이 가능하고 연령별, 계층별 정보전달의 차별화가 가능하다. 그리고 타 매체보다 저렴한 경비로 목적을 달성할 수 있다.

그러나 이 모든 환경의 변화가 있다 하더라도 인터넷이 단순한 정보검색 도구로서만 사용되었다면 아무리 이용자가 많다고 하더라도 효과적이며 매력적인 마케팅 도구로서의 역할을 담당할 수 없었을 것이다.

상업화가 허용된 1992년 이후 많은 기업들이 인터넷을 통한 마케팅 활동을 전개하고 있거나 준비하고 있는 등 기업의 마케팅 도구로서의 관심이 급격히 증대되고 있는 것은 기존의 마케팅 도구들이 갖지 못하고 있는 강력한 매력이 존재하고 있기 때문이다.

인터넷마케팅의 장점을 살펴보면 다음과 같다.

첫째, 공간적인 제한이 없다. 컴퓨터 한 대만 가지고 있으면 국내뿐 아니라 전 세계를 상대로 마케팅을 벌일 수 있다.

둘째, 시간적인 제약이 없다. 하루 24시간을 넘어 시간대가 다른 국가의 이용자도 원하는 시간에 자유롭게 접근을 할 수 있으므로 시간대에 따른 광고나 홍보 효과의 차이가 없다.

셋째, 인터넷 이용자들은 의견 선도자들이다. 인터넷 이용자들은 대부분 20~40대 중산층·고학력·고소득층으로 구매력이 높을 뿐 아니라 정보탐색력을 갖춘 선도자들로, 자신이 알고 있는 정보를 자신뿐만 아니라 수백·수천의 다른 사람들에게도 적극적으로 알려주기 때문에 보다 큰 소비자 집단과 만날 수도 있다.

넷째, 가장 구체적으로 필요성을 느끼는 표적집단에 대한 접근이 쉽다. 인터넷 이용자들은 그들의 특성상 그 자체만으로도 마케터들에게 매력적인 집단이기도 하지만 뉴스그룹이나 토론집단 등을 통하면 가장 구체적인 표적집단에 접근할 수 있다.

다섯째, 광고비가 저렴하다. 기존 4대 매체에 비해 광고비가 매우 낮다. 특히 인터넷의 웹사이트는 회선 사용료만 부담하면 되므로 기존 매체에 비해 매우 저렴하다. 물론 다른 웹사이트에서 자신의 웹사이트로 링크되기 위해서는 광고비를 지불해야겠지만, 전 세계인을 대상으로 24시간 광고하는데 소요되는 비용이 텔레비전이나 라디오에 1회 광고하는 비용보다 더 저렴하다. 또한 인터넷 광고의 경우 매체사용(PC통신이나 인터넷)에 따르는 비용을 광고주가 부담하는 것이 아니라 광고 이용자, 즉 정보를 검색하고 사용하는 사람이 그 시간만큼 요금을 부담하고 있다는 것이다.

여섯째, 쌍방향 커뮤니케이션이 가능하다. 원할때마다 온라인 채팅이나 토론그룹·게시판을 통해 소비자들의 시장에 대한 신뢰도·선호도, 혹은 원하는 것이 무엇인지 알 수 있으며, 마케터들이 시장에 대해 알고 있는 것과 모르고 있는 것에 대한 정확한 분석도 가능하다.

일곱째, 광고 분량에 제한이 없다. 영상·그래픽·음향·문자 등 다양한 멀티미디어 기술을 이용한 광고가 가능하며, 기업의 홍보, 제품 광고뿐 아니라 다양한 정보를 결합한 정보형의 광고 또한 가능하다.

여덟째, 광고효과의 측정이 쉽다는 점이다. 이용자가 자신의 웹사이트를 몇번이나 보았는지, 얼마나 오래 머물러 있었는지가 자동 측정되며, 이용자가 자신의 ID를 치고 들어오는 경우 정확하고 자세한 광고효과 측정 및 소비자 정보를 입수할 수 있어 이런 자료들이 축적되면, 데이터베이스 마케팅이나 효과적인 다이렉트 마케팅을 할 수 있는 훌륭한 기초자료가 될 수 있을 것이다.

이러한 점들 때문에 인터넷 마케팅에 대한 요구는 점차 늘어가고 있으며, 그 중요성이 강조되고 있는 것이다.

반면, 인터넷 마케팅의 단점은 다음과 같다.

첫째, 인터넷 이용자들은 표적화된 광고를 싫어한다. 자신에게 들어오는 전자우편 광고를 성가시게 느끼고, 다른 사람에게 알림으로써 이미지가 나빠질 수 있다.

둘째, 인터넷의 보완성으로, 바로 인터넷 마케팅의 정보유출에 있다(휴먼21, http://human.new21.org). 그러나 이러한 단점은 각 의료관광목적지의 웹사이트를 방문한 이용자들을 대상으로 하며, 월드 웹사이트 홍보라는 특성을 가진 단순한 의료관광객 유치를 위한 홍보전략이기 때문에 충분히 극복될 수 있다.

3. 인터넷 마케팅 전략의 중요성

기업홍보든 고객서비스든 기업에서 인터넷을 마케팅 목적으로 사용하고자 할 때 우선적으로 시작하는 것이 월드와이드웹에 홈페이지를 구축하는 것이 일반적이다. 물론 다른 기업의 웹사이트에 자신의 기업을 광고할 수도 있겠지만 보다 효율적인 광고효과를 얻기 위해서는 자신의 웹사이트가 필수적이다.

인터넷마케팅을 생각하는 대부분의 사람이나 기업의 경우, 인터넷상의 홈페이지를 구축함에 있어 먼저 인터넷의 기술적인 요소를 생각하고 웹마스터를 찾는 것이 일반적이다. 그러나 마케팅 개념이 없는 인터넷마케팅은 아무런 의미가 없다. 따라서 인터넷에 홈페이지만 만들면 모든 마케팅활동이 이루어져 최종 목적이 달성된 것처럼 여기는 분위기는 많은 낭비를 초래할 뿐이다.

웹사이트는 구축이 목적이 아니라 구축된 웹사이트를 이용하는 것이 목적이므로 기업내 통합적인 마케팅 전략을 고려하여 인터넷을 어떻게 활용하면 최대의 효과를 거둘 수 있을 것인가에 궁극적인 관심을 갖고 웹사이트를 구축하지 않으면 안 된다. 인터넷에서 시스템의 구축 및 유지는 인터넷 마케팅을 하기 위한 필요조건이지 그 자체가 궁극적인 목적은 아니라는 것이다.

따라서 성공적인 인터넷마케팅을 하고자 한다면 기술적으로 접근하기보다는 전략적으로 접근해야 한다. 잘 짜여진 마케팅 전략에 따라 이를 실행하기 위한 방법으로 기술적인 접근을 시도하는 것이 바른 순서이다. 그러므로 마케팅 전략과 정보 기술이 효율적으로 조화를 이룰 수 있는 체계적인 웹 사이트 제작과정이 필요하다.

또한 인터넷에 관심이 있거나 인터넷 시장의 잠재력과 중요성을 깨달은 극소수의 몇몇에 의해 운용되는 것에서 벗어나 경영자와 전 조직원들이 이해하고 참여하여야 한다. 그 결과 거액 투자에 상당하는 효율적인 인터넷마케팅이 이루어져야하며, 이를 위해 필요한 것은 기업내 정보화 마인드이다.

기업의 정보화 마인드는 일부의 전산요원이나 마케팅 담당자의 차원에서 해결할 수 있는 문제는 아니다. 최고경영자에서부터 말단사원에 이르기까지 전체적인 차원에서의 정보화 마인드가 기본이 되어야 진정한 의미의 인터넷마케팅이 될 수 있을 것이다. 마케팅 전략의 4P는 제품개발에서부터 생산·기획·유통·재고관리에 이르기까지 기업활동의 거의 모든 분야를 포함하고 있기 때문에 제대로 된 인터넷마케팅을 위해서는 전체적인 정보화 마인드가 필수적이라 하겠다.

인터넷에서는 마케팅을 한다는 것은 일반적으로 월드와이드웹에 홈페이지를 구축하고 소비자에게 부가서비스를 제공하는 것으로 시작한다. 웹사이트 구축은 바로 이윤을 추구하는 기업의 가장 이상적인 마케팅 전략이다. 해마다 기하급수적으로 늘어나는 이용자들을 웹사이트로 끌어들이고 지속적인 방문을 유도하기 위해서는 먼저 그들이 원하는 것을 주어야 한다. 고객을 만족시키고 자사의 목적도 달성하겠다는 마케팅 개념이 인터넷마케팅의 바탕이 되어야 한다.

인터넷마케팅의 시작은 인터넷의 상호작용이라는 성격에서 출발한다. 즉, 인터넷이라는 매체를 통하여 기업과 소비자 사이에 쌍방향 커뮤니케이션이 가능하다는 것이다.

쌍방향 커뮤니케이션은 고객의 불만이나 의견을 접수하거나, 고객의 프로필, 라이프스타일, 요구를 파악하는 데 도움이 되기도 한다. 이런 자료들은 시간이 지남에 따라 고객 데이터베이스로 만들어져 데이터베이스 마케팅의 근간이 될 수 있을 것이다. 이런 종류의 데이터베이스 마케팅은 쌍방향 커뮤니케이션을 위해 꼭 필요한 요소일 뿐만 아니라 쌍방향 커뮤니케이션을 위한 자료내용을 더욱 충실하게 하는 상호보완적인 역할을 할 수 있다.

웹사이트를 통하여 기업은 소비자와 직접 상호작용을 하고 그들로부터 정보를 얻을 수 있다. 또 인터넷 상거래를 하기 전에 미리 자신이 팔고자 하는 물건에 대한 정보를 소비자에게 주고 반응을 살필 수도 있으며, 이에 따라 보다 적합한 판매전략을 세울 수도 있다. 또한 제품을 판매하지 않더라도 비용을 절감할 수 있고, 기업 이미지를 높일 수도 있다. 무엇보다 인터넷이라는 도구를 통해 거대 잠재시장과 만날 수 있다.

인터넷은 중요한 마케팅 도구이다. 실제로 몇몇 기업들은 인터넷을 통하여 산업을 주도할 새로운 시장을 개척하고 그 시장의 리더가 되고 부를 창조하고 있다. 따라서 인터넷마케팅은 미래지향적으로 접근해야 하고, 인터넷이라는 독특한 마케팅 환경과 현재의 시장상황에 좀 더 구체적으로 접근하여 적절한 마케팅믹스를 창출해내야 하는 것이다.

4. 월드와이드웹 촉진전략

인터넷 촉진은 특정 소비자를 대상으로 상호작용이 가능한 전략이 유효할 것이다. 인터넷은 뉴스그룹이나 전자우편 혹은 특정 디렉토리나 웹사이트를 이용하여 표적시장을 홈페이지로 끌어들이고, 이를 통해 다양한 촉진활동을 할 수 있는 매우 유용한 도구이다.

인터넷 촉진은 광고를 비롯하여 판매촉진, 기업홍보, 소비자 보호, 제품 설명 카탈로그 혹은 제품정보 등 다양한 촉진방법이 인터넷이라는 하나의 매체를 통하여 이뤄지는 것을 말한다. 때문에 인터넷을 통해 촉진활동을 하고자 하는 기업들은 현재 목표를 달성하기에 적절한 목적을 선택하고, 이를 인터넷 활동의 모든 부분에 적용할 필요가 있다.

기업들이 월드와이드웹 홈페이지를 촉진활동에 활용하는 데는 여러 가지 유형이 있다.

첫째, 전 세계를 향하여 다양한 고객에게 기업에 관한 각종 정보를 신속 정확하게 제공함으로써 기업 홍보의 매체로 활용하는 것이다. 주로 기업의 비전이나 철학을 비롯하여 최고경영자의 경영방침 등 기업이념, 새로운 시장이나 상품, 투자, 최신 이슈나 관심사, 기업에 관한 뉴스, 주요 제품이나 서비스에 대한 간단한 정보, 연구개 정보, 인력채용정보, 재무 정보, 기업에 대한 의견을 보낼 수 있는 커뮤니케이션 창구 등으로 구성된다.

둘째, 상품이나 서비스에 대한 정보나 볼거리 등의 부가서비스를 제공함으로써 판매를 유도하는 광고도구로서 활용하는 것이다. 이때 홈페이지는 제품에 대한 정보와 이와 관련된 사이트로 하이퍼링크 될 수 있다. 제품 각각에 대한 모든 정보제공이 다양한 형태(그래픽·음향·동영상 등)로 가능하며, 신제품이나 기능향상에 대한 정보를 별도의 추가비용 없이 신속하게 변경할 수도 있다.

셋째, 단순한 제품 및 서비스 광고뿐 만 아니라 마케팅전략에 따라서 각종 캠페인 정보제공이나 시장조사도 가능하다. 현재는 사용자가 제한되어 있어 인터넷을 통한 시장조사를 일반화시키는 것에 대한 신뢰성의 문제가 있긴 하지만 그들이 구매력 있는 의견 선도자임을 생각할 때 제품출시 전 시장조사를 통한 붐조성 및 시장호응도 예측에 도움이 될 수 있을 것이다.

넷째, 고객만족 경영을 위한 도구로서의 활용이 가능하다. 고객의 불만이나 의견을 24시간 접수하여 이를 처리해주고 소비자의 필요성(needs)을 분석·파악하여 다음 제품이나 서비스 개발에 적극 활용할 수 있을 것이다. 이를 위해 기업에서는 제품매뉴얼 데이터베이스, FAQ(Frequent Asked Question & Answer) 데이터베이스, 가공정보 데이터베이스, 소비자교육정보 데이터베이스 등을 구축하고, 고객만족전용 전자우편을 통하여 24시간 소비자의 소리를 듣고 관련부서로 피드백할 수 있는 시스템을 갖추어야 한다.

다섯째, 내부커뮤니케이션용으로 사용하는 것이다. 전 종업원의 정보화 마인드를 바탕으로 스스로 기업의 웹페이지를 주기적으로 방문하여 기업의 이념이나 비전, 마케팅전략을 이해하고 소비자들에게 적절한 서비스를 제공해줄 수 있는 기업내 자신의 업무를 이해하고 자신의 업무와 직접 연결할 수 있을 것이다.

이렇듯 인터넷을 통한 촉진활동의 가장 큰 장점은 무엇보다도 기업과 소비자간의 상호작용에 있다. 뉴미디어의 발전에 따른 커뮤니케이션 모형에서 보여준대로 인터넷, 특히 월드와이드웹은 기존 매체들의 장점을 모두 갖춘 이상적인 형태의 커뮤니케이션이 가능하도록 하고 있다. 과거의 촉진활동이 기업에서 소비자를 향한 일방적인 것이었다면 인터넷 촉진활동은 기업에서 정보를 제공하고, 소비자들이 찾아와서 원하는 정보를 얻어내고 거기에 대한 피드백을 제공하는 쌍방향적인 것이다.

이때 기업에서는 소비자들이 스스로 자신이 원하는 것을 찾아 자신의 홈페이지로 들어올 수 있도록 하는 것이 중요하다. 그리고 소비자들이 그곳에 머무르면서 자신이 원하는 것을 얻는 동시에 기업에 원하는 것, 제품이나 서비스의 구매행위를 기업에게 제공할 수 있도록 해야 한다.

물론 눈에 띄고 인상적이거나 혹은 기억에 오래 남을 수 있는 광고가 되도록 하는 크리에이티브나 매체전략도 중요하다. 그러나 원하는 정보를 이용자들이 직접 찾아나서는 인터넷에서 보다 중요한 것은 홈페이지를 인지시키는 것이다. 따라서 소비자들의 체재시간과 재방문 여부는 중요하다. 왜냐하면 그곳에 아무리 좋은 정보나 볼거리가 있어도 소비자들이 알지 못하면 찾아올 수가 없고, 일단 한번 찾아온 소비자들도 그 내용이 자신이 원하는 바가 아니면 그저 마우스를 클릭하는 것만으로 그 홈페이지를 빠져나가서 다시는 찾지 않기 때문이다.

정보를 준다는 것은 웹 항해자들에게 아주 특별한 의미가 있다. 웹 항해자들의 대부분이 정보탐색을 목적으로 인터넷을 방문하고 있으며, 이들의 상당수가 원하는 정보를 얻기 위해 대가를 지불할 용의가 있을 정도로 정보에 대한 욕구가 각별하기 때문이다.

기업이 제공해줄 수 있는 정보의 종류는 자사제품에서부터 관련 학술자료에 이르기까지 매우 다양하다. 이런 정보들을 잘 모으고 정리해서 소비자들이 쉽게 이용할 수 있는 형태로 포장한 다음 인터넷에 올려놓는다면 훌륭한 부가서비스가 될 수 있다.

정보의 양은 소비자들이 감당해낼 수 있는 한도내에서 많으면 많을수록 좋다. 정보의 양이 많으면 소비자들이 이용하기 편한 형태로 재가공할 수도 있는데, 정보의 양이 많아지는데 따른 비용은 다른 촉진비용에 비해 현저히 저렴하다는 것이다.

만일 보유 및 제공 가능한 정보의 양이 적거나 질이 좋지 않을 경우에는 좋은 정보를 보유하고 있는 다른 사이트들과 하이퍼링크함으로써 간접적으로나마 정보를 제공할 수 있다.

인터넷 이용자들은 항상 관심 있는 부분에 대해 좀 더 많은 정보를 얻기 원하고, 기업은 전통적인 방법의 일방향 커뮤니케이션 보다는 인터넷과 같은 쌍방향 커뮤니케이션 방법을 통하여 잠재고객에게 접근하고 표적시장과 비교적 수월하게 관계를 구축할 수 있다.

인터넷마케팅이 성공하기 위해서는 일정한 틀을 바탕으로 분석해야 한다. 이를 단계적으로 보면 다음과 같다.

1단계는 웹사이트의 존재 유무를 알게 되는 단계(awareness)이다. 이는 기업의 입장에서는 노출시키는 단계(exposure)인데, 기업은 서치엔진에의 등록, 띠광고(banner advertisement), 다른 사이트와의 하이퍼링크, 대중매체를 이용한 광고 또는 홍보 등의 다양한 방법을 동원하여 최적 미디어 믹TM를 하게 된다. 이 단계에서는 기존의 대중매체와 인터넷 웹사이트와의 연관성을 극대화시키는 것이 중요하다.

2단계는 소비자가 특정 웹사이트에 흥미를 느끼는 단계(interest)이다. 이는 기업이 소비자를 유인하는 단계(attract)인데, 기업은 소비자에게 유용한 정보가 특정 사이트에 많이 수록되어 있다는 사실을 광고나 기사홍보를 통해 알릴 수 있다.

그리고 띠광고의 경우, 다양한 크리에이티브를 활용하여 흥미를 유발시키고 단순히 보는 것에 그치지 않고 클릭해서 들어올 수 있도록 행동을 유발하여야 한다. 이 경우 다양한 판매촉진 기법을 활용할 수 있다.

3단계는 소비자가 일단 클릭해서 들어간 다음 항해를 하다가 마음에 든다고 판단하여 북마크를 하는 단계(bookmark)이다. 이는 기업이 소비자의 향후 재방문 의도를 제고시켜 약속을 받는 단계(engage)인데, 소비자의 약속(북마크)을 이끌어내기 위해서는 우선 그 사이트의 콘텐츠가 소비자의 니즈에 맞게 구성되어야 할 것이다. 그리고 소비자의 취향에 맞는 시각 디자인의 중요성도 간과할 수 없다. 그러나 컨텐츠의 구성이 항해하기에 편리하지 않으면 약속을 받아낼 수 없으므로 컨텐츠를 찾아가는 논리적 구조를 소비자 위주로 편리하게 구축해야 한다.

4단계는 북마크를 하는 동시에 또는 그 후에 소비자가 첫 상호작용(first interaction)을 하는 단계이다. 상호작용은 소비자의 의지에 의하여 등록을 하거나, 이메일을 보내거나, 무료샘플을 요청하거나, 상품주문을 하는 등의 다양한 형태로 나타나는데, 이를 위하여 기업은 첫 상호작용을 창출(create interaction)하기 위한 다양한 노력을 기울여야 한다. 그렇게 함으로써 기업은 잠재고객 및 고객의 DB를 구축하여 일대일 마케팅의 원천을 마련할 수 있기 때문이다.

마지막 단계인 5단계는 첫 상호작용을 한 소비자가 그 사이트와 기업의 서비스 및 신뢰도에 만족하여 애호도 높은 상호작용(loyal interaction)을 하는 단계이다. 기업은 상호작용을 유지(maintain interaction)할 수 있도록 최선을 다해야 하는데, 소비자와의 관계 마케팅(relationship marketing)과 데이터베이스 마케팅을 적극 도입하여 활용해야 한다. 이 단계에서 기업은 고객지향적(customized value) 부가서비스를 개발하고, 동호회를 구성하는 등의 다양한 노력을 기울여야 한다.

5. 의료관광산업과 인터넷 마케팅

인터넷은 마케팅의 원리와 실행에 있어서 거의 완전한 마케팅 실행수단이다. 현장에서의 활용수준을 높이고, 회사가 고객과 직접 대화할 수 있다.

더욱이 인터넷은 설계에 많은 돈이 들어가지 않으므로 판매와 마케팅에 있어 활용도가 높다. 또한 최근의 전형적인 인터넷 사용자들은 의료관광객으로서의 잠재적인 가치가 높다.

1) 웹사이트 현황

의료관광기업들이 인터넷 마케팅을 위해 가장 먼저 실행해야 하는 것이 웹사이트를 설치하는 것이다. 웹사이트를 도입한 후에는 효과적으로 사용할 수 있도록 내부체계의 수립이나 관련 공공웹사이트와의 상호연관성을 갖도록 해야 한다. 결국 의료관광기업은 변화하는 정보기술에 따라 대응할 수 있는 내부정보기술에 관련된 부서를 설치해야 한다.

두 번째로 중요한 것은 웹사이트의 이름을 선정하는 것이다. 웹사이트의 이름은 의료관광객이 기억하기 쉬워야 하며 상품 및 서비스의 성격을 잘 나타낼 수 있도록 하는 것이 중요하다.

세 번째는 홈페이지를 구축하는 것인데, 이것은 다른 관련 사이트와의 링크가 쉽도록 해야 한다. 또한 홈페이시의 디자인은 소비자의 욕구를 자극하고 쉽게 접근할 수 있도록 하며, 메인메뉴의 구성에도 관심을 가져야 한다. 훌륭한 사이트를 만들기 위해서는 E-mail 등을 통한 상호대화가 신속하게 이루어져야 한다. 이렇게 함으로서 의료관광객과 의료관광기업간의 대화통로가 구축되고, 사이트의 방문자가 많아지며, 실제 판매가 증가한다.

웹사이트 방문자의 증가를 도모하기 위해서는 사이트의 광고를 충분히 실행하여야 한다. 또 다른 방문자 유인방법은 인터넷 뉴스그룹을 이용하는 방법이고, 웹사이트를 이용하여 실제 판매를 유도하는 다른 방법의 방문자 유인 방법은 예약엔진을 이용하는 방법이다.

2) 예약엔진

의료관광기업이 웹사이트를 설치하면 의료관광객에게 서비스 및 상품을 판매하게 되는데, 이를 위해서는 컴퓨터화된 물품명세 시스템이 필요하다. 대부분의 회사들은 판매과정을 통제하는 시스템을 갖추어야 하는데, 항공사들은 CRS를 갖추고 있고, 호텔들은 객실관리 시스템을 갖추고 있으며, 의료관광알선업체나 여행사들은 그들 자체의 예약시스템을 갖추고 있다. 현존하는 수많은 회사들은 GDS나 비디오텍스트와 같은 채널을 통하여 그들의 상품을 유통시키고 있다.

그러나 자체의 웹사이트를 소유한 기업들은 인터넷으로부터 효율적인 예약시스템을 갖추고 있다. 특히 이러한 회사들은 전 세계의 고객들에게 그들의 상품 및 서비스를 판매하고, 항공권과 같은 서류를 전달할 필요 없이 상품이나 서비스를 판매하며, 플라스틱 카드화폐로 고객들로부터 지불받을 수 있다. 이러한 이유로 의료시설 및 호텔 등의 의료관광업체들은 인터넷에 강한 관심을 갖고 있다.

예약엔진에 연결된 웹사이트의 개발은 인터넷 세계에서 의료관광기업이 최종적으로 도달하려는 목표가 될 수 있다.

3) 마케팅의 목표수립

웹사이트와 예약엔진을 설치함으로써 더 나은 마케팅환경을 갖게 되는데, 의료관광기업의 마케팅활동에는 '푸쉬'와 '풀'로 각기 알려진 2가지의 형태가 있다.

(1) 푸쉬 마케팅

푸쉬 마케팅은 기업의 상품을 많은 사람들에게 널리 홍보하는 것이다. 타깃은 매우 많으나 소수만 상품을 구매하거나 조회하는데, 잠재고객들에 대해서 자세히 알 수 없다면, 상품의 단타에 의한 판매활동에 직면하게 된다. 따라서 기업은 궁극적으로 광고비를 저렴하게 하면서 많은 고객들에게 상품을 실제로 구매할 수 있도록 하려고 한다. 이를 위해 푸쉬 마케팅이 필요한데, 이는 과거부터 해온 마케팅 방법이고, 미래에도 지속될 것이다.

(2) 풀 마케팅

풀 마케팅은 푸쉬 마케팅보다 고객특성지향적이다. 이에 대한 성패는 고객과의 관계수립에 달려 있다. 고객에 관해서 모든 것을 배움으로써 기업은 이상적인 위치에 있게 되는데, 고객정보를 데이터베이스에 목록화하고 목차를 만들고 저장하는 것은 효과적인 풀 마케팅을 하기 위한 지름길이다.

풀 마케팅 캠페인은 특별한 고객을 소비에 유인하기 위하여 특별한 관심을 유도하는 것으로, 성공적인 풀 마케팅 활동은 높은 정보기술의 수준에 달려 있다. 예를 들면, 의료시설이나 호텔에서 컴퓨터 기술의 도입에 의한 파일로 보다 쉽게 검색이 되면 고객에게 더욱 밀접한 서비스를 제공할 수 있는 계기가 된다. 또한 수많은 고객을 갖고 있는 다국적기업의 경우에도 카드파일시스템으로 고객에게 쉽게 접근할 수가 있다.

이러한 기술의 이용은 두 가지 새로운 정보기술의 조합으로 이루어질 수 있는데, 첫째는 인터넷은 고객과의 대화통로이고 자료수집의 통로로 이용될 수 있다는 것이고, 둘째는 훌륭한 관계데이터베이스관리 시스템이 수집된 정보를 목록화하고 조직화할 수 있다는 것이다. 이 두 가지 기술의 채택은 풀 마케팅 캠페인 효과를 높여서 의료관광기업의 발전을 도모할 수가 있게 한다.

성공적인 인터넷 기반의 풀 마케팅 활동을 위한 주요한 원리를 고려하면 다음의 사항을 포함할 수가 있다.

① 인터넷 웹사이트

만일 고객과 쌍방향 대화통로를 구축하려는 기업이라면 자체의 웹사이트가 필요하며, 효과를 위해서는 상호호환과 응답이 신속하게 이루어져야 한다. 또한 현재와 미래의 고객과 메시지를 교환하기 위해서는 E-mail.을 사용하여야 한다. 이상적인 사이트는 예약엔진과 고객으로부터의 예약 후의 결과를 받을 수 있도록 결합되어야 한다.

② 고객 데이터베이스

고객 데이터베이스는 모든 마케팅 노력의 핵심이다. 효과적인 풀 마케팅을 위해서는 고객의 개인정보를 개별적으로 명확화 하는 것이 필요한데, 이는 해당 사이트에 방문하는 고객으로부터 수집될 수 있다. 이를 위한 방법은 회사의 사이트에 접속하는 고객으로부터 사용자의 이름과 패스워드를 묻는 방법으로, 고객이 보다 상세한 정보를 등록하게 되면 그것을 데이터베이스에 저장하게 된다.

③ 전환과정

고객 데이터베이스의 개인정보는 변환처리해야 하고 모든 정보는 고객정보에 기록된 정보와 링크되도록 저장하고 처리되어야 한다. 분류된 변환처리와 간단한 고객 데이터베이스는 연결되어야 한다.

④ 질문도구들

개인정보 데이터와 연결이 증가할수록 정보를 분석하고 경향과 패턴을 분석할 수 있는 마케팅팀의 구성이 아주 중요하다. 이는 기업이 고객을 이해하는 첫 번째 단계이다.

⑤ 선택도구들

자료처리(프로파일링)하는 것은 모든 고객으로부터 사전에 수집된 정보를 처리하는 기술이다. 예를 들어 의료시설 및 호텔은 인터넷으로 예약된 것과 특정 시기, 특정 병실 및 객실의 형태 등 모든 고객의 정보를 수집한다. 선택도구들은 이러한 정보를 세부적으로 전문화할 수 있다.

⑥ 직접적인 E-mailing

많은 잠재고객이 인터넷을 사용할수록 E-mail주소에 등록하는 숫자는 증가하게 되는데, 이는 고객정보의 하나이기 때문에 접속된 고객과 통화하는데 이용될 수 있다. 이것의 특징은 다음과 같다.

ⓐ 목표시장의 범위가 아주 크다.

ⓑ E-mail 비용이 제로에 가깝다.

ⓒ 자유로움을 추구하기 때문에 편지보다는 E-mail에 답변하려는 경향이 강해진다.

이들은 성공적으로 정보기술을 적용하려는 기업들이 도전하는 기본적인 원리들이며, 인터넷 사용자의 수가 많아질수록 풀 마케팅이 성공요인이 될 것이다.

4) 인터넷 마케팅 관련문제들

인터넷은 공급자와 중개자 양쪽에 여러가지 문제를 제기하고 있는 새로운 유통채널이다. 그러나 다음과 같은 문제가 제기될 것이다.

(1) 검색엔진

의료관광객들이 의료관광계획을 수립하고 예약 사이트를 찾기 위해서 검색을 시작할 때 야후와 같은 검색엔진을 이용한다. 이러한 경우에는 여러가지 대중적인 검색엔진이 있다. 인터넷사용자가 사이트를 검색하고 분류하는 것은 유사한 방법으로 실행되는데, 웹사이트 소유자들은 그들의 사이트를 주요한 검색엔진에 등록하고 그 사이트와 내용에 관한 많은 정보를 제공한다. 검색엔진은 웹사이트 검색기능을 제공하는 것 외에 계속적인 유지를 위하여 자체적으로 경품을 제공하기도 한다. 그리고 이러한 검색엔진들은 기업의 상품과 서비스를 광고함으로써 많은 수익을 올린다.

(2) 법률적인 문제들

법률적 문제란 의료관광상품이 인터넷을 통하여 예약이 되었을 때 소비자와 공급자간의 계약에 관계된 이슈들이다. 소비자가 인터넷을 통하여 국가의 영역을 넘어서 의료관광상품을 구입하였을 경우에 어느 곳의 공급자나 의료관광알선업체 및 여행사에게 의료관광객의 문제에 관한 책임을 물을 것인가가 많은 논란거리로 떠오르고 있다.

(3) 예약요금

현재 인터넷을 통한 의료관광상품의 판매에 대해서 예약요금과 커미션을 어떻게 할당하느냐하는 문제는 분명치 않지만, 수많은 중개 사이트는 의료시설 · 항공 · 호텔 · 렌트카 상품처럼 GDS에 링크하여 사용되고 있다. 의료관광알선업체나 여행사가 인터넷을 사용하여 예약할 때 커미션이 공급자에게 지불되는데, 대부분은 의료관광공급업체가 지불하지만 의료관광객이 지불하는 경우도 있다.

(4) 공급자 내부연결정책

새로운 전자유통구조의 확산과 함께 예약엔진을 가지고 있지 않은 공급업자들은 어떤 GDS와 웹사이트에 연결할 것인가를 고민하는데, 가능한 한 광범위하고 많은 GDS와 사이트에 연결하려는 것이 공급업자들의 희망이다. 그러나 내부예약엔진을 보유하지 않은 공급업자들은 제3의 시스템에 부수적으로 접속하여야만 한다.

이러한 공급업자들은 다음과 같은 문제를 해결하여야 한다.

① 예약요청을 받을 수 있는 통로의 확보
② 예약을 확인할 수 있는 방법
③ 사이트 내의 컴퓨터에 상세한 상품정보를 업데이트할 수 있는 방법
④ 내부적으로 자료를 표준화하거나 포맷할 수 있는 전환체계

이러한 문제에 대한 해답은 자체의 예약엔진을 보유하는 것이다. 그러나 이것은 비용이 많이 들어 대부분의 기업들에게는 경제적으로 타당성이 없으므로 대부분의 중소규모의 공급업자들은 대안을 찾고 있다.

(5) 광고정책

신문과 잡지의 편집자들은 다른 기업의 광고를 처리할 수 있는 규정과 규칙을 인지하고 있다. 예를 들어 하나의 신문이 경쟁관계에 있는 출판사의 광고를 게재하는 것을 거절한다면 불공정행위로 간주된다는 것이다. 이러한 문제는 인터넷에서도 적용될 수 있다.

(6) 의료시설 및 호텔의 내부망

인터넷기술은 의료시설 및 호텔의 브로셔에 전자적으로 사진과 도표와 병실 및 객실모습을 보여줄 수 있다. 이러한 전자적인 브로셔는 의료시설 및 호텔의 개인고객을 개발해 줄 수 있다. 또한 이러한 정보는 특별한 패스워드를 통하여 기업에 접속될 수 있고, 개

인 인터넷사용자에게는 정보를 통제할 수도 있다.

의료시설 및 호텔의 웹사이트에 설치할 수 있는 특별한 개인고객에 대한 도메인의 설치를 의료시설 및 호텔 인트라넷이라고 한다. 대부분의 인트라넷은 그 회사가 소유하는 개인소유의 네트워크를 갖고 있고, 의료시설 및 호텔은 웹을 통하여 접속할 수 있다. 그러나 대량의 의료시설 및 호텔고객이 그들 자신의 네트워크를 가지고 있다면, 보다 안전한 방법으로 의료시설 및 호텔 인트라넷에 접속할 수 있다. 예를 들어 개인적으로 임대한 라인이나 ISDN 서비스를 통하여 들어오는 허가되지 않은 접속을 차단하는 방화벽을 사용할 수 있다. 이것이 넓게 활용되면 호텔들은 각 조직의 이익을 줄 수 있는 아주 긴밀한 고객과의 관계를 맺을 수가 있을 것이다.

의료시설 및 호텔들은 특별한 고객들에게 보다 낮은 가격에 더 좋은 서비스를 제공할 수 있어 판매를 높일 수 있다. 이러한 문제는 인터넷과 전자유통구조의 미래 세계에서 중개자들의 역할에 대한 새로운 의문으로 떠오르기 시작하였다. 이러한 이슈는 중개저해요소(disintermediation)라고 알려져 왔다.

5) 중개저해요소

인터넷은 중개매체의 변화를 초래하는 주요추세의 하나이다. 이러한 추세는 고객예약을 접수하는 과정에서 발생하는 비용에 의해서 나타난다. 예를 들어 전화는 10달러, GDS는 3.50달러의 비용이 발생하나, 인터넷은 약 25센트의 비용이 발생한다고 추정한다면, 이러한 현상에 대한 메시지는 분명하다. 즉 중개자들에 대한 공급자의 비용이 본질적인 요소로 등장한다.

의료관광의 중개매체는 광범위하다. 의료관광알선업체나 여행사가 주요한 중개자이지만, GDS들도 항공사와 여행사 사이의 중개자이고, 관광행정기구도 관광객과 관광조직의 중개자이다.

(1) 의료관광알선업자 및 여행업자

의료관광알선업자나 여행업자는 의료관광공급업자와 소비자 사이의 중개자들이다. 그들은 고객들에게 공급업자의 상품과 서비스를 판매함으로서 커미션을 받는다. 의료관광알선업자나 여행업자는 공급업자의 강점과 약점을 잘 알고 있다. 공급업자들은 중개자로서의 의료관광알선업자나 여행업자의 존재이유를 잘 알고 있다.

그러나 이러한 관계는 변하고 있으며, 이러한 변화를 가속화하는 세가지 측면은 다음과 같다.

① 대리점과 소비자의 유통시스템을 통하여 공급업자의 자동화가 확산되고 있다.

② 의료관광알선업자나 여행업자와 같은 중개자들에게 지불되는 공급업자의 유통비용이 비싸지고 있다.

③ 의료관광알선업사나 여행업자의 느린 변화를 소비자가 싫어한다.

그래서 공급업자들은 자동화시스템에 자본을 투자하고, 끊임없이 유통비용을 줄일 방안을 찾고 있다. 그래서 그들의 상품을 고객에게 판매하려는 공급업자들에 대한 대안적 방법이 출현하였으며, 그러한 주요방법은 나음과 같다.

① **Tele-sale 센터**: 공급업자들이나 새로운 Telecommunication에 기초한 Tele-sale방법을 혁신하려고 한다.

② **인터넷**: 인터넷은 공급업자들에게 중개자들에게 커미션을 제공하지 않고 고객들에게 직접 판매할 수 있는 기회를 제공하고 있다. 또한 인터넷기술은 고객들에게 많은 사전에 의료관광정보를 제공할 수 있다.

③ **쌍방향 텔레비전**: 인터넷보다 뒤진 방법이지만 많은 소비자

가 텔레비전을 가지고 있기 때문에 잠재적인 직판가능성을 제공하고 있다.

④ 셀프서비스 키오스크: 이것은 지능형 ATM 스타일의 기계로, 목소리나 화상으로 공급업자의 유통로에 연결할 수 있다.

이러한 환경에서 소매여행업자가 그들의 판매방법을 변화시키기 위해서는 다음과 같은 몇 가지 장애요소가 있다.

- **판매위협** : 공급업자들은 대량판매를 위해 의료관광알선업자나 여행업자에 의존하는 위치에 있다. 예를 들어 의료 · 호텔시설이나 항공사들은 여행업자를 통해서 병실·객실이나 좌석의 많은 부분을 판매할 것이다. 그래서 공급업자가 의료관광알선업자나 여행업자를 배제하고 판매행위를 한다는 것은 비효율적이다. 만일 공급업자들이 의료관광알선업자나 여행업자들을 배제하는 새로운 유통로를 개설한다면, 의료관광알선업자나 여행업자들은 다른 경쟁적 공급업자의 상품을 판매하게 함으로써 공급업자를 위험하게 할 수 있다.
- **발권** : 현재 공급업자들에게 직접 예약한 소비자들은 의료관광을 출발하기 전에 티켓을 전달받아야 한다. 고객의 티켓을 의료관광알선업자 및 여행업자로부터 구입하든지 공급자로부터 직접 구입하든지간에 전자티켓을 사용한다. 고객들이 공항에 도착하면 셀프서비스화된 ATM기계로부터 좌석권을 간단하게 받게 된다.
- **지불** : 인터넷 상거래를 통한 지불을 하는 것은 약간의 위험성을 안고 있기는 하나, 인터넷 상거래도 보안문제가 점차적으로 해결되고 있기 때문에 인터넷 지불방법을 선호하고 있다.

(2) 유통 시스템

GDS(Global Distribution System)와 HDS(Hotel Data System)들은

공급업자와 의료관광알선업자 및 여행업자 사이의 중개자들이다. 항공사들에 의해 개발된 CRS(Computer Reservation System)는 서비스의 효율을 높이기 위해서 호텔이나 렌트카 등의 정보를 제공하기 시작하였고, 이러한 CRS들이 모여서 GDS형태로 변화되었으며, GDS에 연결된 호텔들은 .HDS라고 불리는 특별한 형태로 발전하였다. 이제 고객들은 GDS나 여행업자를 배제하고 인터넷을 통하여 전반적인 예약 서비스를 받을 수 있는 새로운 중개자를 이용하게 될 것이다.

① GDS

항공사의 CRS는 자사의 좌석뿐만 아니라 다른 항공사의 좌석까지도 예약할 수 있게 되었다. 항공사들은 GDS에 참여함으로써 예약비용을 지불하였다. 그러나 인터넷은 항공사들이 소비자에게 항공권을 직접 판매할 수 있는 기회를 제공하였다. 많은 항공사들은 자체의 사이트를 운영하면서 예약과 지불기능을 수행하고 있다. 항공사가 인터넷을 통하여 판매하게 되면 GDS 예약비와 여행업자에 대한 커미션을 줄일 수 있다. 이러한 장점에도 불구하고, 항공사들은 GDS의 개발에 많은 비용을 투입했기 때문에 아직도 대부분의 항공사들이 소유하고 있다.

② HDS

인터넷은 GDS나 여행업자를 통한 것보다 더욱 저렴한 판매기회를 제공하고 있다. 이러한 회사는 Travel Web이나 THISCO와 같은 유통로들로서, 많은 호텔들은 THISCO와 같은 HDS에 참여하고 있으며, 이를 통하여 GDS나 여행업자를 배제하려고 한다.

(3) 관광진흥기구

관광진흥기구는 정부관광조직과 해외지역의 관광사무소 사이의 중개자들이다. 일반적인 형태는 국가나 지역의 마케팅을 담당한다. 그들은 국가정보의 기초자료를 수집하고 공급업자의 정보를 수집하여 소비자나 여행관련회사들이 필요로 하는 정보를 해외관광사무소를 통하여 제공한다.

Ⅴ. 전자상거래

1. 전자상거래의 개념 및 형태

1) 전자상거래의 개념

전자상거래라고 지칭되는 EC(Electronic Commerce)라는 용어는 1989년 미국의 로렌스 리브모어 연구소(Lawrence Livermore National Laboratory)에서 국방성의 프로젝트를 수행하면서 처음으로 사용된 이후(김영문,1999), 1993년 미국 연방정부가 조달행정 업무의 효율화에 EC를 표방하면서 급속하게 확산되었다.

그 후에 외국에서는 1994년에, 그리고 국내에서는 1996년에 인터넷에 전화쇼핑몰(Electronic shopping mall)이라는 가상시장(cyber market)이 등장하면서 기존 기업의 비즈니스 환경에 많은 변화가 시작되었다. 즉, 소비자는 시간과 장소를 구애받지 않고 원하는 상품을 구매할 수 있게 되었고, 기업은 가상공간에서 24시간 동안에 비즈니스를 할 수 있게 되었다.

이러한 전자상거래는 정부와 기업 부문에서 먼저 시작되었으며, 전자문서 교환(EDI : Electronic Data Interchange), 칼스(CALS : Commerce At the Light Speed) 등의 이름으로 대금결제 부분을 제외한 나머지 부분이 행해지고 있었다. 소비자를 대상으로 한 상품

거래도 전화 · TV · CATV를 통한 통신판매, 혹은 가정에서의 PC통신을 통한 온라인 쇼핑의 형태로 전자상거래가 이루어져왔다.

하지만 개인용 컴퓨터의 보급이 확대되고, 컴퓨터를 기반으로 하는 정보통신기술이 발전되고, 그리고 인터넷이 범세계적인 개방형 네트워크로 활용되면서 전자상거래는 더욱 더 발전하는 계기를 마련하게 되었다.

한편, 의료관광산업에서도 인터넷이 본격적으로 활용되면서 단순히 인터넷에 의한 의료관광산업의 홍보에서 벗어나서 의료관광 관련 상품의 예약이나 판매에 이르기까지 다양하게 활용되어지고, 이제 의료관광산업의 전자상거래로 본격적으로 발전할 것이다.

UN의 국제상거래법위원회(UNCITRAL : United Nations Commissions on International Trade Law)가 국제간 거래에 있어서 전자상거래의 법률적 기초를 제공하기 위하여 1996년 6월에 채택한 「전자상거래에 관한 모델법(UNCITRAL Model Law on Electronic Commerce)」에 따르면 전자상거래란 "데이터 메시지 형태의 정보를 통한 상거래 행위"를 뜻한다(서영호, 1996). 슈미트(Schumid, 1993)는 전자상거래를 "시장거래의 모든 또는 일부 단계에서 거래 당사자간의 상호작용을 지원하는 일련의 정보기술 기반의 전자시장 서비스"라고 규정하고 있다. 또한 블로크, 피그뉴, 세게브(Bloch, Pigneur, Segev, 1996)는 전자상거래를 "전자 인프라를 통해 어떤 형태의 사업거래를 지원하기 위해 인터넷 웹을 사용하는 것"이라 정의하고 있다.

또한 산업자원부는 「전자상거래기본법」 제2조제3항에서 "전자상거래라 함은 재화나 용역의 거래에 있어 그 전부 또는 일부가 전자문서 교환 등 전자적 방식에 의해 처리되는 거래를 말한다."라고 정의하고 있다.

따라서 전자상거래(EC : Electronic Commerce)란 정보통신망의 개념이 통신수단으로서의 의미를 넘어 시장이라는 개념으로 확대됨에 따라 기업이나 정부기관과 같은 독립된 조직간 또는 개인간에 다양한 전자적 매체를 이용하여 상품이나 용역을 교환하는 것이며, 전자상거래란 정보통신망의 개념이 통신수단으로서의 의미를 넘어 시장이라는 개념으로 확대됨을 의미하는 것으로 상품이나 서비스에 대한 정보제공 및 수집·주문·접수·대금·결제·상품발송 등 일련의 상거래 흐름이 서류에 의존하는 것이 아니라 정보통신 기술에 의해 전자적 형태로 네트워크상에서 이루어지는 거래행위라 정의할 수 있다.

표 6-5 전자상거래와 전통적인 상거래간의 차이

구 분	전자상거래	전통적인 상거래
유통채널	기업 ↔ 소비자	기업→도매상→소매상→소비자
거래대상 지역	전세계	일부지역
거래시간	24시간	제약된 영업시간
고객수요 파악	온라인으로 획득	영업사원이 필요
마케팅	쌍방향 통신, 1:1 통신	일방적 마케팅
고객대응	수요를 신속히 포착, 즉시대응	수요포착이 어렵고 대응이 지연
판매거점	가상공간	판매공간

출처 : 김영문(1999)

2) 전자상거래의 형태

전자상거래의 형태는 먼저 경제주체간의 관계에 따라 세분할 수 있다. 이에 대하여 칼라코타(Kalakota)와 윈스턴(Whinston, 1996)은 조직간 전자상거래(inter- organizational EC)와 소비자 지향적인 전자상거래(customer-oriented EC)로 분류하고 있다.

또한 ESPRIT(European Strategic Program for Research and Development in Information Technologies, 1996)에서는 기업간 (business to business), 기업과 개인 (business to customer), 기업과 정부

(business to administration), 개인과 정부(customer to administration) 등으로 세분하고 있다.

기업간, 기업과 정부간의 전자상거래는 칼라코타와 윈스턴(1997)의 조직간 상거래와 유사하며, EDI가 주요 수단으로 활용되고 있다. 기업과 개인간의 거래는 소비자 지향적인 전자상거래를 의미하며, 전자소매(electronic retail)라고도 한다. 그리고 기업과 개인과의 거래 중에서 인터넷을 기반으로 하는 것을 인터넷 상거래(internet commerce)라고도 한다(김영문, 1999)

루시(Lucy)와 도노후(Donohue, 1989)는 전자상거래를 기업의 제품이나 서비스에 대한 직접적인 판매나 마케팅, 광고영역(advertising space)의 판매, 사이트에서 내용(contents)에 대한 요금부과, 온라인 거래나 연결에 대한 요금부과의 4가지로 세분하고 있다(오창규, 1998)

2. 전자상거래의 특성과 효과

1) 전자상거래의 특성

(1) 기존 제품의 새로운 판매 채널이다

공급자가 고객에게 직접 접근하는 전사상거래 특성은 인터넷을 새로운 판매경로로 만들고 있다. 소비자는 슈퍼마켓이나 백화점과 같은 일반적인 구매환경에서 얻을 수 없는 제품에 대한 상세한 정보를 접함으로써 제품에 대한 합리적인 구매의사를 가지게 된다.

(2) 시간과 장소의 제약을 초월한다.

인터넷을 통한 전자상거래 환경은 국경과 시간을 초월한 매체이다. 소비자는 24시간 언제라도 인터넷을 통해 제품을 주문하고 결제가 가능하다. 공급자도 소비자가 있는 곳이라면 어디든지 제품을 판매할 수 있다.

(3) 세분화된 고객전략 수립에 적합하다.

소비자에게 일대일로 접근하는 인터넷은 세분시장에 적합한 매체이다. 이러한 인터넷의 특성은 규모의 경제(economy of scope) 시대에 기업이 생존할 수 있는 효율적 시스템의 기초가 된다.

(4) 인터넷을 이용한 전자상거래는 시장진입이 용이하다.

전자상거래는 다른 유통채널에 비해 훨씬 저렴한 가격으로 제품을 판매 촉진할 수 있으며, 이는 전 세계에 걸쳐 있는 개인용 컴퓨터와 인터넷이라는 인프라를 통해서만이 가능하다.

(5) 소비자의 행동을 피드백하기 쉽다.

인터넷은 한쪽이 다른 쪽에게 일방적으로 정보를 제공하는 TV나 신문과 달리 양자가 서로에게 정보를 주고받을 수 있는 양방향성이라는 특성을 가지고 있다. 이러한 매체적 특성을 소비자 정보에 활용하면 고객서비스를 향상시키고, 소비자의 다양한 구매패턴 연구로 새로운 제품전략이 가능하다.

(6) 경쟁업체에 우위를 점할 수 있다.

이미 많은 기업들이 인터넷을 통해 제품의 이미지와 기업의 이미지를 향상시킴으로써 경쟁기업과의 차별성을 확보하기 위해 많은 비용을 투자한다. 결국 인터넷 전자상거래 시장은 먼저 시작한 기업이 그렇지 못한 경쟁업체에 대해 우위를 점할 수 있다.

2) 전자상거래의 효과

전자상거래를 도입함으로 인하여 얻을 수 있는 효과는 크게 기업적인 측면과 소비자 측면에서 살펴볼 수 있다(김영문, 1999).

(1) 기업적 측면

- 상품의 판매와 관련된 고정비용 및 간접비용을 대폭 감소시킬 수 있어 가격이 저렴하다.
- 전세계를 대상으로 24시간 사업이 가능하다.
- 기존의 사업영역을 확대할 수 있다.
- 판매자와 고객간의 쌍방향 대화가 가능하고, 제품의 다양화가 이루어진다.

(2) 소비자 측면

- 상대적으로 저렴한 가격으로 상품을 구입할 수 있다.
- 신속하고 편리하게 원하는 상품을 구매할 수 있다.
- 상당량의 동적인 정보에 대한 접근이 용이하다.
- 구매하기 원하는 상품 선택의 폭을 확대할 수 있다.

3. 전자상거래 시스템의 구성

인터넷을 이용한 전자상거래 시스템의 구성은 사이버 쇼핑몰(cyber shopping mall) 혹은 판매자, 고객(구매자), 전자지불 시스템, 혹은 지불기관(payment gateway), 그리고 인증기관(certificate authority)의 4개 요소로 구성된다.

전자상거래는 인터넷 상에서는 이용자(고객)와 전자상점(사이버 쇼핑몰)간의 거래가 형성되지만, 실제로는 전자상거래를 인증해주는 인증기관, 지불기관인 신용카드사, 그리고 상품을 배송하는 택배회사들의 업무처리가 동시에 이루어져야 상거래가 완료되게 된다.

그러나 국내 인터넷 상에서 이루어지는 전자상거래는 요소들을 모두 갖추고 상거래를 하는 사이트도 있지만, 일부 구성요소만을 갖추고 상거래를 하는 사이트도 상당히 많이 있는 것으로 판단된다.

4. 전자상거래의 도입분야와 운영형태

의료관광산업에서의 구체적인 전자상거래 도입분야는 다음과 같다.

첫째, 의료시설 및 휴양시설에 대한 예약

둘째, 관광호텔에서의 객실 등에 대한 예약

셋째, 음식점에 대한 예약 혹은 인터넷 음식 예약

넷째, 문화 및 예술분야에서는 영화티켓, 연극 및 뮤지컬, 음악회, 콘서트, 스포츠 경기 등에 대한 온라인 예매 서비스

다섯째, 교통시설에 대한 예매로서 시외·고속버스, 열차, 비행기, 렌터카 등에 대한 예약

기타 의료관광관련 상품에 대한 인터넷 예약 및 판매유형은 매우 다양하게 활용될 수 있을 것이다.

한편, 이러한 의료관광관련 상품에 대하여 인터넷으로 예약하거나 판매하기 위한 전자상거래의 운영형태를 살펴보면 다음과 같다.

첫째, 인터넷 홈페이지 수준의 전자상거래가 있다. 이것은 의료관광사업체에서 인터넷 홈페이지를 개발하고, 전화 혹은 전자우편, 팩스 등의 방법으로 전자상거래를 하는 형태이다.

둘째, 인트라넷 혹은 엑스트라넷 방식의 전자상거래가 있다. 인트라넷(intranet)은 인터넷의 소프트웨어 표준을 관광사업체 내의 네트워크까지 확대한 네트워크이며, 인터넷에 보안성을 강화하는 한편 정보흐름을 관리하기 위한 소프트웨어를 부가한 사업체 전용

네트워크를 말한다. 이에 비하여 엑스트라넷(extranet)은 현재 사업체에 보급되어 있는 인트라넷을 외부로 확대시킨 것으로 거래처는 물론 일반 의료관광객과의 정보교류와 전자상거래에 이용되는 시스템을 말한다.

셋째, 인터넷 상에서 의료관광상품의 예약 혹은 구매와 동시에 대금결제까지 이루어지는 개별 전자상거래 시스템이 있다. 대금결제는 인터넷에서 신용카드 번호를 입력하거나 은행송금 등의 형태로 할 수 있다.

넷째, 의료관광산업의 종합 전자상거래 쇼핑몰의 개발 및 운영이 가능하다. 즉, 의료시설 및 휴양시설 · 호텔 · 여행사 · 철도 · 항공 등의 의료관광관련 서비스가 종합적으로 이루어지는 쇼핑몰 형태의 전자상거래가 있다(김영문, 1999).

5. 전자상거래의 문제점과 향후 발전방안

인터넷을 통한 전자상거래는 2006년 12월을 기준으로 100조 원의 시장규모를 형성하고 있다. 전자상거래에서 성공하기 위해서는 관계마케팅에 기반한 고객관리이다.

의료관광마케팅이란 상품의 판매를 마케팅의 끝으로 보는 것이 아니라 고객과의 관계 시작으로 설정하는 것이다. 따라서 고객과의 관계를 효과적으로 지원 관리할 수 있는 관계(CRM : Customer Relationship Management) 시스템이 필요하다.

다음으로 정보와 상품의 조화이다. 인터넷 상의 소비자 구매패턴은 단순한 의료상품의 구입뿐만 아니라 관련된 정보도 원한다. 따라서 다양한 의료관광정보를 확보해야 함은 물론 소비자 구미에 맞게 지속적으로 제공해야 한다.

마지막으로 국내업체들의 전반적인 약점인 국제화를 극복해야 한다. 인터넷 거래의 장점은 시간과 공간에 구애받지 않음으로써 전세계 인구를 대상고객으로 삼을 수 있다는 것이다. 따라서 전세계 인구를 대상으로 판매가 이루어져야 한다.

1) 문제점

국내 의료관광산업에서 전자상거래의 주요 문제점은 다음과 같다.

첫째, 의료관광산업의 전자상거래는 의료 및 휴양시설, 관광사업체, 인터넷 전문업체, 그리고 관광관련 단체 및 기관에서 도입하고 있는 경우 등으로 세분할 수 있다. 또한 의료 및 휴양시설, 관광사업체나 관광관련 단체 및 기관에서의 전자상거래는 인터넷 홈페이지 수준의 전자상거래를 도입하고 있는 경우가 많고, 인터넷 전문업체에서는 대금결제를 포함한 전자상거래를 도입하고 있는 사례가 많다는 것을 알 수 있다.

둘째, 일부 전자상거래 사이트의 경우에는 사이트의 운영자에 대한 정보를 거의 제공하지 않거나 불충분 정보를 제공하는 사이트가 있는 것으로 나타났다. 인터넷을 이용한 의료관광산업의 전자상거래의 경우에 상호 얼굴을 마주보고 거래를 하는 것이 아니어서 신뢰감을 주는 것이 매우 중요하며, 이를 위해서는 운영자의 사진 및 인적 사항, 연락처 등에 대한 정보를 구체적으로 제공할 필요가 있다.

셋째, 의료관광산업에서는 많은 사이트들이 인터넷 상에서 예약을 받거나 의료관광상품을 판매하고, 대부분의 대금결제는 인터넷 상에서 신용카드로 대금결제를 하고 있으므로 보안성을 갖춘 신용카드대금결제시스템을 도입하여 고객의 정보가 유출되는 것을 막아야 한다.

넷째, 인터넷 상에서 운영되고 있는 의료관광산업의 전자상거래 사이트들은 의료관광객들이 의료관광상품을 비교하기 위해 전체

사이트들을 일일이 접속해야 하는 불편을 감수하는 경우가 있다.

다섯째, 의료관광산업의 전자상거래 활성화를 위해 컴퓨터 혹은 인터넷과 같은 정보통신 기반이 견고하게 구축되어 있지 않은 실정이다.

2) 향후 발전방안

21세기 지식기반사회에서 인터넷이 가장 효과적으로 도입될 수 있는 분야가 바로 의료관광산업일 것이다. 그리고 의료관광산업에서의 인터넷을 활용한 전자상거래는 국내 의료관광산업을 획기적으로 발전시키는 중요한 전략적 도구가 될 것이다. 이를 위해 다음과 같은 사항들을 고려해야 할 것이다.

첫째, 의료관광산업 분야의 종합 전자상거래 쇼핑몰의 구축 및 운영이 시급하게 요청되고 있다. 특정 의료시설에서 운영하는 사이트보다는 국가 혹은 지방자치단체, 의료관광관련 단체, 의료관련 학술단체 및 연구소, 인터넷 전문업체 등이 컨소시엄을 구성하여 개발 · 운영할 필요가 있다. 또한 전자상거래 쇼핑몰을 개발한 후에도 지속적으로 새로운 정보를 추가하는 것이 필요하다.

둘째, 의료관광상품의 상호비교가 가능해야 한다. 이러한 문제를 해결하기 위해서는 인터넷 소프트웨어 에이전트 혹은 전자상거래 에이전트의 개발이 필요하다.

소프트웨어 에이전트(software agent)는 기본적으로 컴퓨터나 네트워크에 거주하며 사용자를 보조하는 소프트웨어 시스템이라고 할 수 있는데, 지식과 추론능력을 가지고 동적인 환경에서 자율적으로 사용자를 대신하여 지속적으로 주어진 임무를 수행하는 컴퓨터 프로그램이라고 할 수 있다.

의료관광객은 다양한 의료관광상품과 공급자(전자상거래 쇼핑몰)을 찾고 싶어하며, 구입을 원하는 의료관광상품에 대한 자세한 정보를 알고 싶어한다. 또한 의료관광상품의 구입전·후 서비스와 지원에 대한 전문적인 조언을 알고 싶어한다. 공급자 혹은 전자상거래 쇼핑몰의 운영자는 의료관광객을 찾고 의료관광상품과 부가적인 서비스뿐만 아니라 서비스와 지원에 대한 전문적인 조언을 제공한다. 이러한 경우에 전자상거래 에이전트는 의료관광객이 원하는 명세서를 작성하고, 이러한 명세서에 따라 의료관광상품의 구매 조언에 답하면서 의료관광객을 위해 쇼핑을 할 수 있을 것이다. 에이전트는 의료관광상품이나 서비스 판매 조언을 제공하면서 공급자를 위해 세일즈맨으로 행동할 수 있으며, 의료관광객과 공급자간의 조정자로서 의료관광객의 애로사항을 처리하는데 도움을 줄 수 있다.

셋째, 전자상거래 도입에 있어서 의료관광산업과 일반산업 간의 차이를 고려할 필요가 있다. 의료관광산업 분야와 일반산업에 있어서의 상품 간에는 생산이나, 재고, 결제, 품질 등에 있어 차이가 있으며, 이러한 차이들이 전자상거래 시스템을 구축함에 있어서 고려되어야 한다는 것이다. 예를 들어, 의료관광지 및 의료관광상품은 상품의 생산 혹은 상품의 재고라는 개념이 없이 항상 이용이 가능하다는 것이다. 또한 의료관광객이 직접 방문하여 서비스를 받아야 하는 특성이 있고, 일부 의료관광상품의 경우에는 인터넷상에서 모든 결제가 이루어지지 못하고, 일부는 인터넷 상에서 그리고 일부는 현장에서 직접 결제하는 경우가 다수 있다는 점이다.

넷째, 국내 대부분 의료관광산업에서의 전자상거래는 인터넷 홈페이지 형식을 벗어나지 못하고 있는 실정이다. 이것은 의료관광산업에서의 정보 인프라와 의료관광관련 교육기관에도 원인이 있을 것이다. 따라서 향후 의료관광산업 및 관련기관의 종사자에 대한 컴퓨터 및 인터넷 교육이 지속적으로 수반되어야 할 것이다.

참 고 문 헌

■ 국내문헌

강승원 외, 2002, 전자상거래 이해, 서울: 학현사.

강신철 외, 2001, 경영정보시스템, 제2판, 대전: 도서출판 대경.

곽대영, 2003, "국내 CRS 사용자 교육 현황 및 발전방안," 관광연구논총, 15.

기명근 외 5인, 2005, PACS IMAGE MANAGEMENT, 대학서림.

김갑중·김철수·서우종, 2004, e-Busines for Managers e-비즈니스 원론, 서울: 사이텍미디어

김영문·채수원·정익재, 1999, 인터넷 기술을 이용한 관광정보시스템의 구축에 관한 연구, 관광연구, 14, pp.165-183.

김영호, 2007, 인터넷관광정보론, 갈채.

김우곤·김동진·정승환, 2003, 관광정보의 이해, 서울: 백산출판사

김재석, 2005, "인터넷이용자의 정보탐색특성을 이용한 관광정보 웹사이트 평가", 경기대학교 박사학위논문.

김재석·한범수, 2006, "관광수요자의 정보탐색특성을 이용한 관광웹사이트 품질평가", e-비즈니스연구, 7(3)

김천중, 2004, 신관광정보론-관광정보와 인터넷, 대왕사.

김천중, 2001, 관광정보론, 제2판, 서울: 대왕사.

김태영, 2008, 의료관광과 경남의 정책과제, 경남발전연구원.

김향자·손정환, 1999, "관광안내정보 시스템 구축방안", 문화관광정책연구원.

김홍범 역, 2006, 호텔·관광마케팅, 한올출판사.

남상요 외, 2008, 병원서비스경영: 이론과 실천, 보문각.

대한의료정보학·한국의료정보교육협회, 2006, 의료정보관리사, 청구문화사

대한의료정보학회, 2003, 보건의료정보학, 현문사.

문화관광부·한국관광공사, 2005, 2005년 지방자치단체 관광분야 홈페이지 평가를 위한 평가기준.

민혜성, 2007, 관광마케팅, 대왕사.
박기환, 2005, 유비쿼터스 RFID, 경기: 성안당.
박종선 외, 2008, 의료정보학개론, 보문각.
박종선 외 4인, 2005, 의료정보학 이해, 진영사.
박종찬, 1999, 인터넷을 활용한 관광목적지 정보시스템 구축에 관한 연구, 박사학위논문, 세종대학교.
박홍국 외 1인, 2000, 의사결정지원시스템, 경문사.
부수일 외 5인, 2003, 보건의료정보학 계축문화사.
산업통상진흥원, 2007, 동남아 프로모션 투어 결과보고-의료관광 관련방문중심, 산업통상진흥원.
서영호, 1996, 전자상거래와 인터넷활용전략, 삼성경제, p.12.
석경휴 외, 2009, 의료정보통신개론, 도서출판 기한재.
서울시경쟁력강화추진본부, 2007, 서울시 의료관광활성화 추진계획, 서울시경쟁력강화추진본부
손인아·조복희·박충선, 2008, 의료서비스코디네이션, 메디컬코리아.
송현수, 2001, e-CRM 구축과 운영전략, 서울: 새로운 제안.
신도길·노윤구, 2008, 글로벌관광마케팅, 대구대 출판부.
신재기·유명희, 2009, 의료관광마케팅, 한올출판사.
심규열·오상현, 2003, 전자상거래와 e-비즈니스, 대구: 도서출판 대명.
아시아나 애바카스, 2006, BSP Electronic Ticketing, 서울: 아시아나애바카스.
양희동·문윤진, 2005, 정보기술 수용에 있어서 사용자 특성과 정보기술 수용에 따른 사회적 영향의 차이, 경영정보학연구, pp. 531-538
연세세브란스병원, 2007, Healthcare Package.
오익근·최재화, 2000, 인터넷 관광정보 구성분석 : 관역자치단체의 홈페이지를 중심으로, 관광학 연구, 23(2), pp.31-46.
원유석, 2008, 호텔서비스마케팅, 대왕사.
유영일 외 3인, 2001, 데이터웨어하우스, 대청미디어.
유지윤, 2006, 관광산업 복융합화 촉진방안; 의료관광을 중심으로, 한국문화관광정책연구원.
윤병국·이승곤, 2007, 관광학개론, 새로미.

윤형호, 2007, 서울시 의료관광의 국제마케팅 육성방안, 서울시정개발연구원.
이경모, 2003, 이벤트학원론, 백산출판사.
이동기·안완기, 2008, 첨단의료복합단지의 추진동향과 전북의 대응방향, 전북발전연구소.
이동만 외, 2002, e- Business, 대구: 도서출반 대명.
이동철 역, 2003, 의료마케팅, 한올출판사.
이동훈, 2006, 전자상거래와 e-비즈니스의 이해, 서울: 한빛미디어.
이명식 외, 2002, 마케팅리서치, 형설출판사.
이명진, 1994, 관광지 내의 관광정보 서비스체계에 관한 연구, 관광레저연구, 제6호.
이미혜, 2006, 관광상품론, 대왕사.
이수원, 2001, 관광정보와 인터넷 활용, 한올출판사.
이유재, 2004, 서비스마케팅, 학현사.
이응규, 1996, 한국 관광산업의 정보시스템 구성방안에 관한 연구, 관광연구논집, 8, pp.98-119.
이정학, 2003, 관광마케팅, 기문사.
이준호·박희일, 1995, 관광정보시스템 활성화방안에 관한 연구, 경북대논문집, 14.
이창희 외 3인, 2001, 데이터베이스, 상조사.
이훈영, 2008, 이훈영의 의료서비스마케팅, 도서출판 청람.
임규건 외, 2003, e-비즈니스 시대를 위한 경영정보시스템, 서울: 사이텍미디어.
장동인, 2001, 실무자를 위한 데이터웨어하우스, 대청미디어.
장호찬·아시아나애바카스, 2006, 항공예약발권 I, 서울: 한국방송통신 대학교출판부.
정기욱, 2005, 기술과 미래 유비쿼터스, 산업기술재단.
정 환 외 2인, 2003, 디지털의료영상학, 정문각.
제주국제협의회, 2007, 제주 건강-의료도시의 발전방향, 오름.
조구현, 2006, 한국 의료관광(Medical Tourism) 활성화 방안에 관한 탐색적 연구
조 현 외 5인, 2008, 보건의료정보학, 계축문화사.
조혜영 외 2인, 2006, 임상중심의 질병·의료행위 분류, 고문사.
차원용, 2005, 솔루션비즈니스 마케팅의 전략, 한국능률협회.
채서일, 2002, 마케팅조사론, 학현사.

채서일, 2004, 마케팅, 학현사.

최호 외 2008, 의료서비스마케팅-이론과 실제, 아카데미아.

최병길, 2004, IT혁명과 관광, 서울: 백산출판사.

최정환·이유재, 2003, 죽은 CRM 살아있는 CRM, 서울: 한언.

한국경제연구원, 2006, 아시아 의료관광산업의 성공사례 및 시사점.

한국관광공사, 2004, 국내관광객 온라인 실태조사.

한국무역협회·한국관광공사·한국보건산업진흥원, 2006, 의료관광의 현황과 활성화 방안 세미나.

한국보건산업진흥원, 2005, 의료제도 선진화 및 병원산업 육성방안연구, 한국보건산업진흥원.

한국보건산업진흥원, 2006, 태국의 해외환자 유치배경 및 현황, 한국보건산업진흥원.

한국여행발전연구회, 2008, 호텔관광마케팅, 대왕사.

한국전자거래진흥원, 2006, e-비즈니스 백서.

한상필, 2000, 한국과 미국의 인터넷 홈페이지 비교분석을 통한 국가홍보 개선방안연구 : 정부기관과 지방자치단체의 홈페이지 사례분석을 중심으로, 홍보학연구, 4(2).

허정봉, 2004, e-관광정보시스템, 서울: 현학사.

홍범교, 2006, 전자상거래와 관세: 국제적 논의방향과 향후의 과제.

홍준현, 2008, 의무기록정보관리학, 5차 개정판, 고문사.

LG경제연구소, 2004, 텔레코즘, LG경제연구소.

JCI 인증지원센터, 2008, JCI와 의료의 질 향상, 도서출판 고려의학.

■ 외국문헌

Alamdari, F., 2002, "Regional Development in Airline and Travel Agents Relationship", Journal of Air Transportation Management, 8.

Alan, R. Hirsch & Gay, S. E., 1991, Effects of Ambient Olfactory Stimuli on the Evaluation of a Common Consumer Product, Chemical Sense 12, p. 535.

Anderson Hilary, 2006, The Best Money Can Buy: Medical Tourism in the U.S.A.,

New America Media, February. 2.

Bemmel, J. H. Van & Musen M. A. 1997, Handbook of Medical Informatics; Bohn Strafleu Van Loghum, Houten, the Netherlands.

Berkowitz Eric, 1996, Essentials of Health Care Marketing, MN: Aspen Publication. p.4, 212.

Benjamin Schneider & David E. Bowen, 1995, Winning the Service Game, Boston MA: Harvard Business School Press, p.131, 240.

Bowen, David E. & Lawler, Edward E. 1992, The Empowerment of Service Worker: What, Why, How and When, Sloan Management Review, pp.32-39.

Bruhn Manfred & Georgi Dominik, 2006, Service Marketing, NJ: Prentice Hall, p.147, 284.

Chalmers, L., Olson M. R., Zurkoski J. K., 1999, Music as a Classroom Tool, Intervention in School and Clinic, 35(1), pp.43-45.

Chu, R., 2001, "What Online Hongkong Travellers Look for on Airline/Travel Websites?, Hospitality Management, 20(March), pp. 95-100.

Collins Jim, 1999, Turning Coals into Results: The Power of Catalytic Mechanism, Harvard Business Review, p.77.

Curtis, G. 1989, Business Information System, Addison-Wesley Publishing Company.

Czepiel, J. A., Solomon, M. R. & Suprenaut, C. F., 1986, The Service Encounter, Lexington, MA; Lexington Books/D. C. Health, pp.113-123.

Davis, G. B. & Olson, 1985, Management Information Systems: Conceptual Foundations, Structure and Development, McGraw-Hill.

Dimitrios Bugalis, 2001, Tourism & Cyberspace, Annals of Tourism Research, 28(1), pp. 232-235.

Feartherman, M. & Fuller, M., 2003, Applying TAM to E-service Adoption : The Moderating Role of Perceive Risk, Proceeding of the 36th Hawaii International Conference on System Sciences.

Findlay, Steve, 1997, US Hospital Attracting Patients from Abroad, USA Today, July. 22.

George, John, 1999, Hospitals Seeking Foreign Patients, Philadelphia Business Journal, November, 13.

Gronroos Christian, 2007, Service Management and Marketing 3rd ed, West Sussex: John Wiley & Sons, p62.

Gronroos, C. 1996, Relationship Marketing Logic, Asia-Australia Marketing Journal, 4(1), p.10.

Gronroos, C., 1978, A service-Orientated Apprach to the Marketing of Services, Eropean Journal of Marketing, 12(8), pp.588-601.

Gunn, C. A., 1979, Tourism Planning, New York: Crane Russak.

Han, J. & Kamber, M., 2001, Data Mining: Concepts and Techniques, Morgan Kafumana.

Hancock, David, 2006, The Complete Medical Tourist, John Blake.

Hoontrakul, Pongsak, 2006, Medical Tourism Overview & Possible Cooperation with Canada, Mimemo.

Inmon, W. H., 1993, "Building the Data Warehouse", Wiley & Sons, Inc.

Jeong, M. & Lambert, C. U., 2001, Adoption of an Information Quality Framework to Measure Customer's Behavior Intentions to Use Lodging Websites, Intranet of Journal of Hospitality Management, pp. 129-146.

Jiawei, Han & Micheline, Kamber, 2001, Data mining: concepts and techniques; by academic press printed in the United States of America.

Kalakota, B. & Robinson, M., 2000, e-Business 2.0: Roadmap for Success, Addison, Wesley

Kasper, H., Helsdingen, P, Gabbott, M., 2006, Service Marketing Management, West Sussex: John Wiley & Sons, pp. 363-364.

Khoo, Leslie, 2003, Trends in Foreign Patient Admission in Singapore, MOH Information Paper, January.

Koontz, H. & Weihrich, H., 1980, Management, a Book of Readings, 7th edition, New York: McGraw-Hill.

Kosiur, David, 1997, Understanding Electronic Commerce, Microsoft Press.

Leiper, N., 1979, "The Framework of Tourism", Annals of Tourism Research, 6(4).

Leonard, L. Berry, 1995, On Great Service-A Framework for Action, NY: The Free Press, pp. 236-237

Lovelock Christopher & Wirtz Jochen, 2007, Services Marketing. 6th ed, NJ: Prentice Hall, pp. 27-29, 165.

Maister, H. David, 1986, The Psychology of Waiting Lines, Lexington, MA; Lexington Books.

MetaGroup, 2000, The Customer Relationship Management Ecosystem, http://www.MetaGroup.com.

Mill & Morrison, 1992, The Tourism System, Prentice-Hall.

Morrison, A. M., 1998, Hospitality and Travel Marketing, NY: Delmer Publishers, p. 246.

O'Briren, J. A., 1991, Introduction to Information Systems in Business Management, 6th edition, Homewood, I.L..: Irwin.

O'Connor, P., 1999, Electronic Information Distribution in Tourism and Hospitality, New York: CABI Publishing.

Palmer Adrian, 2005, Principles of Services Marketing. 4th ed. London: Magraw Hill, p.397.

Perreault, William D. & MaCarthy, E. Jerome, 2006, Essentials of Marketing. 10th ed, NY: McGraw Hill, p.113.

Pollard, Keith, 2007, The UK Market for Health Tourism, World Health Tourism Conference.

Poon, Auliana, 1993, Tourism, Technology and Competitive Strategies, CAB International.

Rappa, M. 2003, Business Models on the Web.

Ron Kaufman, 2001, Service Power: Who Were They Designing It For?, Newsletter.

Sackett, L. David, Sharon E., Straus, W., & Scott Richardson, 2000, Evidence-based medicine how to Pratice and Teach EBM, 2nd edition, William Rosenberg and R. Brian Haynes.

Sara O., Marberry & Laurie Zagon, 1995, The Power of Color-Creating Healthy Interior Space, NY; John Wiley, p.38.

Sheldon, P. J., 1997, Tourism Information Technology, New York: CAB Publishing.

Stahl, Andrew & Whiston, B., 1997, The Economics of Electronic Commerce, New York: Macmillan Technical Publishing.

Stein, A., Hawking, P. & Sharma, P., 2005, A Classification of U-commerce Location Based Tourism Application, Centre for Hospitality & Tourism Research, Victoria University.

Stephen, J. Grove, Gregory M. Pickett. & David N. Laband, 1995, An Empirical Examination of Factual Information Content Among Service Advertisement, The Service Industries Journal, pp.216-233.

Suan, C. A., 2000, Internet Marketing for Your Tourism Business, Canada: Maximum Press.

The internet Travel Industry, 2002, What Consumers Should Expect and Need to Know, and Options for a Better Marketplace.

Toni Hebda, Patricia Czar, & Cynthia Mascara, 2005, Handbook of Informatics for Nurses & Health Care Professionals, Third Edition, published by pearson Education, Inc, publishing as Prentice Hall, copyright.

Turley, L. W. & Ronald E. Milliman, 2000, Atmospheric Effects on Shopping Behavior: A Review of the Experimental Literature, Journal of Business Research, 49, pp.193-211.

Werther & Klein, 1999, Information Technology and Tourism: A Challenging Relationshipologen, Austria: Springer-Verlag Wien.

Woodman, Josef, 2007, Patients Beyond Borders, Healthy Travel Media.

Yap, Jason, 2006, Medical Tourism and Singapore, International Hospital Federation Reference Books, 2006/2007.

Yap, Jason, 2006, Medical Tourism/ Medical Travel, SMA News, Vol 38(5), May.

Zeithaml, A. Valarie, Bitner J. Mary & Gremler D. Dwayne, 2006, Service Marketing, 4th ed, NY: McGraw Hill, pp.267-269, 338-440.

■ 인터넷 사이트

http://www.allaboutbeauty.com

http://www.contourkliniek.nl

http://www.easyjet.com

http://www.gosculptura.com

http://human21.new21.org

http://www.indian-medical-tourism.com

http://www.indushealth.com

http://www.internetworldstats.com/stats.htm

http://www.jointcomissioninternational.com

http://www.lotusmedicaltourism.co.uk/site/contact.htm

http://www,medithai.net

http://www.medicaltourismindia.com

http://www.medicaltourist.co.uk

http://www.medicaltoursinternational.com

http://www.medretreat.com

http://www.medsolution.com/

http://www.millsmedical.com

http://www.people-logistics.com

http://www.planethospital.com

http://www.privatehealth.co.uk

http://www.singaporemedicine.com

http://www.treatmentabroad.net

http://www.treatmentabroad.net/cost

http://www.ugpinc.com/minimedplans/opf.html

저자약력

유명희
(劉明姬)

- 경기대학교 관광개발학과 졸업
- 경기대학교 대학원 관광개발학과 졸업 (경영학 석사)
- 경기대학교 대학원 이벤트·국제회의학과 졸업 (관광학 박사)
- 현재 : 가천의과학대학교 의료경영학부 강사, 숭실대학교 전산원 강사

■ 주요저서

- 『의료관광마케팅』

■ 주요논문

- 『기업의 인센티브 여행제시가 조직몰입 및 직무성과에 미치는 영향연구』
- 『컨벤션 형태 기업회의의 참가가치와 직무성과간의 영향관계연구』
- 『능력향상, 동기부여적 자아개념 형성, 직무관여 및 직무성과의 관계』
- 『기업구성원의 컨벤션 참가와 직무성과간의 영향연구』
- 『산업전시회 참가와 직무성과간의 영향연구』
- 『테마파크의 이용자만족이 방문 및 재방문에 미치는 영향』
- 『인센티브여행의 매력속성과 경영성과에 미치는 영향』 외 다수

의료관광정보론

2009년 10월 5일 초판1쇄 인쇄
2009년 10월 10일 초판1쇄 발행

저자와의
협의하에
인지생략

저 자 유 명 희
펴낸이 임 순 재
펴낸곳 한올출판사
등록 제11-403호
121-849
주 소 서울시 마포구 성산동 133-3 한올빌딩 3층
전 화 (02)376-4298(대표)
팩 스 (02)302-8073
홈페이지 www.hanol.co.kr
e-메 일 hanol@hanol.co.kr
정 가 19,000원

- ISBN 978-89-8325-871-7